病理性近视眼
眼底改变 （第二版）

BINGLIXING JINSHIYAN YANDI GAIBIAN

主编 方 严 石一宁

编 委 （以姓氏笔画为序）

王云仪 方思捷 孔维鑫 石 蕊 朱少进 刘晓冉

杨 乐 吴琨芳 邱 翠 张兴兵 陈 卓 陈研明

徐 玥 崔 腾 蒋 现 蔡亚珍 蔡萌乾

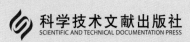

科学技术文献出版社
SCIENTIFIC AND TECHNICAL DOCUMENTATION PRESS

·北京·

图书在版编目（CIP）数据

病理性近视眼眼底改变 / 方严，石一宁主编. —2版. —北京：科学技术文献出版社，2024.3
ISBN 978-7-5235-1198-5

Ⅰ.①病… Ⅱ.①方… ②石… Ⅲ.①近视—眼底疾病—研究 Ⅳ.① R773.4

中国国家版本馆 CIP 数据核字（2024）第 053861 号

病理性近视眼眼底改变（第二版）

策划编辑：付秋玲　　　责任编辑：章梦婕　　　责任校对：张吲哚　　　责任出版：张志平

出　版　者	科学技术文献出版社	
地　　　址	北京市复兴路15号　　邮编　100038	
编　务　部	(010) 58882938，58882087（传真）	
发　行　部	(010) 58882868，58882870（传真）	
邮　购　部	(010) 58882873	
官 方 网 址	www.stdp.com.cn	
发　行　者	科学技术文献出版社发行　全国各地新华书店经销	
印　刷　者	北京地大彩印有限公司	
版　　　次	2024 年 3 月第 2 版　2024 年 3 月第 1 次印刷	
开　　　本	889×1194　1/16	
字　　　数	528千	
印　　　张	21.75	
书　　　号	ISBN 978-7-5235-1198-5	
定　　　价	198.00元	

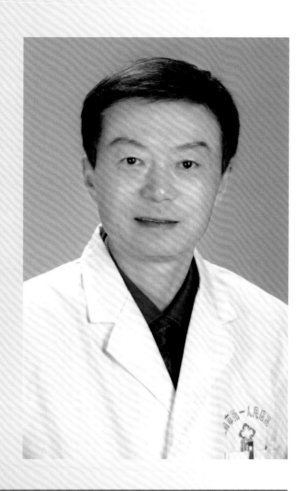

主编介绍

方　严　1983年毕业于安徽医科大学，医学硕士。主任医师、教授、博士研究生导师。现任安徽理工大学第一临床医学院、第一附属医院名誉院长，安徽理工大学眼科研究所所长、研究员，《临床眼科杂志》执行主编。中国医师协会眼科医师分会常委、中华医学会眼科学分会青光眼学组委员、中国医师协会眼科医师分会青光眼专业委员会委员、安徽省眼科学会前任主任委员。九三学社第十四届中央委员会委员。

主编介绍

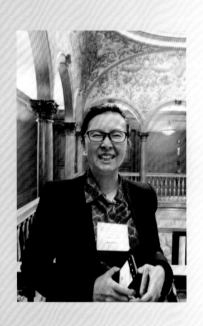

石一宁　1983年毕业于西安医学院（现西安交通大学医学部），1993—1998年在第四军医大学研究生院攻读并取得医学硕士、博士学位；1987—1988年在美国密苏里州堪萨斯大学杜鲁门医学院进修眼科，1995年赴日本考察学习。国务院政府特殊津贴专家、陕西省有突出贡献专家。现担任《临床眼科杂志》《中国中医眼科杂志》编委，西安交通大学医学院眼科专业硕士研究生导师。创建"石一宁眼健康工作室"。

序

　　近年来，我国近视总患病率居高不下，现有近视总人数近 5 亿，且近视人群呈现出"低龄化、进展快、重度化"的趋势，当下已成为危害我国青少年眼健康的首要公共卫生问题，近视防控也已上升至国家战略高度。病理性近视是一类特殊的近视，因其伴有后巩膜葡萄肿等多个眼底并发症，往往引起不可逆性视力下降，甚至失明，是近视防控中的重点和难点，这就亟须我们临床眼科医师和相关研究人员充分认识病理性近视的发生机制和演变规律，以更好地对该病做出临床诊断以及对其眼底并发症采取针对性的综合防治措施。

　　国内关于病理性近视的专著不多。2013 年方严教授出版的《病理性近视眼眼底改变》（第一版）在很长一段时间内受到了眼科同道的关注，其中多数概念和有关演变机制的释义在现在看来依旧位居前沿，可以说到目前为止仍然是病理性近视诊治和研究的教科书和实用性专著。如今，时隔 10 年，他和团队又再次深入研究，编写了《病理性近视眼眼底改变》（第二版），有幸第一时间接收到文稿，认真研读后，依旧十分惊喜！首先，第二版在第一版的基础上充实了关于病理性近视的一些新概念和相关眼底并发症部分，如将视盘改变这一章节阐述得更为细致，黄斑病变的内容展开更加全面；其次，第二版增加了更多珍贵的眼底影像学资料，如磁共振三维成像、超广角眼底照相和相干光断层血流图像等，配以病例解释，一目了然；与此同时，增加了"病理性近视眼底血流改变"和"病理性近视合并原发性开角型青光眼"两个新章节，内容丰富新颖，方教授及其团队在阅读大量文献后并结合临床经验较为完整地进行了详尽的总结，对病理性近视视网膜、脉络膜和视盘的血供、OCTA 改变及病理性近视和青光眼的相关性进行了独到的分析。

　　相信这部著作会成为眼科医师和相关研究学者的重要参考书籍，为病理性近视的进一步深入研究发挥奠基石作用！

上海交通大学医学院附属第一人民医院　许　迅

序

（第一版）

早在几年前就听说师兄方严在编写一部有关近视眼的专著，他说中国是近视眼大国，近视人群已经超过 3 亿人，而专门从事近视眼防治的专科医师并不多，有关的著作更屈指可数，相当一部分还是科普书，质量良莠不齐，认真编写一部近视眼防治方面的专著是他的愿望之一。本以为也就是编本近视眼防治尤其是青少年近视防治的科普书吧，今天有幸接到他交给我的百余页 20 余万字的书稿，我还是惊奇万分！一口气通读全书，被它的内容深深吸引，也十分敬佩师兄为此所付出的心血！

首先，是立题为"病理性近视眼眼底改变"。众所周知，病理性近视眼虽然只占近视眼的 0.1%，但在中国也已经超过 1000 万名患者，它已经超出屈光不正的范畴，是一种严重影响视力和患者生活质量的独立疾病，而影响视力的主要原因是其眼底病变！目前确实缺乏有关的著作。其次，本书对现代眼底影像技术在病理性近视眼眼底病变中应用进行了详细的总结，并积累了大量珍贵的图片资料，眼底彩像、OCT 图像、眼底血管造影图像、超声图像等均包括在内，使本书图文并茂。再者，书中概念定义明确规范，条理清晰，无论对病理性近视眼的定义，还是眼底病变的分类和演变；无论是各种病变的描述，还是其发生机制与治疗预后的分析，均有自己的临床经验总结和独到的分析见解。还有，书中没有过多的理论与推理，紧扣临床，实用性很强，是一部易学好用的著作，相信会被广大眼科临床工作者和从事近视眼研究的学者们垂青！

先睹为快，略作感慨，是为序。

首都医科大学附属北京同仁医院　魏文斌

前　言

2013年我们在以往临床研究总结的基础上，系统复习有关近视的相关文献，出版了本书第一版。当时该书的出版，科学技术文献出版社给予了大力支持，并获得国家科学技术著作出版基金的资助。2018年以来，对儿童青少年的近视防控已上升到国家战略层面予以重视。此后，国内对近视的研究探索可谓如火如荼，开展了大范围的近视防控研究工作。病理性近视是世界范围内导致视力障碍的主要原因之一，其与单纯性近视有着显著区别，也不完全等同于高度近视。病理性近视作为一类眼病不能视为一般意义上的屈光不正。因此，研究和探讨病理性近视眼底改变的发生发展、演变规律，对进一步做好近视的防控和治疗意义重大。十年来，随着相干光断层扫描及血流成像技术、磁共振三维成像、超广角眼底照相及共焦激光眼底扫描等诊断技术和方法的广泛深入应用，为病理性近视发病机制的探究、眼底病变治疗方法的研究提供了帮助。

第一版图书共10章，基本涵盖了病理性近视存在的各种眼底改变。本书第一版出版后，我们收到勤于近视研究同行的建议，相互进行了交流探讨，希望本书不久可以再版问世，这给了我们更多的启发和鼓舞。《病理性近视眼眼底改变》（第二版）在第一版的基础上编写而成，按照我们团队进一步拓展深入研究，增加了最新的检查技术方法，增添了更多的临床资料和图片，阐述病理性近视相关眼底病变的发病机制、临床表现，特别是关于病理性近视眼底病变的一些分类分期内容。基于相干光断层扫描及血流成像技术近年来在近视研究中的应用，增加"病理性近视眼底血流改变"一章；鉴于近视与青光眼的相关性，同时增加"病理性近视合并原发性开角型青光眼"章节。其他各个章节按照对病理性近视的新认识，结合目前该领域的研究进展和热点也相应进行了增减变动。本书第二版完成了对第一版的充实、完善和提高等修订任务，有待于读者的反馈和建议。

本书第二版在各章节内容描述、衔接、图片、注释中仍会有所偏重，恳请同仁们阅读指正。

感谢魏文斌教授、许迅教授分别为本书第一版、第二版的出版作序赠言。

安徽理工大学第一附属医院　方　严

前　言

（第一版）

近视眼是世界性医学难题，也是眼科学界争论最多的领域之一。我国是近视眼患病大国，随着近视患病率的逐年增加，高度近视眼比例也在逐年增高，人群总数加大，且家族聚集性显著。国人近视人群超过 3 亿人，高度近视眼占近视人群的 5% ~ 20%。高度近视眼视觉质量低，其中病理性近视眼是引起视网膜脉络膜病理改变的重要原因，日渐增多的高度近视眼和病理性近视眼人群对社会和家庭产生的负担越来越重。近视眼的防治不仅仅是医学问题，而且也是十分重要的公共卫生和社会学问题，关系到我国国民的健康素质。

近视眼中的病理性近视眼（pathological myopia）最重要、最多见的临床表现是眼底改变，虽然有些改变尚没有被彻底认识，但随着基础研究、现代检查方法及诊断技术的发展认识会不断加深。人类对近视眼的研究和争论已探索了 100 多年，对高度近视眼也早有认识，目前，越来越多的学者认为病理性近视眼不完全等同于高度近视眼，已超出了屈光不正的范畴，应视为一个独立的眼病。受 Curtin 所著 *The Myopias* 一书的启发，我们结合自己工作中的临床研究资料并系统复习病理性近视眼相关文献，有意对病理性近视眼的眼底改变这一专题进行全面系统的阐述，旨在对病理性近视眼的研究者提供借鉴和参考。本书共 10 章，20 余万字，插图 400 余幅。在眼底改变各章节的描述中，力求文字简练，图表随文而插，便于理解。书后备有中英文索引，可供查阅。

参与本书撰写的单位及作者还有：中山大学中山眼科中心（吕林、吴琨芳、文峰）、天津医科大学（方思捷）、皖南医学院（张兴兵、吴昌凡）、中南大学湘雅二医院（张清，现在美国埃默里大学眼科中心）、安徽省淮南市第一人民医院眼科（谢驰、王云）、安徽理工大学眼科研究所（李波）、西安交通大学医学院第三临床医院（石蕊、杨乐、陈研明）、临床眼科杂志编辑部（赵长龙）。

由于资料整理筛选难免会有疏漏和不足，敬请读者指正并赐赠意见。

方　严　石一宁

目　录

第一章
病理性近视的定义及有关规范化概念

第一节　概述

近视（myopia）是一个全球性的健康问题，影响着全世界近 30% 的人口，为世界上第二位低视力眼病。我国是近视患病大国，随着近视患病率的逐年增加，高度近视（high myopia）比例也在逐年增高，人群总数加大，且家族聚集性显著。近视已逐渐影响人口质量、国家安全。

2000 年，全球约 1.63 亿人患有高度近视，约占总人口的 2.7%；2010 年则增长至 2.77 亿，占总人口的 4.0%。预测 2030 年、2040 年及 2050 年，全球高度近视患者将分别达到 5.17 亿、6.96 亿和 9.38 亿，分别占总人口的 6.1%、7.7% 和 9.8%。

2020 年国家卫生健康委员会公布的我国儿童青少年整体近视率为 52.7%；其中 6 岁儿童为 14.3%，小学生为 35.6%，初中生为 71.1%，高中生为 80.5%；国人近视人口接近 5 亿人，病理性近视发病率为 0.1%，超过 1000 万人。根据 2005 年教育部、卫生部对全国 18 个省区青少年学生视力状况的联合调查，当时我国整体近视的患病率已达 60%，发病率位居世界第二，仅次于日本，全球 1/3 的近视患者在中国。我国不同地区的流行病学调查显示，高度近视占近视人群的 5% ~ 20%。高度近视视觉质量低，其中病理性近视是引起视网膜-脉络膜病理改变的重要原因，日渐增多的高度近视和病理性近视人群对社会和家庭产生的负担越来越重。再者，近视造成军事、航空航天、消防安全等领域面临巨大的劳动力缺口，最终影响国家安全。因此，近视的预防性医疗保健工作关系到我国国民的健康素质和国家安全。有效控制近视发生、发展是我国教育界和医学界的艰巨任务，为此，2018 年始对儿童青少年近视的防控已上升到国家战略层面被予以重视。

目前，对青少年近视的矫正除配戴框架眼镜及隐形眼镜外，其他的治疗方法颇多，如治疗仪、治疗眼镜等；对青壮年中高度近视的治疗和研究多集中于改变单一屈光参数——角膜或晶状体，如角膜准分子激光手术或有晶状体眼的人工晶状体植入术。在中老年高度近视研究领域，多将低视力状态归结为高度近视过早衰老的必然表现，或将并发症作为单病种归类，如白内障、青光眼、眼底病变等；对中老年的高度近视着重于白内障的手术治疗，功能改变的研究集中于已发生的并发症，如视网膜脱离的手术治疗和其术前、术后的功能检测，对近视性黄斑病变的研究多为对一组资料单一指标的分析。

　　由于对近视眼青春期后缓慢的眼底退行性病变缺少长期随访观察，对突发的失明性并发症预防性监控和治疗研究较少，临床常遇见病理性近视人群在中老年、青壮年，甚至在大学、高考期间、初中学习期间突然发生失明性并发症，如视网膜脱离、黄斑出血，或在普查时发现高眼压症、开角型青光眼、核性白内障、玻璃体混浊或出血。这一人群在白内障、青光眼、视网膜脱离和玻璃体手术时常发生并发症，其激素性青光眼、黄斑出血、脉络膜上腔暴发性出血、术后开角型青光眼发病率明显高于其他人群。

　　高度近视可以部分进展为病理性近视。病理性近视是低视力、失明的重要原因，其危害主要在于成年发育期后的几种并发症，如裂孔性视网膜脱离、黄斑病变（出血、劈裂、裂孔形成等）、原发性开角型青光眼、玻璃体混浊及白内障等，严重影响这一人群的视觉质量、生活质量，并给社会及家庭带来经济上的负担。第一，近视的视觉障碍会成为患者终身的经济负担，早年美国对 12 ~ 17 岁的人群进行健康调查，34% 的人配戴眼镜，人群年支出共计超过 4 千万美元。第二，近视的重要社会影响是发病较早，病理性近视人群中 50 多岁的失明率急剧增加，这与人们对社会的贡献高峰期相吻合，也同人们承担的经济社会责任峰期相吻合。第三，对患病的任何年龄段都有影响，年轻人也同样受到视力丧失的威胁，近视平均发病年龄为 14.1 岁，平均失明年龄为 52.1 岁，较其他眼病平均失明年龄早近 10 年，如白内障、青光眼、糖尿病、血管病等平均发病年龄均在近 60 岁，平均失明年龄在 60 岁以后。可见，近视导致的失明对社会、家庭、个人的影响都是十分严重的。

　　近视的发生与遗传和环境关系密切，但其确切的发病因素尚不明确。随着群体遗传学、分子遗传学、免疫遗传学和分子生物学的发展，学者们对近视的遗传因素研究也越来越深入。目前倾向于单纯性近视是多因子疾病，遗传和环境因素同时发生作用；而在病理性近视的发病因素中，遗传起着极为重要的作用。

　　遗传模式是指亲代与子代之间遗传信息的传递方式，人类性状的遗传模式大致上可分为：单基因遗传和多基因遗传两大类。目前证实，病理性近视是单基因遗传病，包括常染色体显性（AD）、常染色体隐性（AR）、X 连锁隐性（XR）等遗传方式，其中最多见的是常染色体隐性遗传，最少见的是 X 连锁隐性遗传。各种遗传模式中均具有高度的遗传异质性。家系对病理性近视的遗传学研究具有重要意义。通过对家系内各成员表现型研究，可以大致确定基本遗传方式，进而对家系成员基因或 DNA 序列进行分析，同时与正常人群比较，寻找到可能的致病基因。我国拥有大量的高度近视家系（包括病理性近视），具有巨大的研究潜力。

　　视觉健康创新发展国际论坛大会学术委员会等在"近视防控博鳌宣言"中指出：近视发生发展机制研究取得了一定的成果，但仍未取得突破性进展，还需要进一步加大研究尤其是在基础研究投入方面，建议开展大规模（百万量级及以上）、多中心的近视遗传机制和环境因子易感因素研究，明确近视发生风险因素和遗传环境交互作用，指导科学防控；开展高度近视家系基因组遗传分析和深度挖掘，指导易感人群进行早期临床干预，研究控制高度近视的有效医疗方法和手段，建立以多组学大数据研究和人工智能为驱动的高度近视早期并发症诊断模型，降低致盲风险。

　　高度近视在患者的主观感觉上与中低度近视一样，但眼球的发育过程是按"远视－正视－近视"进展的，属于近视化的过程。在这一生理性生长发育过程中，远视眼为眼的发育不良（眼轴过短），而近视眼为生长过度（眼轴过长），一旦形成是不可逆的，这也是高度近视的实质。从病理生理来看，高度近视属于眼的过度生长致眼各层组织薄变拉长；从组织病理学看，属于眼组织过早进行性退行性病变，其对视觉关键部位——黄斑，以及眼周边末梢循环的影响可造成严重失明并发症——黄斑病变、视网膜脱离等。由于影响视网膜-脉络膜的微循环，导致血供障碍、营养不良及组织变性等，对眼球各个层面的作用可直接破坏视功能；它随屈光度加深及年龄增长而种类增多，病变范围进行性扩大。脉络膜病变多先于视网膜改变之前发生，主要改变为脉络膜进行性变薄、局部萎缩或大范围结构消失，形成豹纹状眼底（tigroid fundus）、局部萎缩斑或广泛萎缩灶。视网膜的外层比内层变化明显。Bruch 膜裂开，呈现漆裂纹（lacquer cracks）样病变。正常细胞六角形排列被不规则细胞层所取代，细胞外有很多色素。Bruch 膜缺失，使视网膜-脉络膜融合在一起，最后出现瘢痕与色素 Fuchs 斑。

许多学者着重于对高度近视分类、命名和定义，如对 -6.0 D 或 -8.0 D 的界定、对病理性或高度性的定义等。对于近视眼发育性、进行性、退行性、终身性、连续性、动态性缺乏关注，如人眼如何从正视逐步发展为低度、中度近视，高度近视又如何演变成病理性近视等。至今，对这种演变的横断面和纵断面的认知仍然不够全面。

第二节　病理性近视的定义

近视的屈光性质主要分为以下几种形式。①眼轴对屈光力来说太长，即眼球前后径（眼轴）过长。②屈光力对球轴长来说太强，例如：a. 角膜屈光力增强（见于圆锥角膜等）；b. 晶状体屈光力增强（见于小晶状体、球形晶状体、晶状体位置前移或晶状体过度调节等）；c. 屈光指数增加（见于因混浊等原因引起的房水、晶状体或玻璃体的密度增加）。③复合因素，即以上两种情况同时存在。

以上第一种情况为轴性近视（axial myopia）；第二种情况为屈光性近视（refractive myopia），包括曲率性近视和屈光指数性近视。两者均可使 5 米以远的平行光线在视网膜前聚焦，即视网膜位于后主焦点之后。因此，视网膜上的物象形成一个弥散圈，而模糊不清。设想在近视眼的视网膜上有一发光点，则其反射出来的光线必然是聚合光线。聚合光线的焦点位于眼球与无限远之间，该点即为近视眼的远点。如果物体恰好位于近视眼的远点上，则可在视网膜上形成清晰的影像。近视程度越高，远点离眼球就越近。因此，任何一种类型近视眼的共同特点是远点在有限的距离以内，平行光线聚焦于视网膜之前，远视力下降。为了视物清晰，需要将物体移近，使由目标发出的光线进入眼内散开，物象就后移到视网膜上。或是为了将远处物体发出的平行光线在进入眼内之前适度散开，可在眼前加凹透镜片，以使光线通过镜片分散进入眼内，聚焦于视网膜上，而能看清远方目标。

由于近视眼的远点比正视眼近，可以明视距离较近，因而调节范围较小，尤其是 > -3.0 D 的近视眼。近距离工作时，无须使用调节。随着年龄的增长，虽然调节力逐渐减弱，但近距离用眼时，由于远点较近，仍可明视物体。

长期以来，人们多将高度近视（屈光度＞－6.0D）等同于病理性近视或变性近视。这一概念不仅常规用于临床，也见用以研究对象分组，以及作为视功能劳动能力鉴定的依据等。但应用中要考虑程度分类法是相对的。

已有研究注意到，程度分类是量的概念，而只有在确定近视性质的前提下，才可在同一类别的近视眼中按量（程度）的高低分级对照，之后在合理运用程度分类法的条件下，正确认识及有效探讨近视眼的屈光实质与形成机制等问题。

一、近视性质的判断

国际上许多学者根据不同性质，将原发性近视简单分为两种：单纯性近视（simple myopia）与病理性近视（pathologic myopia）（Duke－Elder，1970；ABetHcob，1986；佐藤逎，1996；Tokoro，1998；Richard，2014 等），见表1-1。

表1-1 两种原发性近视区分要点

要点	病理性近视	单纯性近视
分类	原发性病理性近视眼	原发性生理性近视眼
性质	近视眼病	近视眼
别名	变性近视眼、先天性近视眼	青少年发育期近视眼
发生	早年（发育期前）	青春发育期
发展	快	较慢
程度	多为中高度	低中度
家族史	多有	多无
视力	远视力明显降低，近视力佳	远视力降低，近视力佳
矫正视力	有好有差	矫正好
视功能	多异常	多正常
眼轴	明显延长	轻度延长
眼底	特异性变性病变	轻度弧形斑及豹纹
并发症	多	少

实际上近视病变有无及程度轻重与屈光度高低并不完全相关，也有例外情况：①典型的近视病理改变（变性）亦可见于中、低度近视，如从先天性近视的屈光度看，高度者占75％、中度者占20％，而低度者占5％。②高度近视也不完全等于变性、病理、恶性近视，有的尽管近视屈光已属高度（在－6.0～－10.0 D），许多并无明显变性病变（8.7％），还有不少＞－10 D的重度近视者眼底可无明显异常改变，且视觉功能（包括矫正视力等）良好。一般来讲，重度近视（＞－10.0 D）均有变性存在（如视功能障碍和并发症），属病理性近视。

（一）单纯性近视

单纯性近视可包括学校性近视（school myopia）、良性近视（benign myopia）、环境性近视（environment myopia）、功能性近视（functional myopia）及静止性近视（stationary myopia）等。其主要特点有：①绝大多数起自青春发育期，与视力负荷过重明显相关，故亦称青少年近视（juvenile myopia）或青春期近视（adolescent myopia）；②随年龄增长而渐趋稳定，近视进展过程不可逆；③近视屈光一般为低度或中度；④远视力多可理想光学矫正；⑤近视力及其他视功能多属正常；⑥除有相应的眼轴延长外，尚可呈现豹纹状眼底、视盘弧形斑，以及可能有的玻璃体混浊与轻度视网膜–脉络膜变性；⑦遗传因素不明显或不肯定。单纯性近视亦可起于成年期、早年无近视眼史、有明显诱发因素（如长时间近距离用眼）等，特称之为成年人近视（adult myopia）或迟发性近视（late onset myopia）。

（二）病理性近视

病理性近视是全球范围内导致视力障碍的主要原因，其定义与"高度近视"有着显著区别。病理性近视的定义为眼底存在典型并发症（后葡萄肿或近视性黄斑病变、弥漫性脉络膜萎缩），常见于高度近视；然而，它的并发症，尤其是后葡萄肿，也可能发生在没有高度近视（近视屈光不正度数 > –6.0 D 或更差）的眼睛里。

病理性近视（pathological myopia）通常亦指变性近视（degenerative myopia）、先天性近视（congenital myopia）、恶性近视（pernicious myopia，malignant myopia）、高度近视（high myopia）及进行性近视（progressive myopia）等。主要特点有：①早年（青春期前）即已开始。②持续进行性加深，发展快，青春期进展更明显，成年后稳定或相对静止。③近视屈光度多 > –6.0 D。④眼轴明显延长（多 > 26 mm），长度多与屈光度相关。⑤眼底病变（近视性变性）早期即可出现，且多进行性加重。⑥视功能明显受损，远视力更差，近视力亦可低于正常。视野、光觉及对比觉等功能多出现异常。⑦有遗传因素。⑧多伴有合并症。在近视分类中，严格说来"病理性近视"是一类近视性眼病的总称，包括原发性近视（变性近视）及继发性近视。

Duke–Elder 曾指出，近视可分单纯性近视与病理性近视两大类。病理性近视包括：①变性近视；②曲率性近视；③屈光指数性近视；④外伤性近视。其中，变性近视是所有近视眼中最为严重的一种，为原发性。伴有眼球后极部变性病变，进行性加深与发展，与眼轴明显延长有关，常致视力严重下降、致盲，尤见于 40 ~ 60 岁的患者。

病理性近视在儿童和青少年中较为少见，但其流行率随着年龄和近视度数而增长。近视性黄斑病变的流行率和严重程度在 40 岁及以上的高度近视人群中呈现增长趋势。目前尚不清楚导致病理性近视与导致单纯性近视的基因是否相同，或病理性近视是否在基因层面与其他近视存在差异。

需要提出的是，有关各种近视眼名词的释义本书不再详细描述，可查阅有关专著。

二、近视程度的判断

Curtin 所著 The Myopias 中对各种病理性近视的名称作了分析，认为：①变性近视只是描述了病程的某一阶段，不能用于低年龄人群，因为低于 20 岁时很难看到退行性病变。②恶性近视是最不可取的命名，即便后葡萄肿导致法定盲，也不能与肿瘤的恶性（malignant）并提而放弃治疗。③高度近视按 -4.0 D，-6.0 D，-8.0 D 分类划分，可能是由角膜或晶状体曲折力改变所致，是对屈光不正程度的定量分类。

目前国内外多以屈光度定量分类，通常按屈光度的高低，把近视分为轻度、中度及高度三种。成年人（男 > 18 岁，女 > 16 岁）：> -0.25 ～ -3.0 D 为低度近视（low myopia），> -3.0 ～ -6.0 D 为中度近视（moderate myopia），> -6.0 D 为高度近视（high myopia）。

由于是一种屈光度定量方法，故近视眼程度分类法很实用、方便，已广泛用于眼科临床和预防工作，以及视功能劳动能力鉴定等。但是，近视分度时要考虑年龄因素，至少要注意成年人与未成年人的区别。现已提出的低、中、高度近视在未成年人的标准分别为：0 ～ -2.0 D、> -2.0 ～ -4.0 D 及 > ～ -4.0 D，可供参考。考虑到高度近视以 -6.0 D 或 -4.0 D 为界，其以上的范围很广（如有的为 -10.0 D，有的甚至可 > -20.0 D）。因此，在高度近视中再加一档，即把 > -10.0 D（未成年人为 > -6.0 D）者另分为重度近视。

此设计是基于：①目前已形成高度近视即等于变性（病理性、恶性）近视的概念，但实际上某些高度近视者（如 -6.0 ～ -10.0 D）仅有屈光异常，无变性病变或变性不明显，故不应属于病理性近视范围；②重度近视者眼部均有变性存在，且多数有功能障碍及并发症，性质上已注定属于病理性；③为了更好符合劳动能力鉴定的需要，避免人为地排除一些视功能并无其他异常，但可以胜任正常工作的近视患者入学、就业及选择职业的机会；④近视分度本身是相对的，检影镜下的验光结果（屈光度）与检眼镜下的眼病变情况是不完全一致或平行的；⑤程度上的 4 级分类法（低、中、高及重度）国外也有介绍。

三、原发性和继发性病理性近视

汪芳润提出近视眼病概念：通常所称"病理性近视眼"，除有近视屈光外，同时伴有其他近视特异性或非特异性病理改变，是疾病概念。近视屈光与眼部病变两者之间或为伴随关系，或为因果关系。通常"近视眼病"主要是指原发性病理性近视眼（变性近视眼）。原发性病理性近视眼和继发性病理性近视眼两者的区别见表 1-2。

表 1-2　原发性与继发性病理性近视眼的区分

类型	原发性病理性近视眼病	继发性病理性近视眼病
性质	变性近视眼	继发性近视眼
病因	不明	明确
病变与屈光	独自为病	或为因果，或为伴随
屈光度	深	可深可浅
病程	不可逆	可反复
遗传	多有	可有可无

原发性病理性近视眼（变性近视眼）是指以眼底特异性变性病变为主，表现有近视性屈光的一类原因不明的独立眼病。其特点是与生俱来、早年发病、进行性发展、不可逆、近视度数较深、远视力明显降低及多种视功能障碍。特异性变性病变集中于眼球后节，典型病变如脉络膜萎缩、视网膜变性、巩膜膨胀变薄、眼球后极葡萄肿、眼球变大、眼轴延长，以及伴有多种特异性并发症等。

继发性病理性近视眼起因于某些先天或后天疾病，表现有近视屈光的一组综合征。近视屈光与各种病变之间存在有一定的因果或伴随关系。临床常见如先天性眼病（圆锥角膜、球形晶状体等），或后天性疾病（外伤、肿瘤、手术及中毒等）所表现的近视屈光。

本书在各个章节所描述的内容即指原发性病理性近视眼，简称病理性近视（眼）。

第三节　病理性近视有关规范化概念

人类对近视眼的研究和争论已探索了一百多年，对高度近视也早有认识，1949 年 Duke - Elder 就明确提出需将高度近视区别于单纯性近视加以研究。但在很长一段时间内，由于研究手段及认识水平的限制，进展不快，更无有效的防治措施。目前，越来越多的学者认为病理性近视不完全等同于高度近视，已超出了屈光不正的范畴，应视为一个独立的眼病。

近年来，随着超声技术、荧光素眼底血管造影（fundus fluorescein angiography，FFA）、吲哚菁绿眼底血管造影（indocyanine green angiography，ICGA）、超广角相干光断层扫描（optical coherence tomography，OCT）、相干光断层血流成像（optical coherence tomographic angiography，OCTA）、共焦激光眼底扫描系统（confocal scanning laser ophthalmoscope，cSLO）及光学相干生物测量仪（IOL Master）等技术方法的广泛深入与应用，病理性近视眼底病变的研究日益引人注目，可望成为探索病因及发病机制、寻求有效防治方法的突破口。

一、高度近视与病理性近视以往认识的局限

长期以来，人们习惯于将 > -6.0 D 的近视称之为高度近视，并泛指或等同于所有病理性近视，或简单地将其归属为变性近视、先天性近视、恶性近视及遗传性近视等名称。在这些概念名称中虽有共同点，但同为高度近视，每一种类或名称却有其特殊性。随着基础、临床研究的深入，已明确认识不能将所有的高度近视笼统地归属于相同的一类，尤其是等同于病理性近视。对于高度近视的实质及其与其他各类近视，以及与其他眼病的关系，以往追究不深，这在今后的相关研究中特别需要加以鉴别，给以规范化概念。

高度近视多数均有典型的近视性特异表现，包括眼底及眼轴，出现的异常及程度与屈光度高低呈正相关。临床上高度近视的确定是依据验光结果。由于可对屈光度进行定量记录评论确实可行，故近视程度分类法很实用，已被广泛用于眼科临床、预防工作及视功能劳动能力鉴定等。

此外，生理性近视与病理性近视的界限划分在中、低度以下比较合理。也就是说，超过-6.0 D基本属于病理性近视，但>-6.0 D与-10.0 D的病理意义又不一样，故又分出重度近视。

近视程度分类的病理意义是相对的，屈光度高低与病变情况并不完全一致或平行，仅可用以大致了解近视的轻重；高度者可无明显病变存在，而一些中、低度近视中，也可见有变性异常。实际上，高度近视是多种类型近视的混合体，组成复杂，可属先天，亦可为后天；可为遗传，亦可为非遗传；可为原发，亦可为继发。故程度分类法不能完全反映近视的性质，不能笼统地把高度近视划归为一个独立的类型，作为专题研究的同质样本。

汪芳润等认为高度近视只是作为近视程度的划分概念，因此有必要对高度近视的性质作进一步的观察分析，以便有利于探讨近视发生机制及合理设计有效防治方法。高度近视可以有低度→中度→高度的过程，但大多数后天原发性近视仅停留于低、中度阶段。高度近视基本上均属病理性，但亦有个别高度近视并无明显眼底病变存在。而在一些中、低度近视中，不仅是青少年，且在成年人中也可见到变性异常。高度近视表面仅是一种程度上的概念，在一定范围内可以反映近视的轻重程度，具有一定的共性，但其组成可包括原发性变性近视、继发性病理性近视和并发性近视。

有些患者虽为典型近视性变性病变的高度近视，但不一定属于原发性，只是在一定时期内其发病还未表现或原因尚未被发现。此外，一些近视屈光度虽≤-6.0 D的成年人，却已有明显近视性变性病变，由于未见其他病因，临床亦可将其诊断为原发性变性近视。

原发性变性近视为高度近视的主体，也是本书所介绍的原发性病理性近视的主体。其特点是早年发病，进行性加深，无明显与之有联系的其他病理因素存在，如全身疾病或其他眼病。

二、病理性近视的划分意义

虽然病理性近视涵盖大多数高度近视，但病理性近视作为一类眼病不能等同于一般意义上的屈光不正，不能认为高度近视就是病理性近视。对屈光不正的处理，在临床工作中不仅要对症（光学矫正如配戴眼镜，或行屈光手术），更应对因治疗。在矫治前，要做全面详细检查，了解近视程度及功能情况，尤其是病理性眼底病变与并发症情况。汪芳润指出，"高度近视眼"一词已被临床长期录用，但人们甚少了解与关心它的深层确切含义，不能笼统地把高度近视划归为一个独立的类型，并由此选定一组对象来探讨其发病机制和防治方法。病理性近视的划分，将对这一人群的视功能防护提出不同的研究思路。病理性近视的发病机制目前尚不明确。新的分类系统、高分辨率成像技术和遗传学研究将促进病理性近视诊断和治疗领域的发展。预防和减缓近视进展，对于预防病理性近视非常关键。

由于以往的研究常把高度近视和病理性近视混为一谈，未能将病理性近视作为一种独立的眼病进行探索研究，因此本书以后内容中出现高度近视的名词时，按照研究者的本意，应涵盖病理性近视概念。

近视是全球范围的医学难题。随着近视患病率的逐年增加，高度近视／病理性近视的比例也在逐年增高，人群总数在加大。因此，病理性近视的眼底改变及并发症的预防和治疗仍然是今后基础及临床工作研究的重点。

（方 严 石一宁）

参考文献

［1］ CURTIN B J. The myopias：basic science and clinical management［M］.Philadelphia：Harper & Row，1985.

［2］ 汪芳润.近视眼［M］.上海：上海医科大学出版社，1996.

［3］ 石一宁，方严.中国儿童青少年近视形成机制以及预测与防控［M］.西安：陕西科学技术出版社，2012.

［4］ 方严，石一宁.中国儿童青少年近视防控流程的建议——防控共识［M］.西安：陕西科学技术出版社，2017.

［5］ OHNO-MATSUI K，WU P C，YAMASHIRO K，et al. IMI Pathologic Myopia［J］.Invest Ophthalmol Vis Sci，2021，62（5）：5.

［6］ HOLDEN B A，FRICKE T R，WILSON D A，et al. Global Prevalence of Myopia and High Myopia and Temporal Trends from 2000 through 2050［J］.Ophthalmology，2016，123（5）：1036-1042.

［7］ 汪芳润，尹忠贵.近视·近视眼·近视眼病［M］.上海：复旦大学出版社，2008.

［8］ 李凤鸣.中华眼科学［M］.北京：人民卫生出版社，2005.

［9］ 徐广第.眼科屈光学［M］.北京：军事医学科学出版社，2003.

［10］ 石一宁，孙烨，石蕊，等.多因素回归分析对5～12岁儿童屈光不正状态与屈光要素的相关性［J］.临床眼科杂志，2009，17（2）：97-102.

［11］ 石一宁，方严，王云.20岁以下学生高度近视眼底改变自然病程转归的观察［J］.临床眼科杂志，2010，18（1）：1-6.

［12］ 方严，石一宁，谢驰.21～40岁中青年高度近视眼底改变及相关生物参数演变趋势［J］.临床眼科杂志，2010，18（2）：97-103.

［13］ 视觉健康创新发展国际论坛大会学术委员会，中华医学会眼科学分会眼视光学组，中国医师协会眼科医师分会眼视光学专业委员会.近视防控博鳌宣言3.0版（中国眼谷）［J］.中华眼视光学与视觉科学杂志，2022，24（3）：170-176.

第二章
病理性近视眼底改变的分类及演变

病理性近视的眼底改变在一些综合眼科学或屈光学、眼底病学等著作中的描述，多少存在一些概念上的混淆。其各种病变既被作为近视眼的特征描述，又被作为一类并发症。尽管高度近视者多数均有典型的近视性特异表现，包括眼底和眼轴，但不能等同于病理性近视，有些高度近视的屈光度高达 -10.0 D 时，可仅有屈光异常，并无眼底变性改变或改变不明显。对于这些改变的程度及表现规律，研究者们从不同角度作了各具特点的描述。但是，病理性近视最重要、最多见的临床表现是眼底改变，虽然有些改变尚没有被彻底认识，但随着现代检查方法及诊断技术的发展，认识势必会不断加深。

大量的研究证明，病理性近视眼底病变的基础主要是眼后节扩张引起的眼轴延长，进而逐步引发的一系列以眼底（视网膜-脉络膜等）为主的眼部病变。与过量膨胀相关的眼底改变包括 3 个部分：①后极部整体的改变，形成豹纹状眼底、局部萎缩斑或广泛萎缩灶、后葡萄肿（posterior staphyloma formation）形成，以及视网膜-脉络膜退行性改变（retinal-choroidal degeneration）。②视盘改变，视盘区的鼻侧过度牵引（super traction）、弧形斑形成（crescent formation）、视盘倾斜（tilting），以及视杯改变、视盘血管改变。③黄斑改变，黄斑区漆裂纹（lacquer crack）样病变、Fuchs 斑（Fuchs spot）、黄斑劈裂（macular schisis）、裂孔形成和脉络膜新生血管（choroidal neovascularization，CNV）。

第一节　眼底改变的演变规律：眼底改变的转归

在高度近视及病理性近视眼底改变的划分中，按眼底改变范围分成 3 型：后极中心型、周边型及混合型。余荣志将后极部眼底的改变分为 4 种：单纯性、弥漫性、斑块性及复合性。关征实强调后极部眼底改变主要分为与眼轴延长有关的弥漫性及与其他因素有关的斑块状两类。夏德昭将高度近视眼底改变分为 5 级：一级（近视眼 I），正常或现豹纹状；二级（近视眼 II），豹纹状+后葡萄肿；三级（近视眼 III），豹纹状+后葡萄肿+漆裂纹；四级（近视眼 IV），局限性视网膜、脉络膜萎缩斑和（或）有 Fuchs 斑；五级（近视眼 V），后极部呈现广泛的图样视网膜-脉络膜萎缩斑。

曹景泰等在对我国人"高度近视眼底后极部病变的临床研究"中也将后巩膜葡萄肿列入病理性近视进展早期的主要体征。敖宝栓在对"中学生高度近视调查分析"中提到，高度近视的主要眼底改变为豹纹状眼底（占 91.7%）和弧形斑（占 91.1%）。胡彦芳对"病理性近视眼眼底萎缩弧和眼轴之间的联系"的研究提出，将萎缩弧作为病理性近视眼底改变发展程度的早期重要指标。黄仲委等的"高度近视的后巩膜葡萄肿损害的病理探讨（附 116 例分析）"建议将后巩膜葡萄肿作为病理性近视的诊断依据。

2021 年国际近视研究所（International Myopia Institute，IMI）白皮书临床概要中对病理性近视定义：与近视相关的眼轴过度伸长，可导致眼睛后段结构变化（包括后巩膜葡萄肿、近视性黄斑病变和高度近视相关的视神经病变），及最佳矫正视力的丧失。进一步认为：在术语和定义方面，变化最大的领域是病理性近视的概念。新的分类仍在提出，这一领域可能还需要一段时间才能达成明确的共识。病理性近视的概念不是屈光定义，应被定义为随着年龄的增长由高度近视引起的一系列并发症。

Ohno-Matsui 等提出国际眼底照相分类系统（META-PM），即使用眼底照片来鉴别近视性黄斑病变的各个阶段（图 2-1）。类别 2 及以上、存在"附加病变"或后巩膜葡萄肿，即定义为病理性近视。

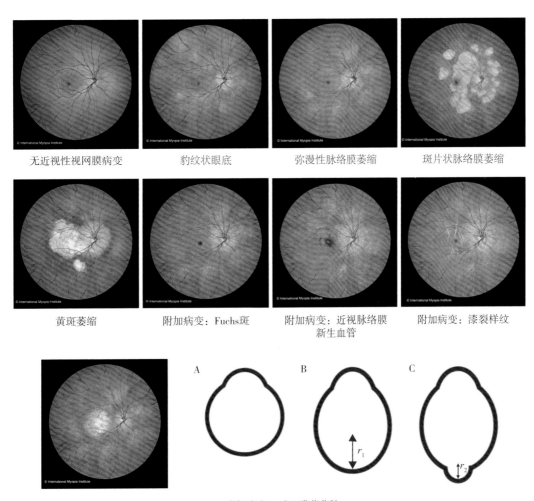

无近视性视网膜病变　　豹纹状眼底　　弥漫性脉络膜萎缩　　斑片状脉络膜萎缩

黄斑萎缩　　附加病变：Fuchs斑　　附加病变：近视脉络膜新生血管　　附加病变：漆裂样纹

附加病变：后巩膜葡萄肿

A. 正常眼型。B. 眼轴伸长发生在赤道区域，不会导致后极部眼球的曲率改变；有轴性近视，但无葡萄肿。C. 继发性眼球曲率增大出现在眼球的后部，其半径（r_2）小于周围的眼球壁（r_1）

图 2-1　META-PM 分类系统

基于 OCT 的分类系统是一个涵盖了 META－PM 系统中未涉及的黄斑病变（如近视牵引性黄斑病变和拱形黄斑）的分类系统，更进一步的细节将在"黄斑病变"章节中讨论。

对病理性近视的现有各种分型仍存在相互交叉和不能完全概括病变等问题，需要进一步探索完善。随着广角 OCT、三维核磁共振、广域眼底照相等技术的发展，可以多维度展现病理性近视的临床特征，加深对其认识，病理性近视相关临床分型也会不断更新和全面。

以上研究中的对象入选指标仍是以屈光度－6.0 D 作为基础，对各种表现进行归类、分型，部分研究也较深入地阐述了各种病理性改变的相互关系，但未体现出病理性近视在数十年缓慢动态演变过程中的规律性变化，未对非轴性的病理性近视的过渡型进一步分析。

随年龄增加、近视度数的加深，以及夹杂其他相关的混合因素，这些繁杂的病变常相互交叉、重叠，同时不断演变，表现出不同的程度差异，又由于病程冗长，没有更好而有效的控制方法，学者们很难有大量的纵断面观察以描述、深入认知该病的形成机制、自然转归规律。所以，只能对某一横段面的改变进行描述，从中寻找规律。

一百多年来，大量学者还是找到了临床可以遵循的演变过程，如当眼球后段开始扩张、眼轴在后极部拉长时，首先在发育期，表现为鼻侧视盘牵引，形成假的视盘倾斜，随后颞侧弧形斑出现；进一步发展，视盘－黄斑区向后扩张，视盘倾斜、颞侧弧形斑加宽，颜色由脉络膜型逐步向巩膜型发展。之后在扩张期，视网膜色素上皮细胞扩张变薄，呈现逐步明显的脉络膜血管，即豹纹状改变。进一步发展进入退行性病变期，由于后部的持续扩张，脉络膜毛细血管病变、闭塞，出现病理性近视初期的视盘周环行萎缩、孤立局灶性萎缩，脉络膜毛细血管到中血管、大血管依次逐步萎缩，豹纹状改变由逐渐裸露的完整的脉络膜血管到粗大脉络膜血管、稀疏的巩膜内层大血管，最后呈现病理性近视眼中期的色素、血管逐渐减少弥漫的萎缩性改变，直至晚期大片裸露巩膜融合的地图样萎缩灶。在黄斑区 Bruch 膜的破裂形成漆裂纹，视网膜下一过性出血，视网膜下新生血管长入及 Fuchs 斑形成。

我们逐例、逐年对高度近视的眼底进行观察，进一步印证上述演变过程，即 30 岁以下的青少年、中青年的－4.0～－6.0 D 近视中，豹纹状改变应视为较后极部脉络膜萎缩更早期的病变，结合弧形斑的大于 2/3 PD 大小和巩膜－脉络膜混合型形态，考虑为后葡萄肿的最早发病部位，以及脉络膜退行性病变的起始阶段。

有关病理性近视的基本概念应明确以下几点。

（1）病理性近视是由眼轴的过度增长所引发的一系列眼部病理性改变。在此增长过程中，眼部最主要变化不仅仅是扩张的程度，更重要的是这种扩张所发生的部位。赤道区是出生后眼球正常发育的关键部位，随后，眼球弥漫性膨胀伴随后极部局部的进一步扩张发展的结果，形成后葡萄肿或称后巩膜葡萄肿。如在高度近视眼屈光度的高端（－10.0 D），眼轴超过 32.5 mm，病理性近视眼占主导，而后葡萄肿的发生、发展在病理性近视眼的视网膜－脉络膜变性的病理过程中发挥重要的作用。病理性近视眼的屈光度增加是和眼轴长度的增加相关联，而眼轴的变化又和大量的眼底变化相联系。在幼年早期多表现良性扩大的弧形斑、增多的豹纹状图形及颜色苍白的眼底，但到中年可以看到一些严重的眼底退行性病变，会严重影响到眼的各种功能。

（2）环境因素的一个显著表现是眼压的作用。该变量在正常眼球的发育及巩膜膨胀和后葡萄肿的形成过程中发挥着重要作用。在正常眼球发育中，眼内压可以使眼球膨胀，玻璃体的形成促使眼球扩张，同时巩膜可以抑制这种机制。这种相对力量的强弱将直接影响出生后人眼发育的最终结果，并且没有发现其他相反的理论。异常的色素上皮层可以导致低于正常的脉络膜及视网膜的形成，巩膜抵抗力减弱，这可能与后极部组织，包括近赤道环（equatorial zone）及定位于眼球后极部的特殊部位的外胚层–中胚层广泛缺乏有关。并且，巩膜可以在眼压的作用下逐渐发生变化，尤其是当巩膜的温度升高时，产生不可修复性的扩张，导致巩膜扩张力量增强。

根据后极部眼底的改变，可以将病理性近视眼粗略划分为三个阶段：早期阶段，为发育性改变；中期阶段，是随着年龄的增长，与眼底扩张相关的机械性改变越来越显著；晚期阶段，在中年或以后的主要特征为逐渐增加的脉络膜循环的丧失及眼底的萎缩。划分各阶段的检眼镜检查特征即观察指标为：①眼球扩张的后葡萄肿形成，部位（局限性豹纹状区和苍白区，X型）和程度（边缘，5级）；②视盘的改变；③视网膜–脉络膜病变（局灶、盘周、弥漫）；④黄斑的改变。判断眼后段已超出正常增长的可靠方法是观察眼底的外观特征，其表现类型和程度也表明了眼后节扩张的严重性。

对于病理性近视的早期眼底改变，临床上常不予重视，并且很难有纵断面演变过程的详细纪录。参考有关文献参数，在病理性近视的研究中，应牢记平常的简单变化有可能蕴藏着向病理性近视转化的危险。因此，在临床工作中应建立个人随访健康档案，有可能获得更多的近视发育信息，深入认识近视眼，尤其是病理性近视的本质，为病理性近视眼的防治提供依据。

Curtin 的研究观察将近视病程分为 3 个阶段：0～30 岁，31～60 岁，60 岁以上，并将眼底变化划分为周边和后极。后极部又可分为后葡萄肿、视盘、视网膜–脉络膜、黄斑，以此顺序描述。

一、早期眼底改变

在 0～30 岁可出现，①后葡萄肿：眼底呈豹纹状改变，以基本的 5 型为主（Ⅰ型的后极部型、Ⅱ型的黄斑型、Ⅲ型的盘周型、Ⅳ型的鼻侧型、Ⅴ型的鼻下型），由 1～3 级的初级葡萄肿形成（1 级呈豹纹状眼底和视神经周围的眼底色较白；2 级葡萄肿的形成呈视盘鼻侧很小的扩张膨胀和豹纹状眼底范围的扩大；3 级葡萄肿扩大涉及后极部的区域，葡萄肿鼻侧缘深且扩张，通常围绕黄斑、颞侧的、上方的和下方的葡萄肿边缘呈现轻度的倾斜）。②视盘改变有 3 种：弧形斑、倾斜、鼻侧牵引。③视网膜–脉络膜病变有 3 种：脉络膜出血、漆裂纹、小而局限的孤立萎缩灶。④黄斑改变呈色素沉着、色素播散。

高度近视的早期（0～30 岁）眼底豹纹状改变、弧形斑、鼻侧牵引、视盘倾斜是最初的改变。弧形斑、视盘倾斜和鼻侧牵引是近视眼早期视盘改变的三个主要特征。这些改变在很大程度上与后葡萄肿发生的位置和程度有关。豹纹状眼底的最早期改变可能仅仅提示视网膜色素上皮层存在局限性变薄或发育不良，提示可能存在早期的后葡萄肿。

弧形斑常出现于豹纹状改变一侧的视盘。许多年轻的近视患者，唯一可提示病理性近视诊断的眼底改变就是弧形斑形成。弧形斑的形成是由于围绕视盘或视盘旁的视网膜色素上皮层的局限性发育不良，表现为视盘旁的新月形改变。视盘鼻侧牵引是出生后眼球颞侧扩大膨胀，巩膜产生的非对称性扩张，鼻侧内层球壁被迫牵拉向颞侧位移。豹纹状改变与后葡萄肿初始发生区的分布是一致的。在鼻侧-后极方向的球壁倾斜现象（视盘倾斜）被看作早期后葡萄肿的一种指征。真正的颞侧视盘倾斜，尤其是大的弧形斑和后极部局限性的豹纹状眼底都提示病理性近视和后葡萄肿的出现。病理性近视中，脉络膜的退变通常沿着弧形斑的外侧出现。

二、中期眼底改变

年龄在 31～60 岁的中期时段，30 岁前的早期所出现的病变在此阶段，特别是 50～60 岁年龄段会有明显改变。随年龄的增加，脉络膜循环的丧失、视网膜功能进一步受累。①进展期时后葡萄肿患者的高眼压比例增加。原有病灶扩大：病灶加深、边缘扩大、陡锐，第 4、第 5 级的晚期后葡萄肿在此阶段高发（4 级后葡萄肿形成呈现颞侧缘可以看到锐利边缘/扩张下陷；5 级呈完整的后葡萄肿周边显示深而锐利的边缘），复合型Ⅵ～Ⅹ多见。②视盘的变化有 2 种：视网膜血管伸直，水平位 T 或 Y 字形视网膜中央动静脉，以及盘周退行性萎缩。③视网膜-脉络膜退行性病变有 3 种：视网膜-脉络膜萎缩、脉络膜新生血管及 Fuchs 斑，其中，轻度的退行性变呈弧形斑改变边界的破坏或视盘周边萎缩，小而圆的边界清楚的萎缩灶开始融合，当巩膜广泛地扩张膨胀时，呈现广泛的视网膜-脉络膜萎缩；广泛性退行性改变的基础是脉络膜末梢小动脉闭塞，除大血管尚未受累外全部脉络膜循环丧失，脉络膜灌注对眼压的增加极为敏感，最为敏感的区域为视盘周围。当眼内压升高时，脉络膜灌注压降低，另外，视网膜色素上皮层影响其邻近的脉络膜和巩膜的发育，视网膜色素上皮层的破坏也可导致脉络膜毛细血管层的萎缩。④黄斑病变多为出血、视网膜-脉络膜萎缩灶、色素增加。

三、晚期眼底改变

60 岁以上的晚期改变以视网膜-脉络膜退行性病变为主，视盘周围和后极部这两个原发处的萎缩逐渐扩大并融合。这种进展造成了巩膜裸露，萎缩的视盘与其周围裸露的巩膜相比，被反衬呈粉红色；后葡萄肿多为混合型，视盘改变中 100% 发生盘周萎缩；黄斑变化中，由于与后极的广泛变性融合，黄斑区只能通过偶尔色素堆积或以前的 Fuchs 斑的残迹来辨认。

第二节　存在于生理性和病理性近视的过渡型：中间性近视

Curtin 认为将低度近视分成生理性近视（physiologic myopia）和中间性近视（intermediate myopia）很有必要。传统上将近视分成生理性和病理性两种近视过于简单化，因为伴生理性近视的"正常眼"和伴病理性近视的严重受损眼之间的临床差异非常显著。因此认为，在生理性近视（单纯性近视）和病理性近视（变性近视）中间存在一个过渡型：中间性近视。

Otsuka 第一个提出中间性（intermediate）近视这一概念，并在关于先天性（病理性）和获得性（生理性）近视之间差别的讨论中指出，二者之间存在的一种中间形式：①没有明显的遗传易感性伴随眼轴直径增加；②同样地有近视家族史，但却仅显示出眼底弧形斑和豹纹状改变。

近视的分类问题特别强调病理性近视中后葡萄肿的核心作用，目前除一些定义术语问题外，在近视类型的鉴别诊断中，临床上使用屈光不正程度或眼轴长度测量的方法存在一定困难。唯一可靠的区分眼后段过度增长的方法是观察眼底的特征性改变，因为这些变化的类型和程度表明了眼球膨胀过程的严重性。

与过量膨胀相关的眼底改变，包括弧形斑形成、过度牵引、豹纹状改变伴后极部苍白改变及后葡萄肿的形成。在生理性近视中前两个症状频繁出现，第三个改变较少见到；第四个从未出现。已有研究证实伴弧形斑形成的近视不属正常范围（非单纯性近视）。其中首先排除了低度近视和位于下方视盘的先天性低弧形斑，这些弧形斑相对较小，不随眼球增长而明显改变，不同于以较大颞侧弧形斑为特征的进行性近视。

一些经典的研究表明：发生弧形斑的眼经历了一定程度超过正常发展的轴向伸长。因此，弧形斑标志着两层间的分离：一个是巩膜外壳；另一个是解剖复合体（视网膜色素上皮细胞–玻璃体膜–脉络膜毛细血管）。这种复合体从视盘颞侧的退缩可能归因于眼球（尤其是颞侧）在出生后的过度扩张。过度牵引反方向弧形斑的形成，可以被认为是在视盘的鼻侧缘，这种复合体向颞侧位移的直接的剪切力受阻。

Otsuka 研究了普遍存在的与眼轴长度增加相关的豹纹状眼底。这种改变在白种人中是正常的结果，但在中度至重度色素沉着的人眼中出现被认为是不正常的。具有这些特征的眼，被认为可显示出"豹纹状"眼底。Otsuka 发现有弧形斑的眼中出现豹纹状眼底的概率增加（表2-1）。他关于512眼的研究数

表2-1 屈光度与近视眼眼底改变之间的关系（例）

眼底改变	屈光度											
	+1.5	+1.0	+0.5	0	−0.5	−1.0	−1.5	−2.0	−2.5	−3.0	−3.5	−4.0
无		6	52	189	24	14	8	5	6	3	1	
弧形斑和豹纹状改变			8	15	5	3	3	4	3	4	2	5
仅有弧形斑				17	5	2		4	3			
仅有豹纹状改变	1		9	60	13	6				4	2	1
合计	1	6	69	281	47	25	14	14	12	11	6	6

	−4.5	−5.0	−5.5	−6.0	−6.5	−7.0	−7.5	−8.0	−9.0	−10	−11	−16	合计
	1												309
	3	2	1	1	1	2	1		2	1	1	1	68
								1					33
	1		1										102
	5	2	2	1	1	2	1	1	2	1	1	1	512

据揭示：在 102 眼伴发弧形斑的眼中有 68 眼（67%）同时显示出豹纹状眼底改变。这大大超过了在白人和黑人近视诊所见到的，在缺乏豹纹状眼底改变的眼中，弧形斑更多地被观察到，认为豹纹状眼底是由视网膜色素上皮层细胞色素不足/低色素（under pigmentation）而产生。色素上皮细胞的变平和扩展或色素上皮细胞发育不良（under development）或色素不足可以产生这种效应。

如果伴弧形斑形成眼不能被归类为生理性近视，那么就应被归类为病理性近视。事实上，大多数伴弧形斑形成眼拥有并保持正常的视觉功能，在中年及以后的生活中，不会发生因病理性近视而出现的眼底恶变。然而，弧形斑是后葡萄肿和病理性近视不变的伴发症状。

因此，根据上述资料及研究，"低度"近视可能被重新划分为两类：生理性（低度或单纯）近视和中间性（中等或中度）近视。

在中间性近视（中等或中度）中，超过正常眼增长的眼球伴后节部分膨胀。这种眼轴的伸长也超出了角膜和晶状体的屈光力减少的中和效应的有效范围。眼球膨胀发生的确切结果视网膜色素上皮细胞的广泛扩张和变薄，这将导致豹纹状眼底出现。这些机制与目前已知的出生后眼部发展相符合，但由于缺乏确切的科学数据，他们必须只能保持假设这一前提。不符合中度近视概念的后段扩张是后葡萄肿的存在。

目前对中间性近视的遗传因素知之甚少。鉴于最近对环境诱发近视的实验和临床研究中，大部分是由于眼轴增加，人们会怀疑环境因素可能在一定程度上对产生这种类型近视起到积极作用。至于中度近视的屈光和眼轴长度，这种近视可以在 $< -3.0\,D$ 的屈光不正眼中偶然见到，但在屈光度介于 $-3.0 \sim -5.0\,D$ 眼中，与生理性近视一样常见。尚无研究表明这种近视在屈光度 $> -5.0\,D$ 的中度和病理性近视中所占比例。可以较确切地假定：在相对较高近视度（$-8.0 \sim 10.0\,D$）中，中间性近视可以占其大多数，但其屈光度的高端病理性近视占主导（$-10.0\,D$）。

基于眼轴直径测量的区分更清晰一些。在 $< 22\,mm$ 眼轴的眼中不可能发现中间性近视。在轴长介于 $22 \sim 25.5\,mm$ 的眼中，眼轴越长，中间性近视发病率越高。超出 $25.5\,mm$ 并长达 $32.5\,mm$，是中间性近视最常见的类型；超过 $32.5\,mm$，病理性多样性被认为更加普遍。因为它们的后段增长不成比例，这些眼应该表现出独特的弧形斑形成，伴或不伴过度牵拉。偶尔在没有弧形斑的眼底可以观察到过度牵拉；或者可能在这些眼中见到广泛豹纹状改变。眼轴直径越长，周边眼底变化越常见，包括非压迫白变性、格子样变性、色素沉积和铺路石样变性等。

这些眼中，青光眼和视网膜脱离的发病率也增加。Perkins 的研究表明，与正视和远视眼相比，近视眼中青光眼的发病频率逐步增加；从高度远视到高度近视，视网膜脱离的发病率逐步增长。因此，上述研究分析需要将低度近视分为两类：生理性和过渡的中间性近视。生理性近视与正常眼相符合，而中间性近视显示出发育的紊乱。尽管这些变化没有对视功能产生影响，但它与复杂眼病发病率的增加相关联。在低度近视高限（$\geqslant -5.0\,D$），中间性近视这一亚组的患病率增加。

第三节　中间性近视向病理性近视的演变

一、参数分界

屈光度介于-3.0~-5.0 D 的近视眼中，生理性近视和中间性近视几乎各占一半。生理性近视眼主要集中在较低端的≤-3.0 D 屈光范围，眼轴介于 22 ~ 25.5 mm。而中间性近视常见屈光度介于-3.0 ~ -5.0 D，屈光范围主要在较高端；在较高度近视眼（-8.0 ~ -10.0 D）中，中间性近视眼可以占多数，但在屈光度的高端病理性近视（-10.0 D）占主导。小于 22 mm 眼轴的眼中不可能出现中间性近视，轴长介于 22 ~ 25.5 mm 的眼中，眼轴越长，中间性近视的发病率越高；在更长眼轴近视眼中，眼轴越长，成为中间性或病理性近视的可能性就越大，超出 25.5 mm 甚至达 32.5 mm，是中间性近视和病理性近视最常见的类型；眼轴超过 32.5 mm，基本为病理性近视。

二、临床特征

生理性低度近视眼的弧形斑，主要位于视盘颞侧，并且随着屈光不正的进展明显变大，低度近视的弧形斑很少大于视盘直径的 1/3，为视盘周围区域最低程度的扩张。视盘表面通常是平坦的，尽管鼻侧牵引可能给人暂时倾斜的印象。中间性近视已显示出发育的紊乱，后段增长不成比例，眼轴的伸长超出了角膜和晶状体屈光力减少的中和效应的有效范围，眼底表现出独特的弧形斑形成，伴或不伴过度牵拉；锯齿缘-赤道区的过度扩张，可累及整个后段的视网膜色素上皮层，使其广泛扩张和变薄，导致豹纹状眼底改变；周边眼底变化更常见；尽管这些眼底变化尚没有对视功能产生影响，但它与复杂眼病发病率的增加相关联。青光眼和视网膜脱离的发病率也增加。

三、发病年龄

青少年近视大多数都是在 5 ~ 12 岁发生，他们多为生理性和中间性近视。其中，发生稍晚的患者（9 ~ 12 岁）大多为生理性。近视发病较早的患者（5 ~ 8 岁）倾向于表现出近视的持续进展，有时会延长至 30 岁，这些患者更可能多是中间性近视或向病理性近视发展。

四、演变过程

临床研究表明，低度近视能发展为高度近视。但生理性近视或中间性近视能发展为病理性近视吗？明显，近视眼的眼底退行性病变很少不伴有后葡萄肿形成，这在中间性近视中更为明确。尽管有眼轴长度的增加和弧形斑的形成，有些患眼也并不出现与退行性病变密切相关的后葡萄肿。

在早期较小年龄时，没有局部的豹纹状和苍白的眼底变化，多没有以后后葡萄肿的形成。而局部的豹纹状改变和苍白区域是后葡萄肿形成的初始部位，并常累及相对正常的视力和眼底邻近区域，使后葡萄肿进一步扩大。

病理性近视的进行性屈光度增加，是和眼轴直径的增加联系到一起的，而眼轴长短是和大量的眼底变化相关联的。在患者幼年早期多表现良性扩大的弧形斑、增多的豹纹状图形及颜色苍白的眼底，但到中年可以看到一些严重的眼底退行性病变，这些改变将严重影响到眼的各种功能。

第四节　近视眼底改变的演变关系

病理性近视的进展过程中，随着近视相关的眼轴过度伸长，可导致眼球后段结构整体变化，出现豹纹状眼底、后葡萄肿、脉络膜弥漫性或局灶性萎缩等；视盘及盘周的一系列变化，以及近视性黄斑病变等多种退行性改变。这些病理性近视的演变过程有些交替发生、循序渐进，有些相互影响、互为因果，较为复杂。因此，研究和探讨病理性近视眼底改变的发生发展、演变规律，对进一步做好近视的防控和治疗意义重大。目前从病理性眼底改变的各种分型、分类、分级的规范描述着手，大量的基础和临床研究多少揭示了这种变化的演绎。

一、近视眼底改变整体分型

从有无豹纹状改变开始，至豹纹状眼底发展，伴随脉络膜改变、后葡萄肿形成，视盘周边弧形斑形成，以及漆裂纹、RPE 紊乱等近视性黄斑病变，制定 M0 ~ M5 级近视眼底改变整体分型。

M0：豹纹状改变前，鼻侧牵引。

M1：豹纹状改变，脉络膜苍白。轻度豹纹状眼底改变。

M2：豹纹状改变，脉络膜苍白＋后葡萄肿（Ⅰ型后极型、Ⅱ型黄斑型、Ⅲ型视盘周围型）。鼻侧透明环，脉络膜弧形斑，早期发育性（0 ~ 30 岁）。

M3：豹纹状改变，脉络膜苍白＋后葡萄肿＋漆裂纹。中度豹纹状眼底改变，重度豹纹状眼底改变，混合型弧形斑，漆裂纹，一过性出血，RPE 紊乱，中期机械性（31 ~ 60 岁）。

M4：豹纹状改变，脉络膜苍白＋后葡萄肿＋漆裂纹＋深层局灶性脉络膜萎缩灶，重度豹纹状眼底改变伴局部萎缩灶，巩膜弧形斑。

M5：后极部大片图样深层脉络膜萎缩＋脉络膜新生血管，豹纹状改变消失伴融合萎缩灶，弧形斑消失，脉络膜新生血管，Fuchs 斑，晚期退行性（60 岁以上）。

二、高度近视向病理性近视进展过程

高度近视患者中，部分与近视相关的眼轴过度伸长，可导致眼球继续扩张，发生眼球后段结构变化（包括后葡萄肿、脉络膜萎缩、近视性黄斑病变和高度近视相关的视神经病变），进入病理性近视阶段（图2-2）。

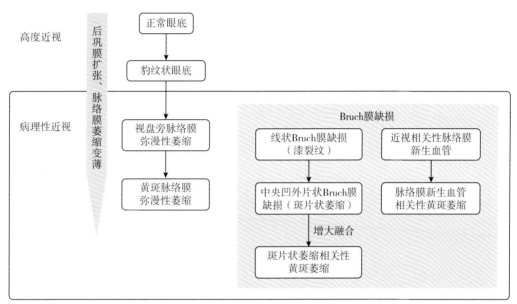

图2-2　高度近视向病理性近视进展过程

三、后葡萄肿、豹纹状改变、视盘弧形斑、视盘形态改变等各类分型分期

见相关章节。

四、近视眼底改变关系流程演绎

近视的进展过程中，眼轴过度伸长，导致眼球后段结构整体改变，视盘及盘周改变，以及近视性黄斑病变等多种退行性改变的相互关系可以见图2-3。

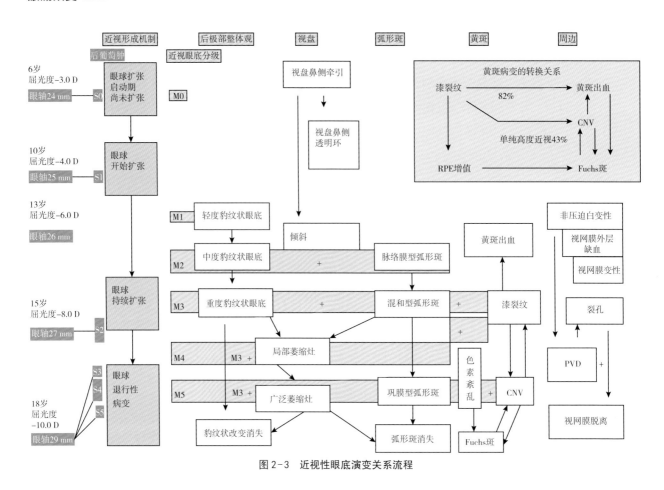

图2-3 近视性眼底演变关系流程

（石一宁 方 严 石 蕊）

参考文献

［1］ CURTIN B J. The myopias：basic science and clinical management ［M］.Philadelphia：Harper & Row，1985.

［2］ 余荣志，关征实，胡兆科.高度近视眼球轴长、角膜曲率及后段眼球壁改变的临床观察［J］.眼科学报，1996，12（4）：188-190.

［3］ 关征实.中国人正常眼的调节力［J］.实用眼科杂志，1989，6（4）：21-24.

［4］ 曹景泰，梁树今，廖菊生，等.高度近视眼底后极部病变的临床研究［J］.眼科学报，1986，2（3）：188-193.

［5］ 敖宝铨，顺群，杨军.中学生高度近视调查分析［J］.实用眼科杂志，1991，9（1）：63-64.

［6］ 胡彦芳，李刚，傅智伏.病理性近视眼眼底萎缩弧和眼轴之间的联系［J］.中国斜视与小儿眼科杂志，2005，13（2）：66-69.

［7］ 黄仲委，关国华，李志英，等.高度近视的后巩膜葡萄肿损害的病理探讨（附116例分析）［J］.广州中医学院学报，1988，4（2）：196-201.

［8］ CURTIN B J. Physiologic versus pathologic myopia：Genetic versus environment ［J］.Ophthalmology，1976，86：681.

〔9〕 OTSUKA J. Research on the etiology and treatment of myopia〔J〕. Nippon Ganka Gakkai Zasshi，1967，71：Suppl：1－212.

〔10〕PERKINS E S. Morbidity from myopia〔J〕. Sight Sav Rev，1979，49（1）：11－19.

〔11〕石一宁，方严. 在校学生（7～18岁）近视状态的流行病学研究〔J〕. 临床眼科杂志，2006，14（1）：78－81.

〔12〕石一宁，方严. 高度近视眼底改变与年龄和近视度数变化相关性分析〔J〕. 中国中医眼科杂志，2010，20（3）：137－141.

〔13〕石一宁，方严，王云. 20岁以下学生高度近视眼底改变自然病程转归的观察〔J〕. 临床眼科杂志，2010，18（1）：1－6.

〔14〕方严，石一宁，谢驰. 21～40岁中青年高度近视眼底改变及相关生物参数演变趋势〔J〕. 临床眼科杂志，2010，18（2）：97－103.

〔15〕石一宁，孙烨，石蕊，等. 多因素回归分析对5～12岁儿童屈光不正状态与屈光要素的相关性〔J〕. 临床眼科杂志，2009，17（2）：97－102.

〔16〕石一宁，伊恩晖，郭建强，等. 西安市城区2002—2004年度7～18岁重点中小学学生动态眼屈光状况调查〔J〕. 中国实用眼科杂志，2006，24（2）：203－207.

〔17〕OHNO－MATSUI K，WU P C，YAMASHIRO K，et al. IMI Pathologic Myopia〔J〕. Invest Ophthalmol Vis Sci，2021，62（5）：5.

〔18〕FANG Y，DU R，NAGAOKA N，et al. OCT－based diagnostic criteria for different stages of myopic maculopathy〔J〕. Ophthalmology，2019，126（7）：1018－1032.

〔19〕SPAIDE R F. Staphyloma：part 1. Pathologic Myopia〔M〕. New York：Springer，2014.

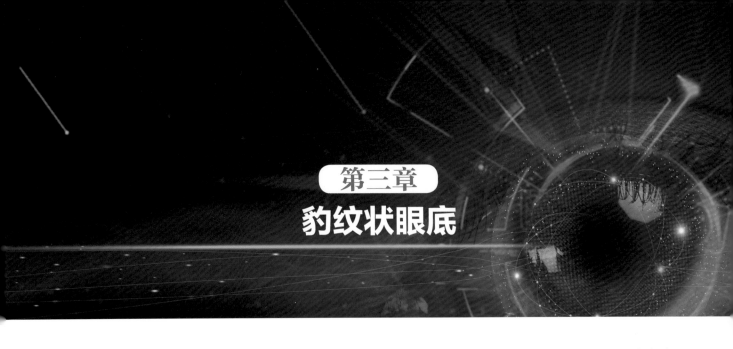

第三章
豹纹状眼底

检眼镜下，眼底颜色因种族而有所不同，其中，脉络膜对眼底的色调影响较大。黄种人眼底大多呈现橘红色，但也有个体差异。活体上，视网膜神经上皮层完全透明，眼底颜色来自脉络膜血管的血液、视网膜色素和脉络膜色素。

近视患者的豹纹状眼底（tigroid fundus）改变或称为纹理状眼底（fundus tessellation）是近视的一大特征。豹纹状眼底可以是近视眼底改变的最初表现，尤其是在高度近视和病理性近视患者中发生率更高。

第一节　豹纹状眼底发生机制

近视眼的豹纹状眼底改变与眼轴长度增加有关，它的出现表明这种眼轴的伸长超出了角膜和晶状体的屈光力所减少的中和效应的有效范围。这时，眼球伴后节部分膨胀的眼轴增长，使整个眼球后节的视网膜发生广泛改变。其机制可能为：①视网膜被拉伸后色素上皮细胞的变平和扩展；②视网膜被拉伸后，视网膜血管密度降低，血流指数减少，其动脉血供相对不足，导致视网膜色素上皮细胞发育不良或色素不足，呈现视网膜色素上皮层细胞低色素效应；③视网膜被拉伸使其血管变细，血流量降低和供氧量相对不足，导致视网膜毛细血管层萎缩变薄。

近视眼由于眼球向后伸长，视网膜血管离开视盘后即变直变细，脉络膜血管亦相应变直变细或明显减少。同时，由于色素上皮层营养障碍，浅层色素消失，脉络膜橘红色大血管更加暴露而呈现豹皮样纹理，由此而呈现的眼底改变被称为豹纹状眼底。

老年人视网膜色素上皮层色素普遍减少，脉络膜毛细血管间隙组织和色素增加，加之脉络膜血管壁透明度降低，毛细血管越来越稀疏，使脉络膜大、中血管暴露而出现豹纹状眼底。豹纹状眼底也可见于青壮年正视眼，其成因是由于视网膜色素上皮层色素较少，此种情况在靠近眼底周边部尤为明显。豹纹状眼底也可以在其他情况下看到。例如，老年人的眼底或 Vogt-Koyanagi-Harada 病的慢性阶段（如晚霞眼底）。

第二节　豹纹状眼底临床特征及分度

从整体上看，豹纹状眼底改变、后葡萄肿，以及视网膜-脉络膜萎缩是病理性近视眼后段逐步发育、机械扩张、球壁内层不能适应外层表面积后的失代偿，之后依次退行性改变的结果。本质上是依顺序发生，相互程度交叉的。临床上尽管都归纳为豹纹状眼底改变，但在不同年龄表现的程度还是有差异的，故有必要将豹纹状眼底改变做进一步分级。

豹纹状眼底改变分级最早在 1992 年由 Jason 等提出，分为 G0 ~ G3 级，按脉络膜血管暴露的程度分为正常、轻度、中度、重度。

一、正常成人眼底

正常成人视网膜色素上皮正常，脉络膜血管未透见（图 3-1）。

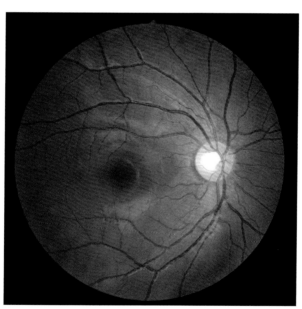

图 3-1　正常成人眼底

二、轻度豹纹状眼底改变

视网膜色素上皮轻度萎缩，可透见少量节段型脉络膜中、大血管走向，部分血管边缘不清晰，可伴有后葡萄肿（图 3-2）。

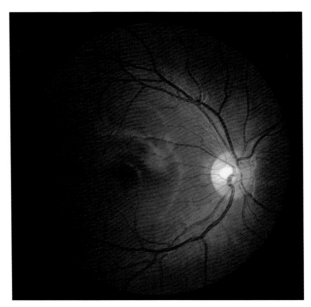

男性，8岁。屈光度−2.5 D，矫正视力1.0，眼轴24.6 mm。右眼眼底脉络膜血管隐约可见，呈轻度豹纹状改变，鼻侧牵引可见

图3-2　轻度豹纹状眼底

三、中度豹纹状眼底改变

视网膜色素上皮中度萎缩，透见的中、大脉络膜血管密度大于轻度，且明显可见，评估区域大部分面积内可透见脉络膜血管，血管边缘清晰，伴有后葡萄肿（图3-3）。

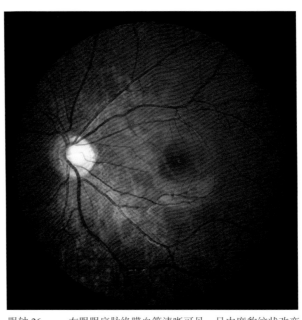

女性，12岁。屈光度−4.0 D，眼轴26 mm。左眼眼底脉络膜血管清晰可见，呈中度豹纹状改变，同时伴有鼻侧牵引、视盘倾斜，杯/盘比约0.5

图3-3　中度豹纹状眼底

四、重度豹纹状眼底改变

视网膜色素上皮重度萎缩，可透见连续型中、大脉络膜血管走向，其密度大于中度，脉络膜大血管完全暴露，血管有重叠，血管边缘清晰，毛细血管消失，伴有明显后葡萄肿（图3-4）。

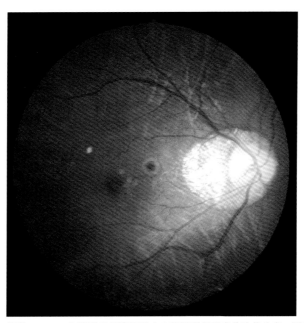

女性，20岁。屈光度–18.0 D，眼轴29 mm。右眼眼底呈脉络膜大血管裸露的重度豹纹状改变，同时伴有1 PD的巩膜型颞侧弧形斑、2型黄斑葡萄肿，视盘倾斜、苍白。黄斑颞上方可见孤立性脉络膜萎缩灶

图3-4 重度豹纹状眼底

第三节　豹纹状眼底评估的其他临床分类

一、黄斑区和视盘区豹纹状眼底的分类

2011年北京市眼科研究所对黄斑区和视盘区的豹纹状眼底作更详细的划分，尤其是视盘周围豹纹状眼底的划分。豹纹状眼底程度用以黄斑和视盘为中心的45°眼底照片进行评估。黄斑区和乳头周围区分别用黄斑照片（图3-5）和视盘中心照片（图3-6）进行分析。黄斑区分为黄斑中央区和黄斑周围区，视盘周围区分为4个象限（上、鼻、下、颞）。豹纹状眼底分为0级（无豹纹）至3级（豹纹明显）。

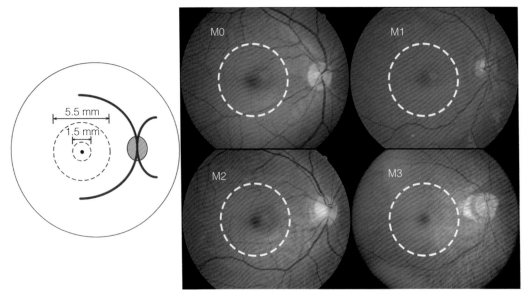

黄斑区对以中心凹为中心的直径 5.5 mm 范围进行分级。0、1、2、3级，分别代表无、轻度、中度、重度豹纹状眼底改变

图 3-5 黄斑区豹纹状眼底改变分级范围及标准图

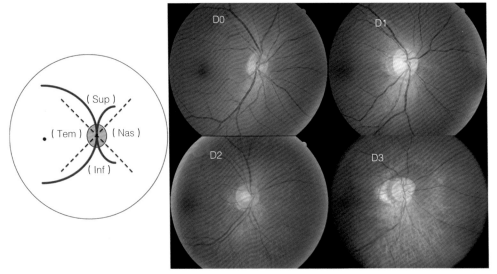

盘周区又被分为上方（Sup）、鼻侧（Nas）、下方（Inf）、颞侧（Tem）四个象限，四个象限的平均分级为盘周区的分级。0、1、2、3级，分别代表无、轻度、中度、重度豹纹状眼底改变

图 3-6 盘周区豹纹状眼底改变分区及标准图

二、后极部豹纹状眼底八分类

Terasaki 等依据后极部豹纹状眼底的位置将其分为八组：无豹纹状眼底、颞侧、颞下方、下方、鼻侧、视盘周围、全视网膜及未归类豹纹状眼底组（图 3-7）。

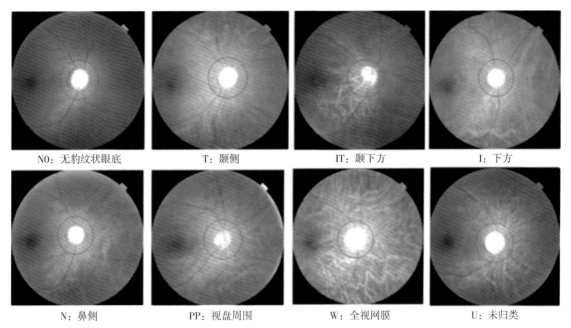

N0：无豹纹状眼底	T：颞侧	IT：颞下方	I：下方
N：鼻侧	PP：视盘周围	W：全视网膜	U：未归类

利用 Image J 软件增强豹纹状眼底的红外眼底成像的细分清晰度，再根据 Curtin 的分类，对其相关病变的位置进行八分类

图 3-7　以视盘为中心豹纹状眼底八分类法

三、九格分区法在儿童近视性豹纹状眼底分级中的应用

目前临床针对豹纹状眼底的分级标准是基于成人近视患者的眼底照相情况而制定的，并不完全适应于儿童近视性豹纹状眼底的程度划分。Cheng 等将糖尿病视网膜病变早期治疗研究组（Early Treatment Diabetic Retinopathy Study，ETDRS）定义的九格分区法（ETDRS Grid 分区）应用到儿童近视性豹纹状眼底分级。以九格分区法处理 45° 眼底照相，以黄斑中心凹为圆心作直径为 1 mm、3 mm、6 mm 的内、中、外圆；并以豹纹状眼底改变涉及范围分为四级，其中 0 级为无豹纹状眼底或不涉及外圈，1 级为涉及外圈，2 级为涉及中圈，3 级为涉及内圈（图 3-8）。

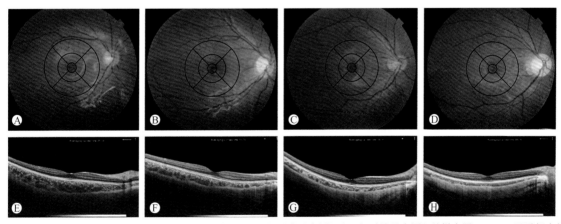

A ~ D. 分别为 0 级（不涉及外圈）、1 级（涉及外圈）、2 级（涉及中圈）和 3 级（涉及内圈）的样本图；E ~ H. 显示相应的脉络膜厚度随着眼底镶嵌的进展有减小的趋势

图 3-8　儿童近视性豹纹状眼底分级

目前对于豹纹状眼底的临床分级多为主观的，即将患者的眼底照相图片与标准图比较，缺少量化标准等客观凭证，易出现主观偏倚。根据不同研究内容采用多种豹纹状眼底分级方法，能更好地探究豹纹状眼底的发展规律，减少主观误差。

第四节　豹纹状眼底发生率

在高度近视患者中，豹纹状眼底的发生率高达 80%，而当眼轴明显延长、屈光度更高时，发生率可超过 90%，因此被认为是"近视的特征性眼底改变"。这种现象一般在正常的白种人中较多出现，但在有色人种眼底出现是不正常的。在高度近视及病理性近视的家族随访中，豹纹状眼底改变的发生率很高，具有一定的遗传特性。

Tokoro 等研究发现，约 90% 只有豹纹状眼底而没有视网膜-脉络膜萎缩的近视患者，其眼轴长度小于 26 mm。这一比例与眼轴长度呈线性下降有关，当轴长大于 31 mm 时，这一比例变为 0。Wang 等研究，与患有弥漫性视网膜-脉络膜萎缩的高度近视患者相比，仅具有豹纹状眼底的高度近视者近视程度更低、轴长更短、葡萄肿更少。Hayashi 在一项研究中，对 429 名高度近视（近视屈光不正 > -8.0 D 或眼轴长度 ≥ 26.5 mm）患者的 806 只眼睛的自然病程进行了调查，只有 13.4% 的眼底有进展，10.1% 的眼睛出现弥漫性视网膜-脉络膜萎缩，2.9% 的眼睛出现漆裂纹，0.4% 的眼睛出现 CNV。由于患有其他近视眼底病变的眼睛比患有豹纹状眼底病变的眼睛有更高的进展率，提示在近视黄斑病变进展到豹纹状眼底阶段之后，近视眼黄斑病变进展更快。这说明豹纹状眼底可能是一种相对稳定的状况，高度近视的眼睛可能会在这种情况下保持较长时间。

第五节　与其他近视性眼底改变的关系

近视患者后极部眼底的最早期改变可能仅仅提示局限性、变薄或发育不良的视网膜色素上皮层。该区域的眼底豹纹状改变和苍白（pallor）提示可能存在早期的后葡萄肿。因为，有研究显示视网膜色素上皮层发育可以诱导其邻近的巩膜和脉络膜病变的形成，而视网膜色素上皮层的缺损也可以诱发巩膜和脉络膜的缺损，以至于成为继发的后葡萄肿和视网膜-脉络膜退行性变性的先决条件。

病理学观察提示视网膜色素上皮层的缺失与显著的发育不良的脉络膜组织和发育不良的巩膜扩张膨胀是密切相关的。

有研究表明，在单纯性近视与病理性近视的过渡型中间性近视中，可以出现广泛的豹纹状眼底改变，伴发弧形斑的眼中有 67% 同时显示出豹纹状眼底改变（图 3-9）。可以认为豹纹状眼底改变和弧形斑是单纯性近视两个最常见的眼底改变。豹纹状眼底改变和弧形斑等见于单纯性近视的改变，并不肯定有多大的病理意义，但其出现于原发性病理性近视，则可以发生一系列的变性及相应病变，可出现多种多样的病理性近视的特有征象，如眼底黄斑出血、漆裂纹样病变、Fuchs 斑、视网膜裂孔等。

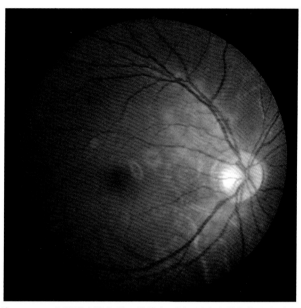

女性，14岁。屈光度－4.0 D，眼轴24.1 mm。右眼眼底脉络膜血管清晰可见，呈中度豹纹状改变，同时伴有1/8 PD脉络膜型颞侧弧形斑，视盘倾斜

图 3-9　豹纹状眼底改变同时发生弧形斑

第六节　豹纹状眼底改变与后葡萄肿、脉络膜退变、巩膜扩张的关系

高度近视后极部或周边部眼底的早期改变本质上是发育性和机械性的改变，年龄的增加与机械性改变的叠加对于病理性近视患病率、豹纹状眼底改变和弧形斑度起着越来越重要的作用。随时间延长，后极部的膨胀、早期病理性近视的豹纹状眼底通常是接踵发生的。豹纹状眼底被认为是眼轴直径增长的表现，眼轴越长，这种眼底表现越明显。同时，脉络膜退变及后葡萄肿的程度越严重，豹纹状眼底的进展可以和多种病理性近视的眼底改变并存（图 3-10、图 3-11）。

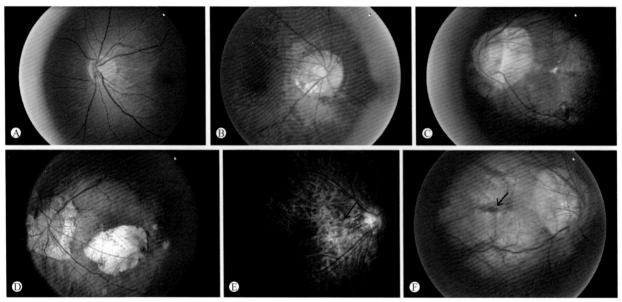

A. 视盘倾斜；B. 视盘旁萎缩；C. 后葡萄肿；D. 脉络膜退变；E. 漆裂纹；F. Fuchs 斑

图 3-10　各种近视相关病变

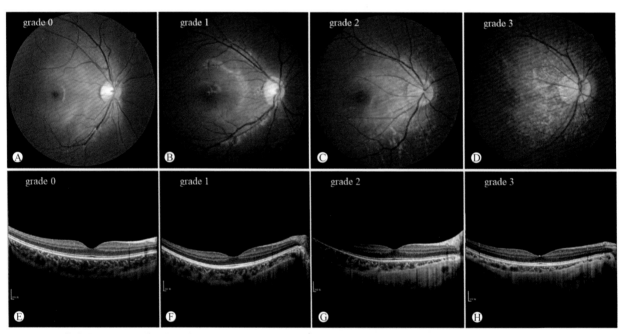

A ~ D. 依次为 0 ~ 3 级的豹纹状眼底照片；E ~ H. OCT 图像显示脉络膜厚度随豹纹状眼底程度变高而减小

图 3-11　黄斑区豹纹状眼底和脉络膜厚度对比

　　豹纹状眼底并不是均匀地分布在整个眼底范围，而是能出现在眼球后极部的任何位置，这是因为高度近视眼轴增长对球壁的拉伸也不是均匀的。后极部巩膜变薄是形成后葡萄肿的关键环节，其发生机制可能是随眼轴的延长，巩膜胶原紊乱，巩膜变薄而不能抵抗眼压。而豹纹状眼底同样以后极部最常见，这与后葡萄肿好发部位是一致的，体现了高度近视眼底不同时期病变发展的相似性。

较高程度的豹纹状眼底与脉络膜退化密切相关（图3-12～图3-14），可能成为脉络膜变薄退化的临床征象，这将对临床诊断有重要的指导意义。在Wang团队一项10年随访的研究中，与迟发型豹纹状眼底的患者相比，儿童期或青少年期早发型豹纹状眼底的患者脉络膜更薄，退化程度更明显。

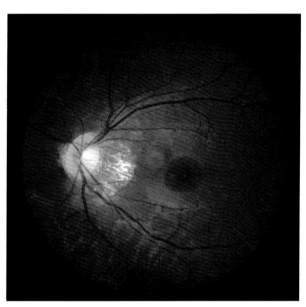

男性，17岁。屈光度-10.0 D，眼轴26 mm。左眼眼底脉络膜血管清晰可见，呈中度豹纹状改变，伴1 PD脉络膜型颞侧弧形斑，2型葡萄肿，隐见视盘上和弧形斑颞侧锐利的后葡萄肿边缘，视盘倾斜、苍白

图3-12　中度豹纹状眼底合并弧形斑、后葡萄肿

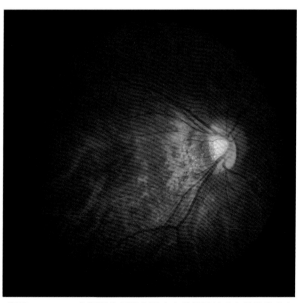

男性，18岁。屈光度-13.0 D，眼轴27.7 mm。右眼眼底呈脉络膜大血管裸露的重度豹纹状改变，同时伴有2/3 PD的脉络膜型颞侧弧形斑，2型2级黄斑视盘后葡萄肿，可见视盘上锐利的后葡萄肿边缘，视盘倾斜、苍白。黄斑-视盘间脉络膜大血管萎缩，裸露深层巩膜，提示视网膜-脉络膜退行性病变的开始

图3-13　重度豹纹状眼底合并弧形斑、后葡萄肿

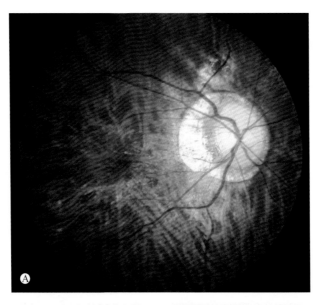

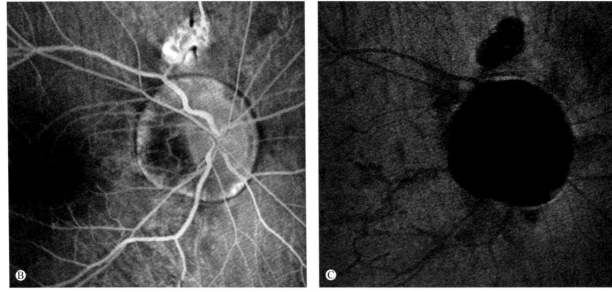

女性，20岁，屈光度−15.0 D，眼轴30.6 mm。A.右眼眼底呈脉络膜大血管裸露的重度豹纹状改变，同时伴有2/3 PD的巩膜型环弧形斑，2型4级黄斑视盘后葡萄肿，可见沿视盘360°锐利的后葡萄肿边缘，视盘倾斜、苍白。黄斑−视盘间及后极部广泛脉络膜大血管萎缩，裸露深层巩膜，视盘上方见孤立的局部萎缩灶。B、C. ICGA显示以后葡萄肿为中心的颞侧放射状早期漆裂纹，提示视网膜−脉络膜退行性病变已经出现

图3-14　重度豹纹状眼底合并巩膜型环弧形斑、后葡萄肿、漆裂纹

　　目前有关豹纹状眼底改变的研究已涉及多种眼部疾病，除高度近视外，还有原发性开角型青光眼、年龄相关性黄斑变性（age-related macular degeneration，AMD）等。由于豹纹状眼底与RPE改变有所关联，其也成为AMD的眼底表现之一。豹纹状眼底改变对各种眼病的诊断和鉴别诊断有参考意义，也有助于对疾病的发病机制进行研究。Hayashi的研究发现，13.4%具有豹纹状眼底改变的高度近视（＞−6.0 D）将会发展为高度近视性黄斑病变，豹纹状眼底改变的进行性发展可以提示病理性近视的眼底改变存在。

（蔡萌乾　石一宁　杨　乐）

参考文献

［1］ 胡诞宁，褚仁远，吕帆，等．近视眼学［M］.北京：人民卫生出版社，2009．

［2］ CURTIN B J. Pathologic myopia［J］. Acta Ophthalmol Suppl（1985），1988，185：105 – 106．

［3］ 黄叔仁，张晓峰．眼底病诊断与治疗［M］.北京：人民卫生出版社，2003．

［4］ WANG X，KONG X，JIANG C，et al. Is the peripapillary retinal perfusion related to myopia in healthy eyes ？ A prospective comparative study［J］. BMJ Open，2016，6（3）：e010791．

［5］ MO J，DUAN A，CHAN S，et al. Vascular flow density in pathological myopia：an optical coherence tomography angiography study［J］. BMJ Open，2017，7（2）：e013571．

［6］ JONAS J B，Gründler A. Optic disc morphology in "age – related atrophic glaucoma"［J］. Graefes Arch Clin Exp Ophthalmol，1996，234（12）：744 – 749．

［7］ JONAS J B，Fernández M C，NAUMANN G O. Glaucomatous parapapillary atrophy［J］. Occurrence and correlations.Arch Ophthalmol，1992，110（2）：214 – 222．

［8］ YAN Y N，WANG Y X，XU L，et al. Fundus Tessellation：Prevalence and Associated Factors：The Beijing Eye Study 2011［J］. Ophthalmology，2015，122（9）：1873 – 1880．

［9］ TERASAKI H，YAMASHITA T，YOSHIHARA N，et al. Location of Tessellations in Ocular Fundus and Their Associations with Optic Disc Tilt，Optic Disc Area，and Axial Length in Young Healthy Eyes［J］. PLoS One，2016，11（6）：e0156842．

［10］ CHENG T，DENG J，XU X，et al. Prevalence of fundus tessellation and its associated factors in Chinese children and adolescents with high myopia［J］. Acta Ophthalmol，2021，99（8）：e1524 – e1533．

［11］ TOKORO T. Atlas of posterior fundus changes in pathologic myopia［J］. Tokyo：Springer，1998：5 – 22．

［12］ WANG N K，LAI C C，CHU H Y，et al. Classification of early dry – type myopic maculopathy with macular choroidal thickness［J］. Am J Ophthalmol，2012，153（4）：669 – 677．

［13］ HAYASHI K，OHNO – MATSUI K，SHIMADA N，et al. Long – term pattern of progression of myopic maculopathy：a natural history study［J］. Ophthalmology，2010，117（8）：1595 – 1611．

［14］ KOIZUMI H，YAMAGISHI T，YAMAZAKI T，et al. Subfoveal choroi – dal thickness in typical age – related macular degeneration and pol – ypoidal choroidal vasculopathy［J］. Graefes Arch Clin Exp Ophthalmol，2011，249（8）：1123 – 1128．

［15］ SPRAUL C W，LANG G E，GROSSNIKLAUS H E，et al. Histologic andmorphometric analysis of the choroid，Bruch's membrane，and retinal pigment epithelium in postmortem eyes with age – related macular degeneration and histologic examination of surgically excised choroidal neovascular membranes［J］. Sury Ophthalmol，1999，44（Suppl 1）：S10 – 32．

［16］ GUO Y，LIU L，ZHENG D，et al. Prevalence and Associations of Fundus Tessellation Among Junior Students From Greater Beijing［J］. Invest Ophthalmol Vis Sci，2019，60（12）：4033 – 4040．

［17］ KOH V，TAN C，TAN P T，et al. Myopic maculopathy and opticdisc changes in highly myopic young Asian eyes and impacton visual acuity［J］. Am J Ophthalmol，2016，164：69 – 79．

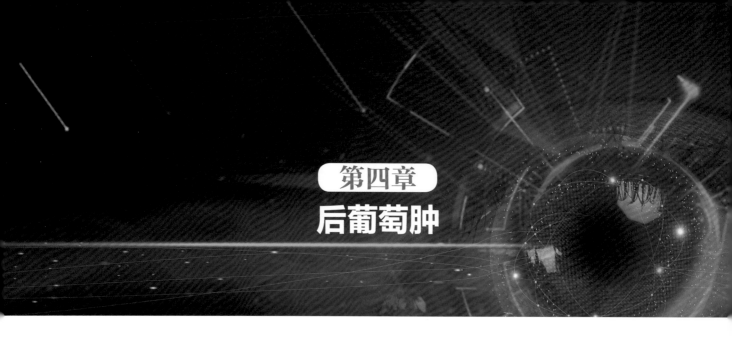

第四章
后葡萄肿

第一节　后葡萄肿定义与概念的规范

　　Curtin 指出，后葡萄肿（或后巩膜葡萄肿，posterior staphyloma）是病理性近视的基础，它既是眼球发育过度、赤道后扩张的结果，又是眼底各种特征性表现产生的原因。由于后葡萄肿的形成过程缓慢、影响因素复杂，导致个体变化差异很大，又由于临床上系统的长期随访观察和记录较少，更罕有纵断面大样本的临床研究，早期临床表现又难以得到病理学的支持和解释，所以很难有规律性的理论和成熟的治疗原则应用于临床工作。

　　在目前的教科书和专著中，常常将后葡萄肿的叙述归纳为病理性近视的并发症，或在眼底表现部分的最后阐述，同时还可能罗列出与其产生不同阶段、不同程度的一类表现，如盘周脉络膜萎缩、弧形斑、豹纹状眼底改变等。

　　实质上，后葡萄肿是病理性近视的一组特征性临床眼底表现，是在不同年龄、不同眼轴下的视网膜-脉络膜改变（图4-1、图4-2）。它分为早期发育性（0～30岁）的弧形斑、豹纹状眼底改变、视盘改变；中期机械性（31～60岁）的盘周脉络膜改变、后极部脉络膜-Bruch膜-视网膜色素上皮（RPE）

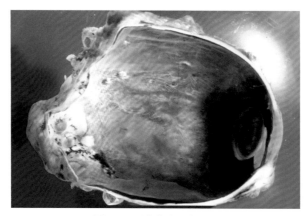

图4-1　后葡萄肿眼球标本

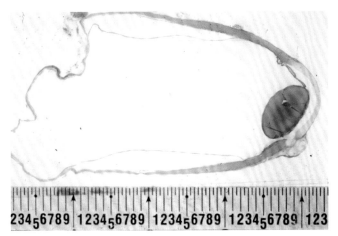

图 4-2　后葡萄肿组织切片所见

复合体改变、视盘改变；晚期退行性（60 岁以上）的视网膜-脉络膜萎缩改变。在每一阶段，同时考虑相对应的眼轴因素，以 27 mm、32 mm 等公认的参数为界。

由于以往未有国人的病理性近视眼底转归的系统研究，因此后葡萄肿诊断的标准有待进一步补充完善。在三维核磁共振应用于后葡萄肿的影像学重建之前，临床上尚未有可重复操作的整体眼球形态的评估检测，如 A/B 型超声局限于眼球前后径测量及二维图像观察等，难以对后葡萄肿的形态进行动态观察。

第二节　后葡萄肿发生机制

在正常眼球发育中，眼压可以使眼球膨胀，同时巩膜可以抑制这种机制。这种相对力量的强弱将直接影响出生后人眼发育的最终结果，在病理性近视中由眼轴的过度增长、赤道区眼球弥漫性膨胀，随着后极部局部的进一步扩张发展形成后葡萄肿，在较小年龄时仅表现为局部的豹纹状和苍白区域、扩大的弧形斑，到中年可以看到一些严重的视网膜-脉络膜退行性病变。眼压对巩膜膨胀和后葡萄肿的形成发挥着重要作用。

近期也有学者认为高度近视眼睛的轴向伸长可能是由于赤道区域产生 Bruch 膜，随后 Bruch 膜向后推，导致脉络膜压缩和巩膜变薄。因而 Bruch 膜可能是导致轴向伸长的重要结构，中周区的 Bruch 膜生长和后 Bruch 膜向后推导致黄斑脉络膜受压，巩膜被动伸长和变薄，最明显的发生在后极部，进而导致后葡萄肿的发生。脉络膜厚度向后葡萄肿边缘的变化也被认为是后葡萄肿边缘巩膜向内突出的早期征兆。有学者发现内部巩膜可能被脉络膜滋养，从而脉络膜血管的衰减导致巩膜缺血缺氧变薄，从而缓冲作用减弱，因此会导致眼压对巩膜造成更直接和更大的压力。

病理性近视后葡萄肿的发生与近视屈光度的深浅及眼轴的长短明显相关。有学者观察眼轴长大于 25.0 mm 者 109 例 168 眼，发现后葡萄肿 91 眼，占 54.17.%。Curtin 统计了 250 例近视患者，眼轴长为

25~27.4 mm 者中有后葡萄肿的占 1.4.%，而在眼轴长为 33.5~36.6 mm 者中，后葡萄肿高达 71.4%。后葡萄肿多是后极部向后扩张，也可发生在中心凹外其他区域。发生在视轴以外的后葡萄肿，眼轴有可能相对正常。高度近视患者也有很大一部分未检查出后葡萄肿，提示眼轴和后葡萄肿有时候是独立存在的。

后葡萄肿部位的屈光度通常比周围更高，但病理性近视的屈光度并非完全是由后葡萄肿造成的。眼球赤道部的扩张是病理性近视眼轴增长的另一主要原因，尤其是对Ⅲ型视盘周围型、Ⅳ型视盘鼻侧型、Ⅴ型视盘鼻下型后葡萄肿而言，后葡萄肿几乎对眼轴长度没有影响。

年龄与病程也是后葡萄肿的重要相关因素。Curtin 报道病理性近视后葡萄肿的范围和深度均随年龄增大而增加，且眼底曲率随着年龄的增长而变得更大，后葡萄肿患病率有显著提高。

第三节　Curtin 后葡萄肿分型及临床特征

后葡萄肿是病理性近视最主要的特征性表现之一，可以发生在眼底的不同部位。根据后葡萄肿累及眼底的范围，Curtin 将后葡萄肿分为两大类型，即基本型和复合型。基本型又包括 5 型：Ⅰ型（后极部型）、Ⅱ型（黄斑型）、Ⅲ型（视盘周围型）、Ⅳ型（视盘鼻侧型）、Ⅴ型（视盘鼻下型）。复合型也包括 5 型：Ⅵ型（Ⅰ型+Ⅱ型）、Ⅶ型（Ⅰ型+Ⅲ型）、Ⅷ型（鼻侧阶梯型）、Ⅸ型（Ⅱ型+Ⅳ型）、Ⅹ型（套环褶皱型）各具体分型见图 4-3。

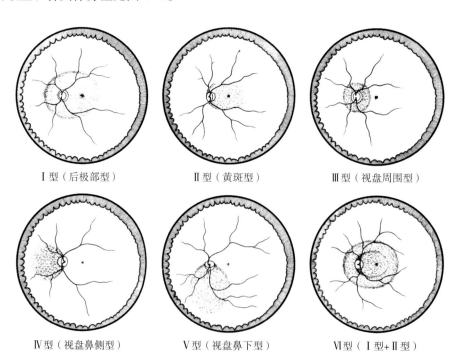

| Ⅰ型（后极部型） | Ⅱ型（黄斑型） | Ⅲ型（视盘周围型） |

| Ⅳ型（视盘鼻侧型） | Ⅴ型（视盘鼻下型） | Ⅵ型（Ⅰ型+Ⅱ型） |

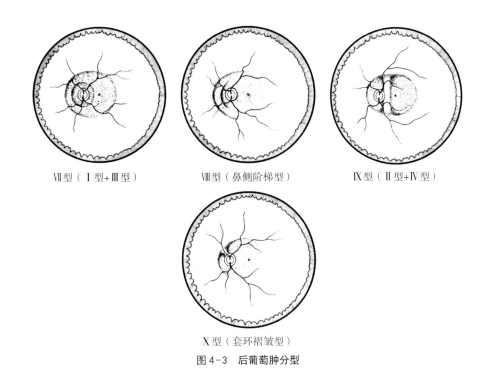

Ⅶ型（Ⅰ型+Ⅲ型）　　　Ⅷ型（鼻侧阶梯型）　　　Ⅸ型（Ⅱ型+Ⅳ型）

Ⅹ型（套环褶皱型）

图 4-3　后葡萄肿分型

基本型后葡萄肿虽然分为 5 类，其中Ⅳ型、Ⅴ型非常少见。因为每一种都影响眼底的不同区域，所以，所有的类型都是很重要的。5 种基本型后葡萄肿的特点见表 4-1。

表 4-1　病理性近视基本型后葡萄肿的特征

类型	范围	形状与深度	边缘	视盘	视网膜血管
Ⅰ型（后极部型）	视盘鼻侧 2～5 PD 至黄斑或黄斑颞侧数个 PD 区域	水平椭圆形或近圆形，深度深浅各异，通常随年龄增加而加深	鼻侧最陡峭	扁平，颞侧弧形斑	走行变直
Ⅱ型（黄斑型）	视盘鼻侧边缘至黄斑颞侧	水平椭圆形，深度较浅	平缓，视盘处最陡峭	椭圆形，向颞侧倾斜；颞侧弧形斑	出视盘后走行偏颞侧
Ⅲ型（视盘周围型）	围绕视盘 1～2.5 PD 区域	圆形，可能比较深	差异较大	扁平，视盘环形弧形斑	出视盘后放射状走行
Ⅳ型（视盘鼻侧型）	视盘鼻侧	垂直椭圆形，深度较浅	平缓，视盘处最陡峭	椭圆形，向鼻侧倾斜；鼻侧弧形斑	出视盘后走行偏鼻侧
Ⅴ型（视盘鼻下型）	视盘下方	垂直椭圆形，深度较浅	平缓，视盘处最陡峭	椭圆形，向下方倾斜；下方弧形斑	出视盘后走行偏下方

注：引自 Curtin BJ. The posterior staphyloma of pathologic myopia［J］. Trans Am Ophthalmol Soc，1977，75：56。

一、基本型后葡萄肿

1. Ⅰ型（后极部型）后葡萄肿

范围在视盘鼻侧水平 2～5 个 PD 至黄斑或黄斑颞侧；后葡萄肿鼻侧有陡边，凹面向鼻侧视盘；是较广泛的扩张。后极部型后葡萄肿是最常见也是最重要的后葡萄肿，影响后极部。豹纹状改变和苍白区在横椭圆形区域内扩张，范围从视盘鼻侧至黄斑。随着后葡萄肿的进一步发展，豹纹状改变和苍白区可能延伸至黄斑颞侧数个 PD 区域。这种后葡萄肿可以达到很高程度的扩张，它的鼻侧常有锐利的边缘和显著的斜面，视网膜血管走行变陡直（图 4-4、图 4-5）。

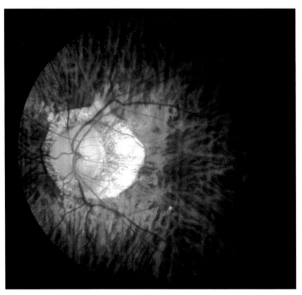

男性，27 岁，屈光度 -12.0 D。左眼Ⅰ型（后极部型）后葡萄肿，视盘周边和后葡萄肿边缘见孤立的局部萎缩灶，呈脉络膜大血管裸露的重度豹纹状改变，黄斑 - 视盘间及后极部广泛脉络膜大血管萎缩，裸露深层巩膜，1 PD 的巩膜型环弧形斑，视盘浅、苍白

图 4-4　Ⅰ型（后极部型）后葡萄肿（青年时期）

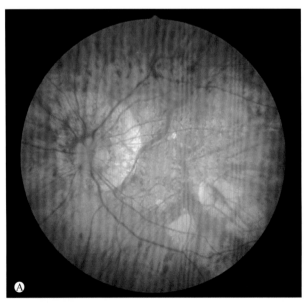
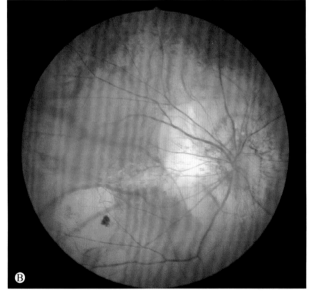

男性，50 岁，屈光度 -18.0 D。A. 左眼眼底照相图片；B. 右眼眼底照相图片。双眼Ⅰ型（后极部型）后葡萄肿，视盘周边和后葡萄肿边缘内呈脉络膜大血管萎缩的重度豹纹状晚期改变，广泛脉络膜大血管萎缩，仅见稀疏的脉络膜残余大血管，裸露深层巩膜，1 PD 的巩膜型环弧形斑，视盘浅、苍白，孤立萎缩灶融合、向后极部边缘扩散分布

图 4-5　Ⅰ型（后极部型）后葡萄肿（中年时期）

直接检眼镜下可见眼底后极部向后凹陷，凹陷区视网膜–脉络膜萎缩、变性，可透见脉络膜血管，视盘旁出现弧形斑，凹陷的后葡萄肿边缘处视网膜血管呈屈膝状走行。视盘鼻侧垂直的新月形阴影与视盘之间屈光度形成差异，即在弧形暗区任一侧眼底的屈光矫正后存在显著的差别。这种阴影与后葡萄肿锐利的鼻侧边缘是一致的，凹面朝向视盘底部。

A/B 型超声检查可见眼轴增加和显示后葡萄肿的切面形态、大小和位置（图 4-6）。

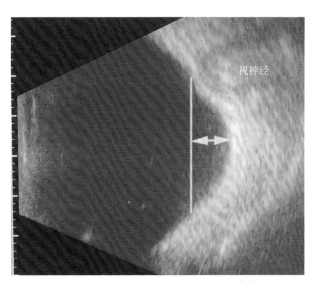

图 4-6　B 型超声检查显示眼轴增长，后葡萄肿形成

孔祥瑞等根据 B 型超声检查的后葡萄肿形态学改变，将后葡萄肿分为锥形后葡萄肿、矩形后葡萄肿、椭圆形后葡萄肿、局限性后葡萄肿 4 种类型（图 4-7 ~ 图 4-10）。

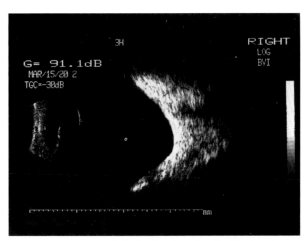

图 4-7　锥形后葡萄肿：黄斑部球壁呈锥形向后凹陷

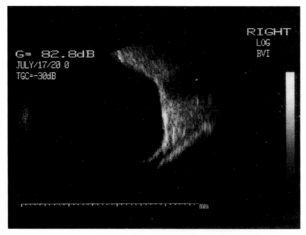

图 4-8　矩形后葡萄肿：后极部球壁呈矩形向后凹陷

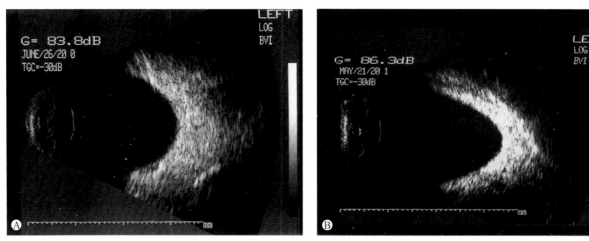

A. 后巩膜呈椭圆形向后凹陷；B. 眼球呈橄榄形，眼轴长约 35.5 mm

图 4-9　椭圆形后葡萄肿

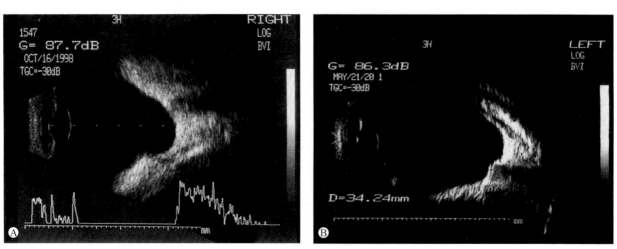

A. 眼球轴长延长，黄斑部球后壁向后凹陷；B. 黄斑部呈局限性凹陷，宽约 10.58 mm

图 4-10　局限性后葡萄肿

2. Ⅱ型（黄斑型）后葡萄肿

第二种后葡萄肿是黄斑型后葡萄肿，包括自视盘鼻侧边缘到黄斑颞侧的椭圆形区域，属局限性扩张。这也是一种非常常见的基本型后葡萄肿，以扩张的有限性为特征，但是，它可能可以达到"疝"的程度。因为黄斑受累，使这种后葡萄肿对视功能的影响很大（图4-11、图4-12）。

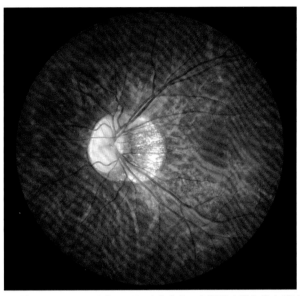

女性，16岁，屈光度−13.0 D，眼轴28 mm。Ⅱ型（黄斑型）后葡萄肿，左眼眼底脉络膜血管清晰可见，呈中度豹纹状改变，伴1 PD脉络膜型颞侧弧形斑，2级后葡萄肿，隐见视盘上和弧形斑颞侧锐利的边缘，视盘血管"T"形、倾斜、苍白

图4-11　Ⅱ型（黄斑型）后葡萄肿

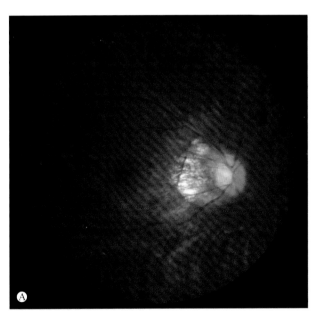

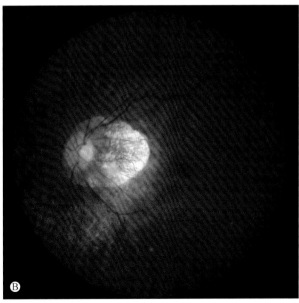

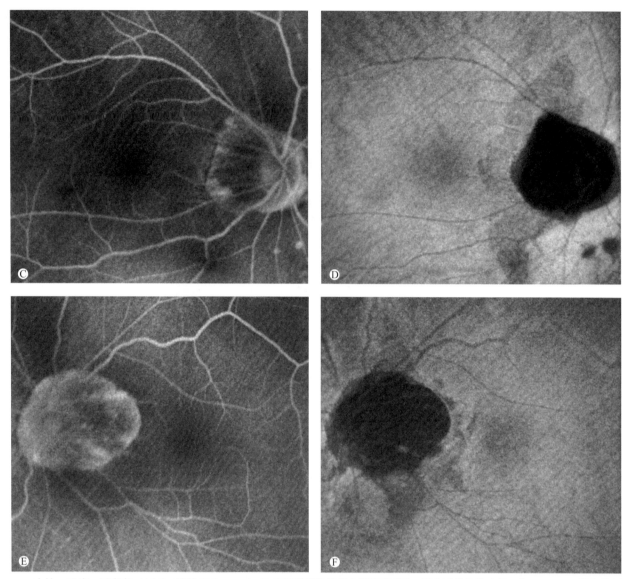

女性，18岁，屈光度-11.0 D，眼轴 27.8 mm。A、B. 双眼眼底脉络膜血管清晰可见，呈中度豹纹状改变，伴 1～2.5 PD 脉络膜型颞侧弧形斑，可见视盘上和弧形斑颞侧锐利的边缘，视盘倾斜、苍白；C、D、E、F. ICGA 显示以后葡萄肿为中心的颞侧片状早期脉络膜低灌注，右眼视盘下方孤立性脉络膜萎缩灶呈现脉络膜无灌注等病理改变，提示早期视网膜-脉络膜退行性病变已经出现

图 4-12　Ⅱ型（黄斑型）后葡萄肿

3. Ⅲ型（视盘周围型）后葡萄肿

最少见的基本型后葡萄肿之一是视盘周围型后葡萄肿（或称环型盘周后葡萄肿），为边缘陡直、局限的圆形，环绕视盘 1～2.5 PD。可形成罕见的外形和深度，是其特征性表现（图 4-13～图 4-16）。

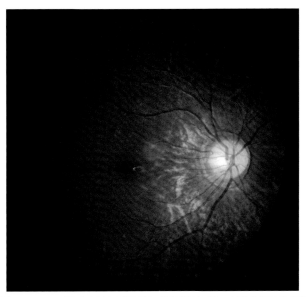

男性，6 岁，屈光度 −6.0 D，眼轴 26.8 mm。Ⅲ 型（视盘周围型）后葡萄肿初期，右眼眼底呈脉络膜血管清晰可见的中度豹纹状改变，黄斑－视盘间脉络膜大血管萎缩，视盘苍白，提示视网膜－脉络膜退行性病变的开始

图 4-13　Ⅲ型（视盘周围型）后葡萄肿（儿童）

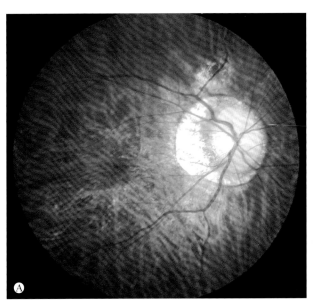

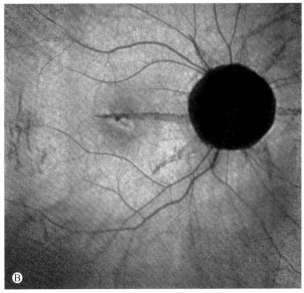

男性，22 岁，屈光度 −9.0 D，眼轴 28 mm。A. 右眼眼底呈脉络膜大血管裸露的重度豹纹状改变，视盘苍白，环视盘的巩膜型弧形斑边缘锐利；B. ICGA 显示以后葡萄肿为中心的颞侧放射状早期漆裂纹，黄斑呈现高－低荧光并存的病理改变，提示视网膜－脉络膜退行性病变已经出现

图 4-14　Ⅲ型（视盘周围型）后葡萄肿（青年）

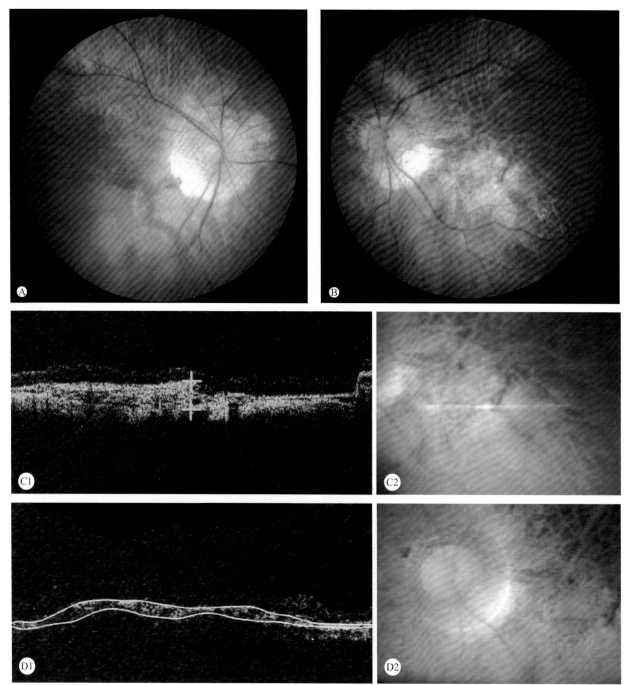

男性，80岁，屈光度 –18.0 D。A、B. 双眼眼底呈脉络膜大血管裸露的重度豹纹状改变，同时伴有 2 PD 的巩膜型环弧形斑，可见沿视盘 360° 的后葡萄肿边缘，视盘苍白；黄斑–视盘间及后极部广泛脉络膜大血管萎缩，可见稀疏的脉络膜残余大血管，裸露深层巩膜；左眼黄斑可见 Fuchs 斑、漆裂纹，提示视网膜–脉络膜退行性病变已经进入晚期。C、D. 左眼 OCT 显示黄斑和视盘神经纤维基本萎缩

图 4-15　Ⅲ型（视盘周围型）后葡萄肿（晚期）

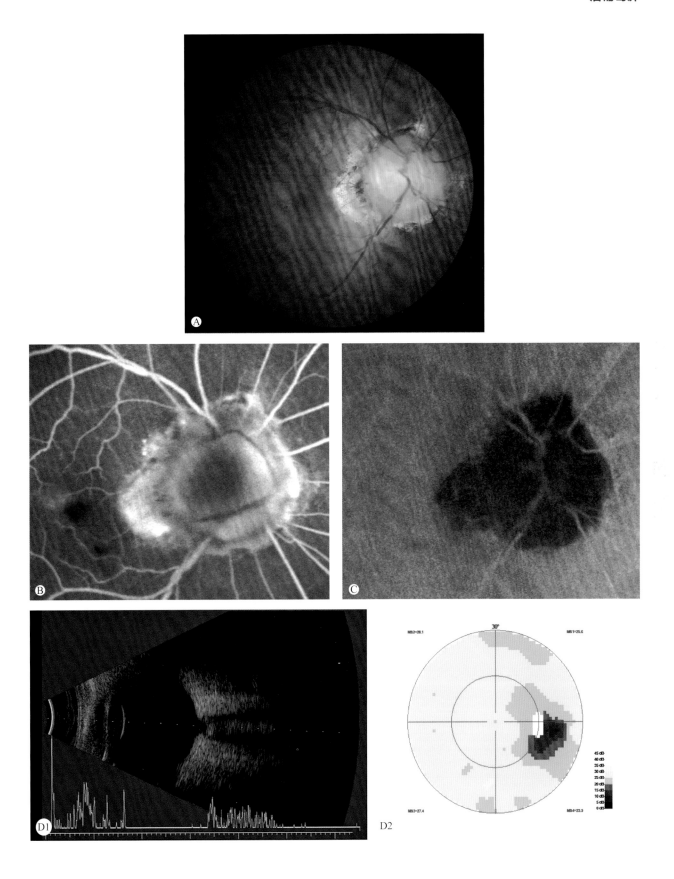

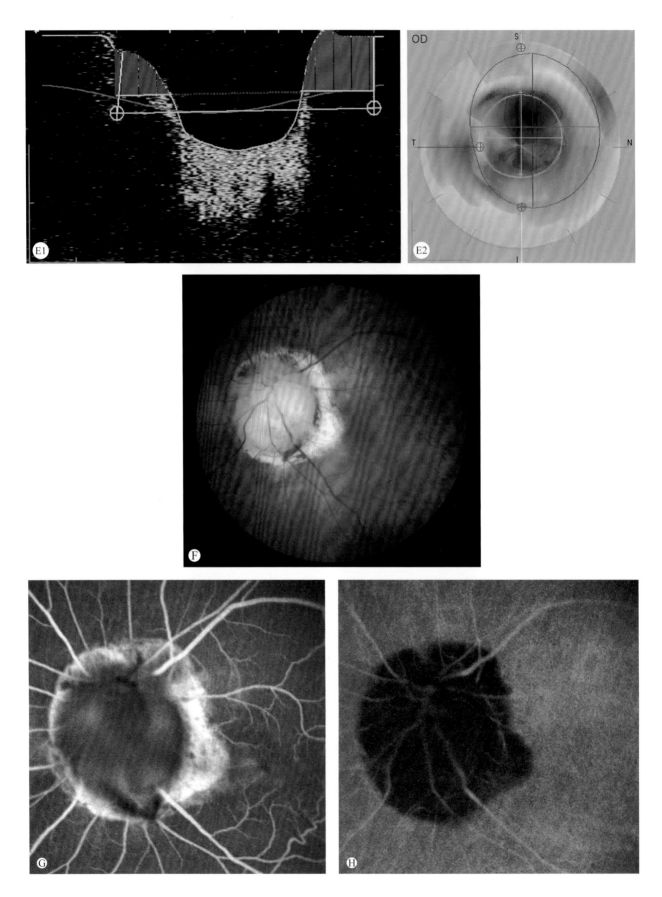

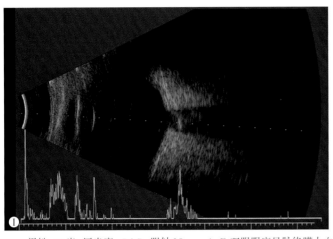
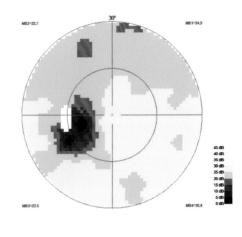

J

男性，73岁，屈光度 −7.0 D，眼轴 25 mm。A、F.双眼眼底呈脉络膜大血管裸露的重度豹纹状改变，同时伴有 1/2 PD 的巩膜型环弧形斑，可见沿视盘 360° 的后葡萄肿边缘，视盘深、苍白；B、C、G、H.J.盘周脉络膜萎缩；D、E、I.B 型超声检查和 OCT 显示深凹的视盘，视野见盲点扩大

图 4-16　Ⅲ型（视盘周围型）后葡萄肿

4. Ⅳ型（视盘鼻侧型）后葡萄肿

该类型后葡萄肿与视网膜血管的翻转有关，也称翻转型近视。鼻侧后葡萄肿或常常是鼻下方的后葡萄肿为眼底的一部分，起源于视神经，为具有最小扩张度的椭圆形区域。它被 Fuchs 命名为"反近视"，Fuchs 发现它在女性群体中患病率增加。鼻侧葡萄肿的特殊性缘于它可能引起视野改变，如出现双颞侧偏盲的患者可能会被误诊为视交叉损害（图 4-17、图 4-18）。

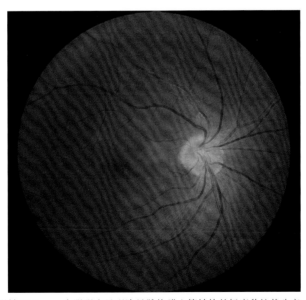

女性，35岁，屈光度 −6.0 D，眼轴 25.7 mm。右眼眼底呈现隐见脉络膜血管结构的轻度豹纹状改变，视盘鼻下有 1 PD 脉络膜型弧形斑，边缘锐利-斜视盘-脉，轻度豹纹状改变

图 4-17　Ⅳ型（视盘鼻侧型）葡萄肿（初期）

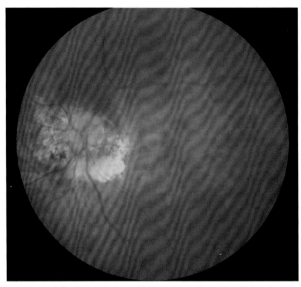

女性，81岁，屈光度-10.0 D。左眼视盘鼻侧合并下方的巩膜型弧形斑，其边缘不清晰，但可见视网膜血管屈膝，视盘苍白、变浅，无明显倾斜，眼底可见裸露脉络膜血管结构的中度豹纹状改变

图4-18　Ⅳ型（视盘鼻侧型）葡萄肿（晚期）

5. Ⅴ型（视盘鼻下型）葡萄肿

视盘鼻下型后葡萄肿较浅，可能为脉络膜缺损的变形所致。这一型后葡萄肿累及视盘下方的椭圆形区域，也有发生视野缺损的可能。视盘鼻下型后葡萄肿和更为少见的视盘上方后葡萄肿，常常被认为是脉络膜的锥样缺损（forme fruste "crude or unfinished orm"），已有许多研究者进行了相关报道（图4-19～图4-22）。

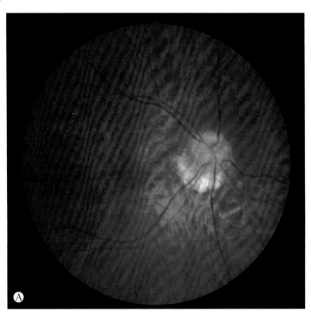

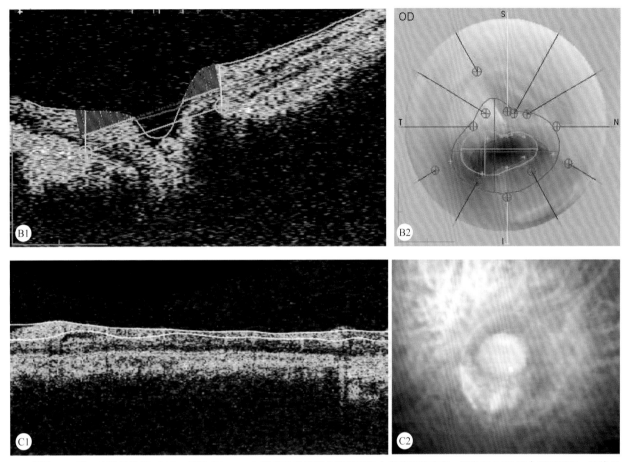

男性，57岁，右眼屈光度-8.0D，眼轴27 mm。A.眼底呈脉络膜血管暴露的中度豹纹状改变，视盘下1 PD混合型弧形斑，边缘见视网膜血管屈膝，视盘浅、深凹；B、C.OCT视盘环形和线性扫描均提示下方脉络膜血管的萎缩和神经纤维层的萎缩

图4-19　V型（视盘鼻下型）后葡萄肿1

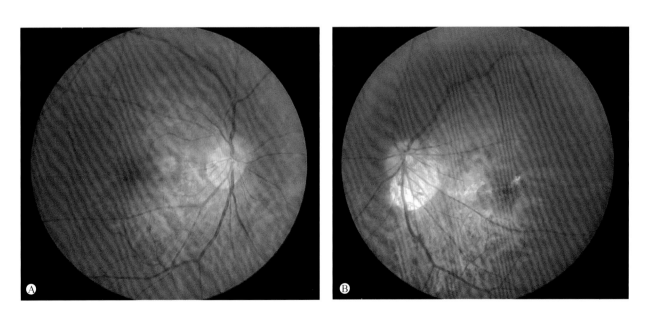

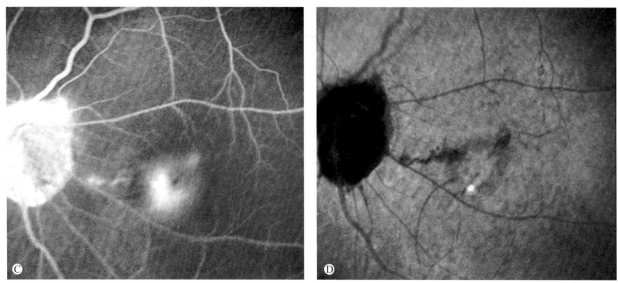

女性，51 岁，右眼 – 10.0 D，左眼 – 14.0 D。A、B. 双眼眼底呈脉络膜血管暴露的中度豹纹状改变，视盘下 1 PD 巩膜型弧形斑，视盘横置，2 级分支视网膜血管呈 "1" 形，葡萄肿边缘清晰，但较浅，血管屈膝不明显；左眼眼底现顺时针 90° 转位图像；左眼下半视网膜呈重度的豹纹状改变，沿葡萄肿区有漆裂纹形成和黄斑出血。C、D. 同步 ICGA 提示后葡萄肿区脉络膜无灌注，以及 CNV 形成

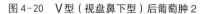

图 4-20　Ⅴ型（视盘鼻下型）后葡萄肿 2

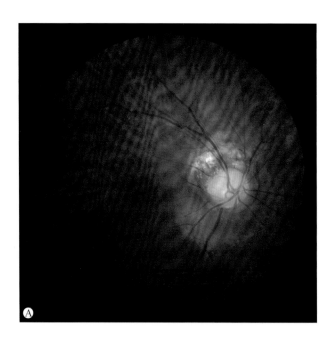

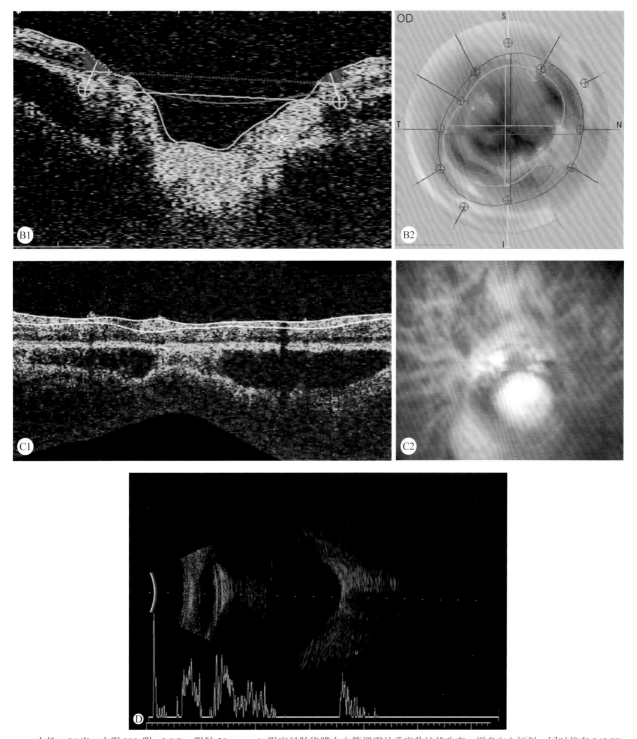

女性，56岁，右眼 IOL 眼 -3.0 D，眼轴 28 mm。A. 眼底呈脉络膜大血管裸露的重度豹纹状改变，视盘向上倾斜，同时伴有 2/3 PD 的视盘上混合型环弧形斑和 1 PD 下葡萄肿，下方边缘处隐见血管屈膝；B、C. OCT 显示深凹的视盘和后葡萄肿区脉络膜和巩膜的结构异常；D. B 超呈现"凹形"后葡萄肿和 IOL 尾象

图 4-21　V 型（视盘鼻下型）后葡萄肿（特例，合并上方葡萄肿）

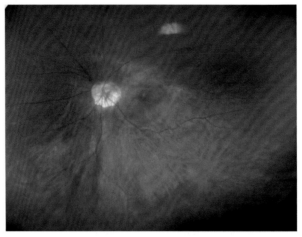

女性，50岁，屈光度 -9.0 D，眼轴 29.4 mm。视盘向颞侧旋转合并视盘牵拉，Ⅴ型后葡萄肿

图 4-22　SLO❶检查所见Ⅴ型（视盘鼻下型）后葡萄肿

二、复合型后葡萄肿

复合型后葡萄肿是在基本型后葡萄肿的基础上发生的，是后葡萄肿进一步发展的结果，其严重性更明显。因为是多种后葡萄肿的叠加，视网膜-脉络膜的萎缩程度更重，往往后葡萄肿的范围和凹陷程度更大。多见于年龄偏大的病理性近视眼患者。

1. Ⅵ型（后极部-黄斑型）后葡萄肿

Ⅵ型后葡萄肿中同时存在Ⅰ型和Ⅱ型，为Ⅰ型联合Ⅱ型所形成，是后极部和黄斑后葡萄肿的复合。和其他几种复合型后葡萄肿一样，在本质上都是第Ⅰ型的移行演变后葡萄肿（图 4-23 ~ 图 4-25）。

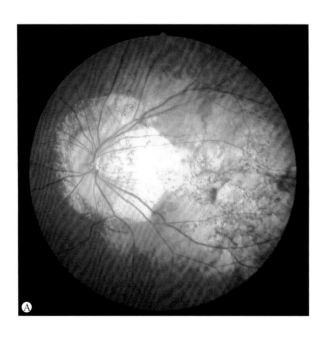

---

❶　SLO：scanning laser ophthalmoscopy，扫描激光眼底照相。

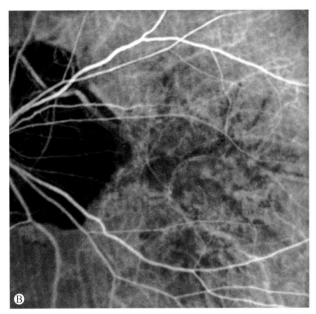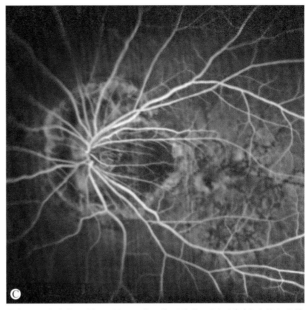

女性，56岁，屈光度-18.0 D。A.左眼后极部-黄斑型后葡萄肿共存，视盘鼻侧边缘可见视网膜血管屈膝状，同时鼻侧弧形斑边缘血管再次呈屈膝状，眼底呈脉络膜大血管裸露或消失的重度豹纹状改变，视盘倾斜；B、C.黄斑血管弓内脉络膜血管消失，色素紊乱、漆裂纹形成，可见Fuchs斑，呈现晚期退行性病变的复杂表现

图4-23　Ⅵ型（后极部-黄斑型）后葡萄肿 1

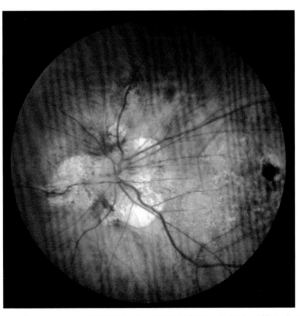

女性，58岁，屈光度-23.0 D，眼轴31.68 mm。眼底脉络膜血管基本萎缩，包括大血管也难以看到，可见Ⅰ型视盘周至黄斑的3 PD的葡萄肿，边缘视网膜血管屈膝状，其中的弧形斑呈白色的巩膜裸露，Ⅱ型葡萄肿范围基本覆盖整个照片、视盘倾斜、血管拉直、失去正常的弯曲度，黄斑区色素紊乱，见Fuchs斑、漆裂纹

图4-24　Ⅵ型（后极部-黄斑型）后葡萄肿 2

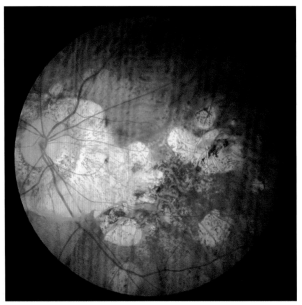

男性，45岁，屈光度−19.0 D，眼轴31 mm。左眼眼底脉络膜血管基本萎缩，残存大血管尚可看到，可见Ⅰ型视盘周至黄斑的4 PD的后葡萄肿，边缘视网膜血管屈膝状，其中的弧形斑呈白色的巩膜裸露，Ⅱ型后葡萄肿范围基本覆盖整个照片，视盘倾斜、血管拉直，失去正常的弯曲度，黄斑区色素紊乱，见Fuchs，孤立的萎缩灶散在分布，并有融合趋势

图4-25　Ⅵ型（后极部−黄斑型）后葡萄肿3

2. Ⅶ型（后极部−视盘周围型）后葡萄肿

Ⅶ型后葡萄肿为复杂性葡萄肿，其中Ⅰ型和Ⅲ型同时存在，为后极部和视盘周围型后葡萄肿的复合（图4-26、图4-27）。

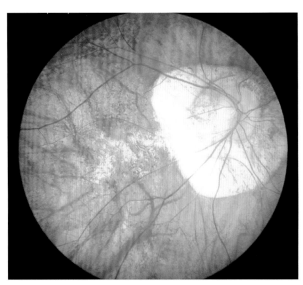

男性，50岁，屈光度−18.5 D。右眼眼底脉络膜血管广泛萎缩，暴露残存大血管，呈重度豹纹状改变；可见Ⅲ型视盘周3 PD的后葡萄肿，边缘视网膜血管屈膝状，其中的弧形斑呈白色的巩膜裸露，Ⅰ型后极部后葡萄肿范围基本覆盖整个照片，视盘倾斜不明显，血管拉直，失去正常的弯曲度

图4-26　Ⅶ型（后极部−视盘周围型）后葡萄肿1

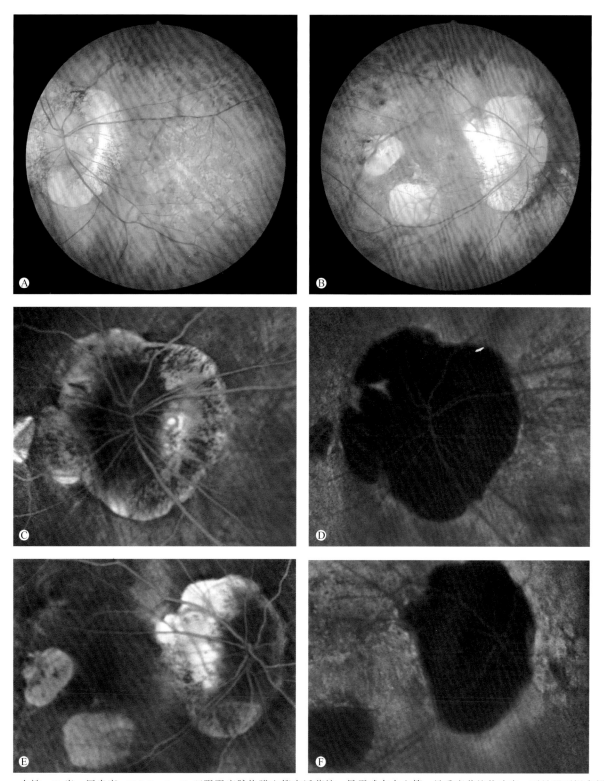

女性，51 岁，屈光度 -18.0 D。A、B. 双眼眼底脉络膜血管广泛萎缩，暴露残存大血管，呈重度豹纹状改变，可见Ⅲ型视盘周 2~3 PD 的后葡萄肿，边缘视网膜血管屈膝状，其中的弧形斑呈白色的巩膜裸露，Ⅰ型后极部葡萄肿范围基本覆盖整个照片，视盘倾斜不明显，血管拉直，失去正常的弯曲度，黄斑区色素紊乱、漆裂纹、视网膜下出血，右眼孤立的萎缩灶散在分布，并有融合趋势；C、D、E、F. FFA 及 ICGA 见脉络膜萎缩灶和漆裂纹

图 4-27　Ⅶ型（后极部-视盘周围型）后葡萄肿 2

3. Ⅷ型（鼻侧阶梯型）后葡萄肿

Ⅷ型后葡萄肿表现为沿扩张面视盘鼻侧斜面所形成的阶梯或台阶改变，由多个Ⅳ型的重叠所形成；或认为是Ⅰ型后葡萄肿内出现阶梯样凹陷，这些凹陷往往出现在视盘鼻侧，为复杂性后葡萄肿（图4-28）。

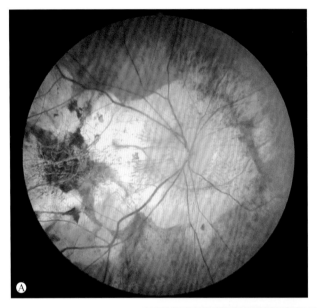

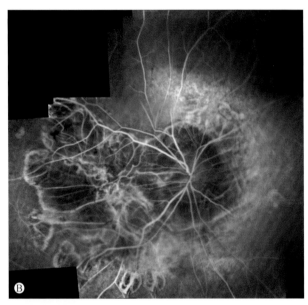

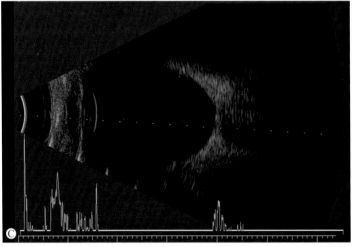

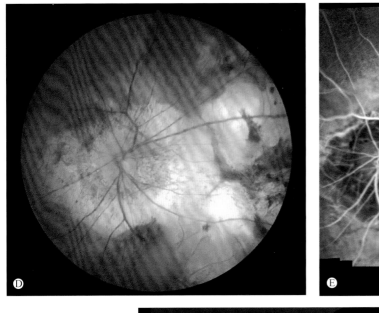

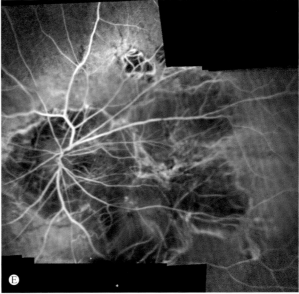

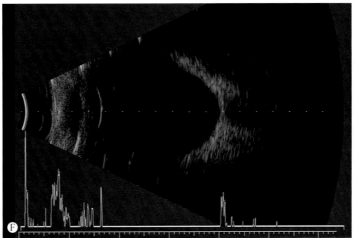

　　男性，64岁，屈光度 −17.0 D，眼轴 32 mm。A、D. 双眼眼底脉络膜血管广泛萎缩，脉络膜大血管基本消失，呈重度豹纹状改变，后极部后葡萄肿范围基本覆盖整个照片，可见多层 I 型视盘周 4～6 PD 的后葡萄肿，边缘视网膜血管屈膝状，其中的弧形斑呈白色的巩膜裸露，视盘倾斜不明显，血管拉直，失去正常的弯曲度，黄斑区色素紊乱，见 Fuchs 斑，双眼大片状萎缩灶融合；B、E. 后极部大片状脉络膜萎缩；C、F. B 超显示后葡萄肿形成

图 4-28　Ⅷ型（鼻侧阶梯型）后葡萄肿

4. Ⅸ型（黄斑-视盘鼻侧型）后葡萄肿

Ⅸ型在后葡萄肿内显现出明显的垂直隔面，该隔面由视盘分割扩张后葡萄肿形成两个深在区域所致，为Ⅱ型和Ⅳ型的复合存在。脉络膜萎缩灶所表现的反光为凸面垂直光反射所致。尽管此型后葡萄肿可能为Ⅰ型的衍生物，可以简单地认为是在大而深的Ⅰ型后葡萄肿内出现分隔。但是可能与黄斑型（Ⅱ型）和鼻侧型（Ⅳ型）一起并列为另外一种不同的后葡萄肿。对于该型后葡萄肿的形态学表现目前还未得到证实。图4-29～图4-32所示Ⅸ型后葡萄肿，垂直隔存在于视盘内或旁边。

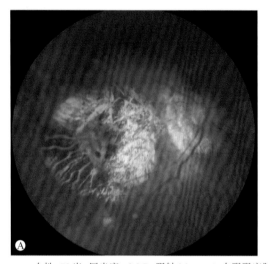 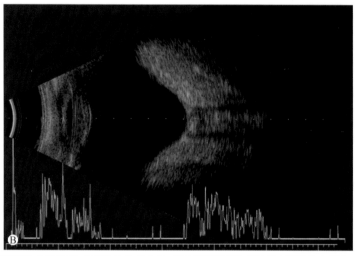

女性，72岁，屈光度−8.0 D，眼轴26 mm。A.右眼眼底脉络膜大血管裸露，呈重度豹纹状改变，后极部后葡萄肿范围基本覆盖整个照片，可见Ⅰ型视盘周2 PD的葡萄肿，视盘倾斜，黄斑独立存在3 PD的葡萄肿，其内呈白色的巩膜裸露，视网膜血管拉直，失去正常的弯曲度，黄斑区色素紊乱，见Fuchs斑；B. B超显示后极部呈锥形

图4-29 Ⅸ型（黄斑-视盘鼻侧型）后葡萄肿1

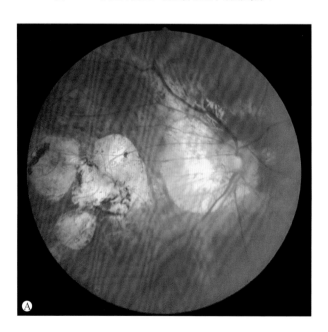

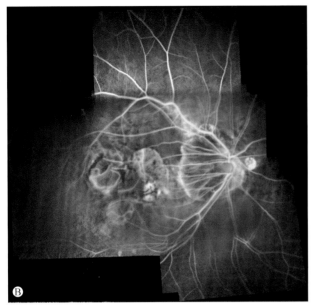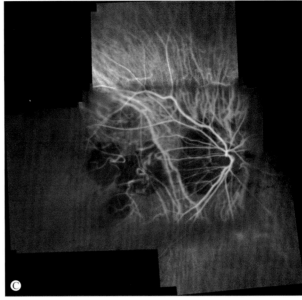

女性，70岁，屈光度-8.0 D。A. 右眼眼底脉络膜大血管裸露，呈重度豹纹状改变，后极部后葡萄肿范围基本覆盖整个照片，可见Ⅰ型视盘周 2 PD 的后葡萄肿，视盘倾斜，2 PD 颞侧巩膜型弧形斑呈分水岭样；黄斑独立存在 3 PD 后葡萄肿，其内呈白色的巩膜裸露，视网膜血管拉直，失去正常的弯曲度，黄斑区色素紊乱，见 Fuchs 斑。B、C. FFA 及 ICGA 示黄斑区多个萎缩灶，互相融合；B 超显示后极部呈锥形

图 4-30　Ⅸ型（黄斑–视盘鼻侧型）后葡萄肿 2

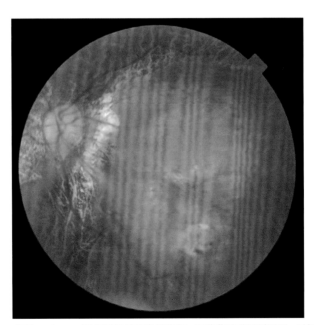

女性，26岁，屈光度-15.0 D，眼轴 33.3 mm。视盘颞侧显示脊样隆起，后葡萄肿进展到Ⅸ型，后极部眼底视网膜–脉络膜广泛萎缩，巩膜裸露，视盘牵拉

图 4-31　Ⅸ型（黄斑–视盘鼻侧型）后葡萄肿 3

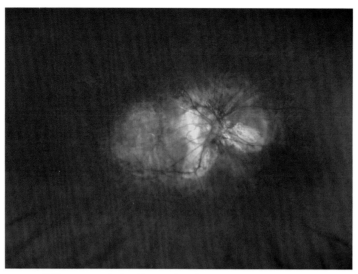

女性，42 岁，屈光度 −12.5 D，眼轴 30.6 mm。视盘颞侧显示脊样隆起，后极部及鼻侧视网膜–脉络膜广泛萎缩，巩膜裸露，视盘牵拉

图 4-32　SLO 检查所见Ⅸ型后葡萄肿

5. X 型（套环褶皱型）后葡萄肿

X 型后葡萄肿表现为扩张区被一个或多个皱襞分隔成若干区域。这些薄的、隆起的脊起源于视盘并延伸到后葡萄肿的边缘，像是从视盘发出的辐射状分隔。一条视网膜血管常常被发现沿着皱襞的顶部生长，在该皱襞区域眼底的变性区减少。另外，这些皱襞可以见于许多正常人的眼底。X 型也可以简单地认为是在大而深的Ⅰ型后葡萄肿内出现从视盘发出的辐射状分隔所致。

第四节　后葡萄肿其他分型及临床特征

眼球后壁形态分类对病理性近视眼底病变的诊断和治疗起关键作用。目前，眼球后壁的主要检查手段有检眼镜、B 型超声、磁共振成像（MRI）、共焦激光眼底扫描系统（confocal scanning laser ophthalmoscope，cSLO）和相干光断层扫描成像（optical coherence tomography，OCT）。通过检眼镜进行分类就是我们所熟知的 Curtin 分类，在近年的研究中，因为多样的检查方式，更多方便有效的分类方式被提出。

一、B 型超声检查及分级

高频探头具有高分辨力，可以清晰地显示眼球的内部结构，可以从外部探测后葡萄肿的形态，对后葡萄肿的诊断有较大的意义，且具有可重复、无创、安全等优点。Hsiang 等通过 B 型超声测量后葡萄肿的深度，在 Curtin 分型基础上对后葡萄肿进行了分级，共分为 0 ~ 4 级，具体见表 4-2。

表 4-2　Hsiang 后葡萄肿分级

级别	深度
0 级	巩膜轮廓光滑的细长眼
1 级	PSS 的深度 ≤ 2 mm
2 级	2 mm < PSS 的深度 ≤ 4 mm
3 级	4 mm < PSS 的深度 ≤ 6 mm
4 级	PSS 的深度 > 6 mm

注：PSS 指后葡萄肿。

二、3D-MRI 检查及分类

1. 四类分型一

基于 3D-MRI 扫描的高度近视的眼球形状根据眼球后部颞侧和鼻侧部分是否对称分为对称和不对称两型。对称型又进一步分为桶型和圆柱型；不对称型进一步分为鼻侧扭曲型和颞侧扭曲型。①桶型：后段鼻半部和颞半部对称，鼻半部和颞半部的曲率半径相等，比圆形更扁。②圆柱型：鼻后段的鼻半部和颞半部对称，鼻半部和颞半部的曲率半径均比圆形陡峭。③鼻侧扭曲型：后段的鼻半部和颞半部不对称，鼻半部比颞半部向后突出。④颞侧扭曲型：后段的鼻半部和颞半部不对称，颞部半部比鼻部半部突出。具体分型见图 4-33。

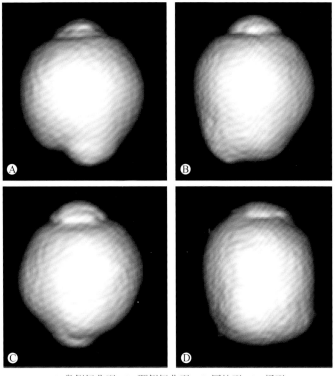

A. 鼻侧扭曲型；B. 颞侧扭曲型；C. 圆柱型；D. 桶型

图 4-33　3D-MRI 后葡萄肿分型（四类分型一）

2. 四类分型二

通过 MRI 对患者的检查，有学者通过 3D-MRI 重建了四类眼部形状模型，分别是黄斑变形模式、鼻侧变形模式、宽基底变形模式和柱状变形模式（图 4-34）。

黄斑变形模式仅位于黄斑区（MRI 后视图），具有对称的鼻部和颞部轮廓（MRI 上视图和下视图）。该变形模式与Ⅱ型后葡萄肿有关。

鼻侧变形模式的特征是视神经周围的巩膜壁变形（MRI 后视图），具有不对称的鼻部和颞部轮廓（MRI 上视图和下视图）。该变形模式总是与Ⅰ型后葡萄肿有关。

宽基底变形模式涉及视神经和黄斑区，其特征是鼻侧和颞侧轮廓不对称。轮廓的不对称性是由颞部（MRI 上方和下方视图）和下方（MRI 颞部和鼻部视图）的扩张扩大所致。该变形模式与Ⅰ型和Ⅸ型后葡萄肿有关。

柱状变形模式的特点是后葡萄肿具有更高的伸长率，具有对称的鼻部和颞部轮廓，并且沿着 MRI 视图的所有轮廓没有巩膜切口。该变形模式与Ⅰ型和Ⅱ型后葡萄肿有关。

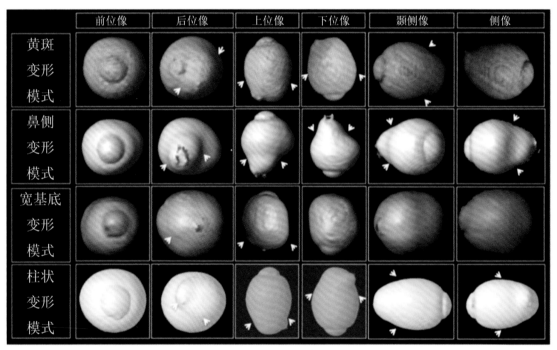

图 4-34　3D-MRI 后葡萄肿分型（重建后分型）

3. 两类分型

根据后巩膜葡萄肿的形态和范围，分为宽型和窄型两大类，并根据葡萄肿主要累及范围、视神经与葡萄肿的相对位置关系描述（图 4-35）。

宽型的特点是累及范围广（通常超过相应眼球径线的 1/3 ~ 1/2），多数同时累及黄斑区和视盘，相当于 Curtin 分型的单纯型Ⅰ和复合型Ⅵ ~ Ⅹ。从鼻侧、下方或后方观察，宽型葡萄肿的某个方位突出边缘通常与邻近球壁有曲率差异和凹痕，内部形态圆钝且球壁变薄（图 4-35A、图 4-35B）。

窄型的特点是累及范围局限：黄斑区或视盘受累（相当于 Curtin Ⅱ 和Ⅲ型）。单纯黄斑区局限突出变薄的葡萄肿，其视神经附着处的球壁相对正常；单纯累及视盘的葡萄肿则视盘区域球壁局限变薄突出，邻近的球壁正常（图 4-35C、图 4-35D）。

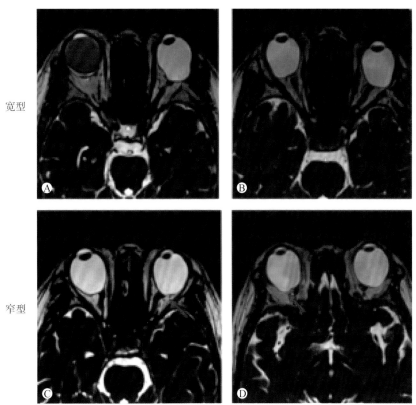

A. 左眼同时累及后极部黄斑区和视盘葡萄肿；B. 左眼后极部黄斑区为中心的后葡萄肿；C. 左眼累及视盘后葡萄肿；D. 右眼累及后极部黄斑区后葡萄肿，箭头示患眼后葡萄肿

图 4-35　宽型和窄型 3D-MRI 后葡萄肿

三、多影像模式检查及分类

1. OCT 联合 MRI 对眼球形态的分类

有研究者使用 OCT 联合 MRI 确诊并分类后巩膜葡萄肿，提出将眼球形态分为：①黄斑变形模式，对应窄基底黄斑部后葡萄肿；②鼻侧变形模式，对应宽基底黄斑后葡萄肿；③宽基底变形模式；④柱状变形模式（同四类分型二）（图 4-36）。

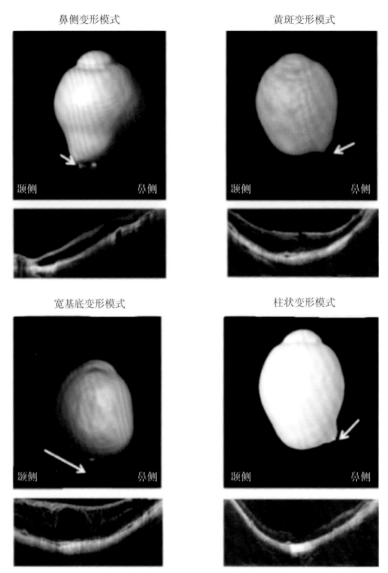

图 4-36 OCT 联合 MRI 的后葡萄肿分型

2. 眼底照相联合 MRI 对眼球形态的分类

Guo 等从 3D-MRI 的下方视图识别不同形状的高度近视右眼的近视黄斑病变。眼部形状分为 6 种类型。① 球体：鼻部和颞部对称，后段呈球形，其中黄斑大部分不明显或网格状眼底；②椭圆体：鼻侧和颞侧对称，后节拉长，曲率半径无明显变化，黄斑区主要呈棋盘状眼底或弥漫性视网膜-脉络膜萎缩；③圆锥体：鼻部和颞部对称，后段延长，曲率半径比圆形更陡，其中黄斑主要呈棋盘状眼底，或弥漫性视网膜-脉络膜萎缩；④鼻侧偏曲：鼻部和颞部不对称，后段变长，鼻半部更突出，黄斑主要表现为弥漫性视网膜-脉络膜萎缩；⑤颞侧偏曲：鼻部和颞部不对称，后段变长，颞部更突出，黄斑主要表现为弥漫性视网膜-脉络膜萎缩；⑥桶状：鼻部和颞部对称，后段延长，曲率半径比圆形更平，黄斑主要表现为弥漫性视网膜-脉络膜萎缩（图 4-37）。

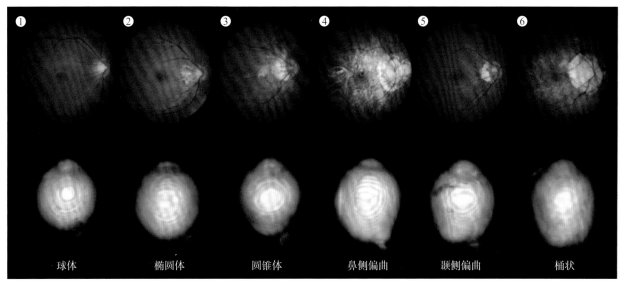

| 球体 | 椭圆体 | 圆锥体 | 鼻侧偏曲 | 颞侧偏曲 | 桶状 |

图 4-37　眼底照相联合 3D-MRI 后葡萄肿分型

第五节　后葡萄肿演变过程

30 岁以内，后葡萄肿的发展在每个个体间是不同的，复杂的复合型后葡萄肿（Ⅵ ~ Ⅹ 型）不常见。总体上，只有初始的 Ⅰ 型和 Ⅲ 型可以发展为任意显著的扩张，后葡萄肿越深，其边缘越锐利和陡峭。由于评估阴影葡萄肿较为困难，尤其是用直接检眼镜检查，即便严重也容易估计不足，虽然这些改变是很常见的。在 Otto 报道的 355 例近视眼患者中，55 例有后葡萄肿（16%），他发现 -20.0 D 及以上的高度近视患者可以表现出此种损害。尽管是 -15.0 ~ -20.0 D 的近视眼患者，几乎所有眼均受累；而且，在这些病例中，-11.0 D 和 -11.5 D 以下的患眼，几乎一半产生此种损害。在缺乏立体视觉的检查中，Otto 将诊断建立在视差（parallax）的基础上，包括鼻侧弧形反射暗区、视网膜血管走行，尤其是后葡萄肿边缘的屈度、正常与扩张眼底的屈光度改变存在这种差别，在有些病例中，可达 10.0 D 的差异。

其他研究者报道的后葡萄肿的发生频率要低一些。这些差别似乎与 Otto 全面的眼底检查观点是一致的，现代立体检眼镜检查证实后葡萄肿的发生是近视的一种规律，而不是高度近视的例外。很少见于等效球镜低至 -3.25 D、眼轴小于 25.1 mm 者。在眼轴增长时（＞ 26.5 mm），19% 的患者可出现具有锐边的后葡萄肿。当眼轴继续增长（33 mm）时，这种损害的发生率增至 71%。这种发生率降低的表现是一种假象，因为许多浅型后葡萄肿的患者未被包括在内。曼哈顿近视临床研究机构中的调查显示，在眼耳鼻喉医院中，几乎所有病理性近视的患者都具有某种类型、某个阶段的后葡萄肿，病理性近视的典型损害是毫无疑问的。

第六节 后葡萄肿分期和分级

Curtin 按后葡萄肿累及眼球后极部的程度将后葡萄肿大致分为三个时期（发育期、机械扩张期、退行期）和五级（S0～S5）后葡萄肿（图4-38）。

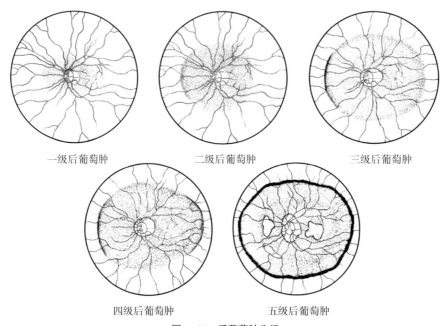

一级后葡萄肿　　　　　　　二级后葡萄肿　　　　　　　三级后葡萄肿

四级后葡萄肿　　　　　　　五级后葡萄肿

图4-38 后葡萄肿分级

1. 发育期

早期发育性（0～30岁）的弧形斑、豹纹状眼底改变、视盘改变。

S0：0级后葡萄肿，眼轴增长，巩膜轮廓光滑。

S1：一级后葡萄肿（图4-39），出现豹纹状眼底改变，视盘周围的眼底色较白。通过双目检眼镜检查法或超声检查未见该区域的扩张。患者年龄范围为1～71岁，平均年龄为48.5岁。后葡萄肿深度＜2 mm（眼轴＜23+2=25）。

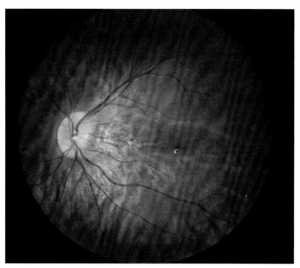

男性，6岁，屈光度-10.0 D。左眼眼底脉络膜血管清晰可见，呈中度豹纹状改变，视盘苍白、倾斜，视盘-黄斑之间深层巩膜隐见。一级、Ⅱ型（黄斑型）后葡萄肿

图4-39 一级后葡萄肿

S2：二级后葡萄肿（图4-40），视盘鼻侧有很小的扩张膨胀，豹纹状眼底改变范围扩大。这些扩张可以很好地通过双目间接检眼镜被鉴别，通过聚光镜移动所获得的视差来获得成像。患者年龄范围在3～67岁，平均年龄为32岁。后葡萄肿深度为2～4 mm［眼轴23+（2～4）=25～27］，弧形斑2/3 PD。

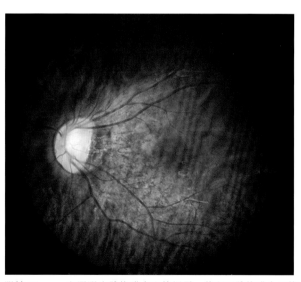

男性，7岁，屈光度-10.0 D，眼轴28 mm。左眼眼底脉络膜大血管裸露，黄斑区脉络膜大血管消失，可见深层巩膜结构，视盘鼻侧见锐利边缘，视盘倾斜、苍白、血管拉直，C/D=0.6，1/2 PD颞侧脉络膜型弧形斑。二级、Ⅱ型（黄斑型）后葡萄肿

图4-40 二级后葡萄肿

2. 机械扩张期

中期机械性（31～60岁）的盘周脉络膜改变、后极脉络膜-Bruch膜-视网膜色素上皮（RPE）复合体改变、视盘改变。

S3：三级后葡萄肿（图4-41），后葡萄肿范围扩大涉及后极部的区域，后葡萄肿鼻侧缘深且扩张，通常围绕黄斑、视盘颞侧、上方和下方的葡萄肿边缘呈现轻度的倾斜。患者年龄在4～75岁，平均为26岁。后葡萄肿深度为4～6 mm［眼轴23+（4～6）=27～29］，弧形斑1 PD，脉络膜型和混合型弧形斑。

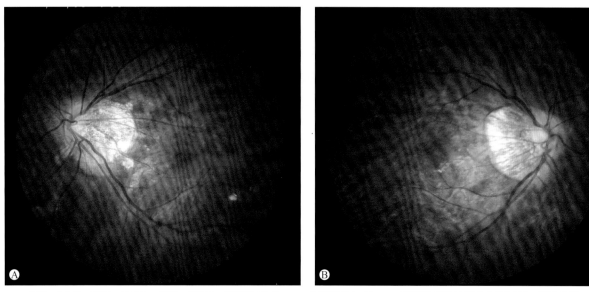

女性，26岁，右眼-21.0 D、左眼-18.0 D，右眼轴29.47 mm、左眼轴27、14 mm。双眼眼底脉络膜大血管裸露，视盘鼻侧1 PD处见血管屈膝、锐利边缘，视盘倾斜、苍白，血管拉直，呈"V"形，C/D=0.6，2 PD颞侧巩膜型弧形斑，黄斑区见漆裂纹，后葡萄肿边缘散在孤立脉络膜萎缩灶。三级、Ⅱ型（黄斑型）后葡萄肿

图4-41 三级后葡萄肿

S4：四级后葡萄肿（图4-42），后葡萄肿颞侧缘出现锐利边缘/扩张下陷，这是后葡萄肿膨胀区的进一步扩大和加深的结果。后葡萄肿深度＞6 mm（眼轴＞23+6=29），弧形斑＞1 PD，巩膜型弧形斑。

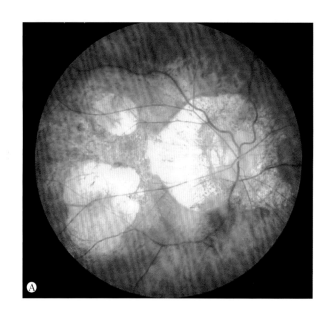

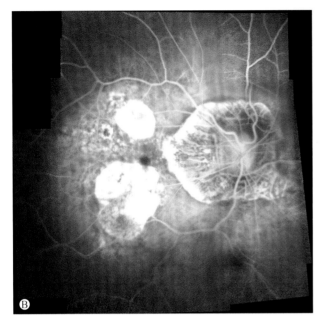
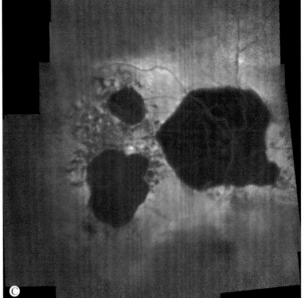
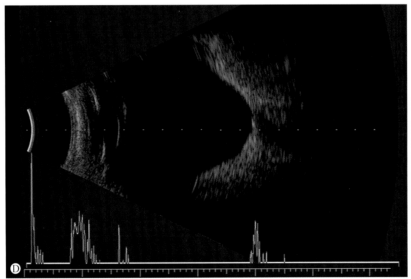

男性，63岁，右眼 –16.0 D，眼轴 30 mm。A. 右眼底后极部脉络膜大血管基本消失，巩膜裸露；B、C. ICGA 拼图可清晰辨别视盘鼻侧 1 PD 至黄斑颞侧椭圆形区域血管屈膝、边缘锐利的混合性后葡萄肿，视盘倾斜、苍白，血管拉直，呈"V"形，C/D=0.6，巨大 2 PD 环形巩膜型弧形斑与后葡萄肿区相重合，黄斑区残余的带状区内可见漆裂纹，多个脉络膜萎缩灶逐步融合；D. B 超显示后极部呈锥形。四级、Ⅸ型（后极部–黄斑型）后葡萄肿

图 4–42　四级后葡萄肿

3.退行期

晚期退行性（60岁以上）的视网膜–脉络膜萎缩改变。

S5：五级后葡萄肿（图 4–43），后葡萄肿完整的周边显示深而锐利的边缘。局灶性萎缩，广泛萎缩，豹纹状改变和弧形斑消失。

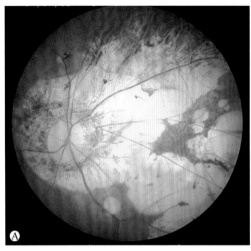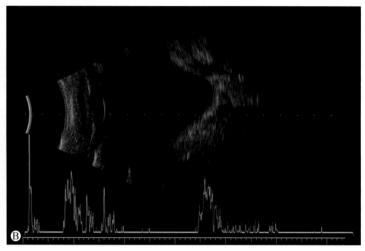

女性，62 岁，屈光度 –18.0 D，眼轴 30.5 mm。A. 左眼底后极部脉络膜大血管基本消失，巩膜裸露，视盘鼻侧 1 PD 至黄斑颞侧椭圆形区域血管屈膝、边缘锐利的 I 型葡萄肿，从下方血管的屈膝状态尚可辨别 1 PD 环形巩膜型弧形斑与 III 型视盘葡萄肿区相重合，视盘苍白，血管拉直，呈 "V" 形，黄斑区残余的不规则区内可见漆裂纹，大片脉络膜萎缩灶融合；B. 与 B 超显示的锥型后葡萄肿相吻合。五级、VII 型（后极部–视盘型）后葡萄肿

图 4-43　五级后葡萄肿

第四级和第五级这两级后葡萄肿是后葡萄肿进展的晚期阶段，程度严重，出现年龄较大，平均年龄在 40 岁。但是两者发生的年龄范围仍然很广泛，在 8～82 岁。

第二级后葡萄肿在葡萄肿的发展中是非常不稳定的，并且如果病变发展持续至三级以后，很可能会达到五级水平。有研究表明，平均年龄 40 岁及以上患者的后葡萄肿分级情况随年龄增长而加重，仅有 10% 的后极部后葡萄肿可能是稳定的。

病理性近视的眼底改变在后葡萄肿区域内表现最明显，因此后葡萄肿如累及黄斑部则提示视力预后不良。后葡萄肿是病理性近视致盲的主要相关因素。黄斑部后葡萄肿内的常见眼底改变有黄斑出血、黄斑前膜、黄斑劈裂、黄斑裂孔（macular hole，MH）、玻璃体黄斑牵引综合征及黄斑视网膜脱离等。

第七节　后葡萄肿的治疗

一、后巩膜加固术

后巩膜加固术（posterior scleral reinforcement，PSR）作为控制病理性近视发展的治疗方法，有着重要的临床意义。其采用异体巩膜、同源阔筋膜、牛心包等加固材料，对眼后极部薄弱处巩膜局部施加向前的压力，以阻止眼球沿轴向生长，延缓巩膜后葡萄肿形成，并同时通过刺激巩膜产生炎性反应和生成肉芽、新生血管及瘢痕等，使加固材料与巩膜融合，从而改善视网膜、脉络膜血供，促进视细胞新陈代谢和局部修复重建。后巩膜加固术在 1930 年由 Shevelev 首次提出，1961 年 Curtin 提出 X 型扣带法，1972 年改进为 Snyder–Thompson 单条带加固法，是目前最常用的与病理性近视治疗相关的手术。

巩膜带扣的位置（图 4-44、图 4-45）：①眼球的颞侧，一半扣在下斜肌下方，另一半扣在外直肌下方。②眼球的背面，代表性图片显示了下斜肌、外直肌、黄斑和巩膜扣的位置关系。半圆形巩膜扣的距离约为 3 mm，不会压迫视神经。

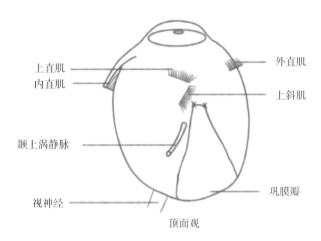

上直肌
内直肌
外直肌
上斜肌
颞上涡静脉
视神经
巩膜瓣
顶面观

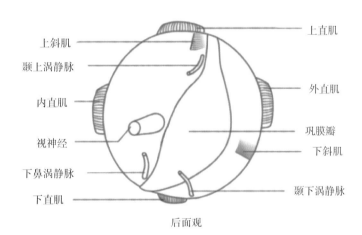

上斜肌
颞上涡静脉
内直肌
视神经
下鼻涡静脉
下直肌
上直肌
外直肌
巩膜瓣
下斜肌
颞下涡静脉
后面观

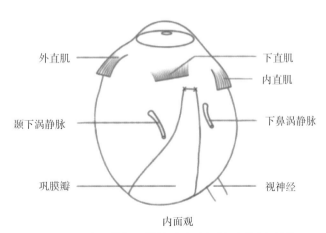

外直肌
下直肌
内直肌
颞下涡静脉
下鼻涡静脉
巩膜瓣
视神经
内面观

图 4-44 加固供体巩膜瓣与患者后眼球标志物之间的关系

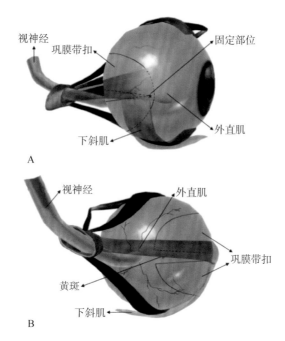

A.位于眼球的颞侧，带扣的一半位于下斜肌下方，另一半位于外直肌下方。B.位于眼球后侧，图片显示了下斜肌、外直肌、黄斑和巩膜带扣的位置关系。半圆巩膜带扣距离约3mm，不压迫视神经

图4-45　巩膜带扣的位置

二、巩膜胶原交联

受角膜胶原交联治疗圆锥角膜等角膜病的启发，有学者提出利用巩膜胶原交联治疗病理性近视。近年来，有关巩膜胶原交联的研究显示出良好的应用前景。交联方式主要有光化学交联、化学试剂交联。光化学交联包括核黄素–紫外光/蓝光交联巩膜胶原，其原理是紫外光或蓝光将核黄素激活生成活性氧（reactive oxygen species，ROS），ROS与胶原纤维分子反应生成新的化学键以增加巩膜的生物力学特性从而防止巩膜进一步扩张。用于交联巩膜胶原的化学试剂包括甘油醛、丙酮醛、京尼平、糖类等。

（王云仪　方思捷　陈研明）

参考文献

［1］CURTIN B J. The myopias：basic science and clinical management［M］. Philadelphia：Harper & Row，1985.

［2］方严，魏文斌，陈积中.巩膜病学［M］.北京：科学技术文献出版社，2006.

［3］胡诞宁，褚仁远，吕帆，等.近视眼学［M］.北京：人民卫生出版社，2009.

［4］HSIANG H W，OHNO–MATSUI K，SHIMADA N，et al. Clinical characteristics of posterior staphyloma in eyes with pathologic myopia［J］. Am J Ophthalmol，2008，146（1）：102–110.

［5］CURTIN B J. The Posterior Staphyloma of pathological myopia［J］. Trans Am Ophthalmol Soc，vol. LXXV，1977.

［6］ CURTIN B J，KARLIN D B. Axial length measurements and fundus changes of the myopic eye［J］. American Journal of Ophthalmology，1970，71（1）：42－53.

［7］ 孔祥瑞，蔡素贞，张彤迪.眼内疾病超声图谱［M］.石家庄：河北科学技术出版社，2002.

［8］ JONAS J B，OHNO－MATSUI K，JIANG W J，et al. Bruch membrane and the mechanism of myopization：a new theory［J］. Retina，2017，37（8）：1428－1440.

［9］ SHINOHARA K，SHIMADA N，MORIYAMA M，et al. Posterior staphylomas in pathologic myopia imaged by widefield optical coherence tomography［J］. Invest Ophthalmol Vis Sci，2017，58（9）：3750－3758.

［10］ OHNO－MATSUI K，AKIBA M，MODEGI T，et al. Association between shape of sclera and myopic retinochoroidal lesions in patients with pathologic myopia［J］. Invest Ophthalmol Vis Sci，2012，53（10）：6046－6061.

［11］ OHNO－MATSUI K，JONAS J B. Posterior staphyloma in pathologic myopia［J］. Prog Retin Eye Res，2019，70：99－109.

［12］ JONAS J B，OHNO－MATSUI K，JIANG W J，et al. Bruch membrane and the mechanism of myopization：a new theory［J］. Retina，2017，37（8）：1428－1440.

［13］ MORIYAMA M，OHNO－MATSUI K，Hayashi K，et al. Topographic analyses of shape of eyes with pathologic myopia by high－resolution three－dimensional magnetic resonance imaging［J］.Ophthalmology，2011，118（8）：1626－1637.

［14］ MORIYAMA M，OHNO－MATSUI K，MODEGI T，et al. Quantitative analyses of high－resolution 3D MR images of highly myopic eyes to determine their shapes［J］. Invest Ophthalmol Vis Sci，2012，53（8）：4510－4518.

［15］ FRISINA R，BALDI A，CESANA B M，et al. Morphological and clinical characteristics of myopic posterior staphyloma in Caucasians［J］. Graefes Arch Clin Exp Ophthalmol，2016，254（11）：2119－2129.

［16］ 张琳，张贵祥，李念云，等.三维MRI用于高度近视眼球形态定量测量和后巩膜葡萄肿分型［J］.现代生物医学进展，2018，18（12）：2283－2288.

［17］ GUO X，XIAO O，CHEN Y，et al. Three－Dimensional Eye Shape，Myopic Maculopathy，and Visual Acuity：The Zhongshan Ophthalmic Center－Brien Holden Vision Institute High Myopia Cohort Study［J］. Ophthalmology，2017，124（5）：679－687.

［18］ WANG G，CHEN W. Effects of mechanical stimulation on viscoelasticity of rabbit scleral fibroblasts after posterior scleral reinforcement［J］. Exp Biol Med（Maywood），2012，237（10）：1150－1154.

［19］ CURTIN B J. Scleral support of the posterior sclera Ⅱ. Clinical results［J］. Am J Ophthalmol，1961，52：853－862.

［20］ SNYDER A A，THOMPSON F B. A simplified technique for surgical treatment of degenerative myopia［J］. Am J Ophthalmol，1972，74（2）：273－277.

［21］ MIAO Z，LI L，MENG X，et al. Modified Posterior Scleral Reinforcement as a Treatment for High Myopia in Children and Its Therapeutic Effect［J］. Biomed Res Int，2019，2019：5185780.

［22］ CAMPBELL I C，HANNON B G，Read A T，et al. Quantification of the efficacy of collagen cross－linking agents to induce stiffening of rat sclera［J］. J R Soc Interface，2017，14（129）.

［23］ XUE A，BAO F，ZHENG L，et al. Posterior scleral reinforcement on progressive high myopic young patients［J］. Optom Vis Sci，2014，91（4）：412－418.

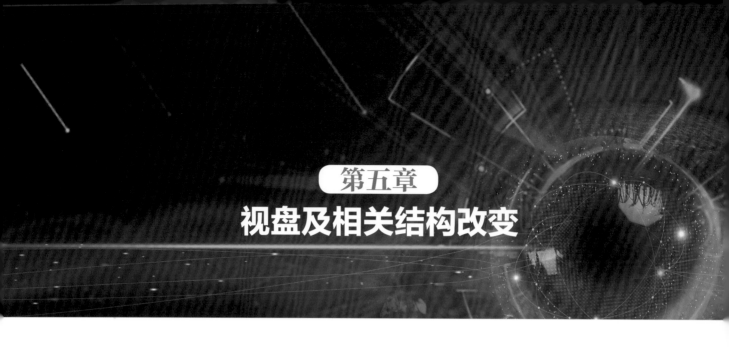

第五章
视盘及相关结构改变

第一节　视盘的解剖及结构

视盘（optic disc），又称视神经乳头，是视神经纤维和视网膜血管进出眼球的部分，由神经、血管和结缔组织组成，周围与视网膜、脉络膜和巩膜组织相连接，是眼球壁的一部分，可稳定眼内压和球后脑脊液之间的压力差。在光镜下将视盘由前到后分为4个部分，即表面神经纤维层（视网膜神经纤维层的延续）、筛板前区（由神经纤维和星形胶质间隔组成，此处神经纤维无髓鞘）、筛板区（由大约10层的胶原结缔组织板组成，每层板均含有数百个孔洞，各层孔洞排列构成神经纤维后经此通向大脑）、筛板后区（由髓鞘包绕的神经纤维、血管及胶质细胞起着保护和支持神经的作用），因此这种疏松的组织结构更容易发生形态上的改变。

视盘形态与年龄、种族、性别、眼球大小、屈光状态、巩膜管口大小、视神经走行及先天眼胚发育有关。视盘的形态由乳头的范围和轮廓描述。视神经乳头（optic nerve head，ONH）被描绘为乳头周围巩膜环内的区域。ONH的边界通常通过暴露视网膜色素上皮（retinal pigment epithelium，RPE）的顶部和内部边缘来定义，连接RPE层终末端两个断点，并将其视为视盘直径（图5-1）。

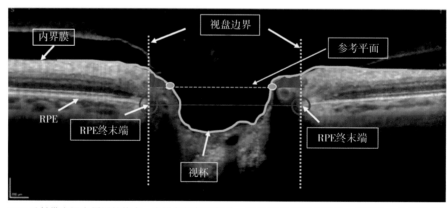

视盘外边界：RPE反射带在视盘周围的终点；盘沿与视杯的划分：连接RPE层两个断点，得到的一条直线（红色实线）；红色实线向上平移150 μm的距离可以得到另一条直线（蓝色虚线，参考平面），其与视盘内边界的交点可作为盘沿（红色区域）与视杯的划分。
注：150 μm的距离适合时域光学相干断层图像，而频域为139 μm（±98 μm），此时的视盘参数更为准确

图5-1　以RPE界定视盘边缘

近视眼的视盘多为竖椭圆形，鼻侧隆起，颞侧平坦与近视弧相连，边界部分模糊不清，视神经轴多斜向颞侧，偏斜进入球内。病理性近视是导致低视力及盲的重要原因之一，眼部结构损害严重，多以眼轴不断延长；视盘和巩膜管口受到不同方向的牵拉力，伴随眼底后极部出现各种退行性改变，后极部眼球壁扩张，形成多种类型的后葡萄肿，其中视盘区的形态与结构变化尤为明显，如视盘倾斜与扭转（optic disc tilting and rotation）、视盘鼻侧牵引（nasal traction）、视盘面积改变、视盘血管改变、视盘小凹及弧形斑小凹（optic disc and conus pits）、盘周脉络膜空腔（peripapillary intrachoroidal cavitation）、盘周萎缩（peripapillary atrophy）、视杯改变等。

第二节 视盘鼻侧牵引

病理性近视时眼轴延长、眼球扩张，在视盘鼻侧，由于巩膜扩张延伸的牵扯，使视网膜和（或）脉络膜组织向后极部移动，视盘鼻侧的视网膜和（或）脉络膜被拉扯到视盘上掩盖鼻侧的视盘，称为视盘鼻侧牵引。

视盘鼻侧牵引主要发生在 II 型（黄斑型）后葡萄肿和 V 型（视盘下型）后葡萄肿。在 II 型（黄斑型）后葡萄肿表现为颞侧弧形斑，随着后葡萄肿的扩张，视盘在其垂直轴上看起来是向颞侧倾斜的，鼻侧过度牵引随之发生；在 V 型（视盘下型）后葡萄肿常可见到水平轴位上的视盘倾斜，伴随下方弧形斑形成或偶发上方过度牵引（图 5-2、图 5-3）。

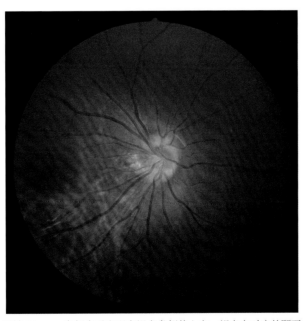

女性，6 岁，屈光度 −7.0 D，眼轴 24 mm。鼻侧牵引出现在视盘鼻侧偏上方，视盘向对应的颞下方倾斜，1 PD 脉络膜颞下弧形斑，并伴有脉络膜血管暴露，呈中度豹纹状改变，形成初期的 II 型一级后葡萄肿

图 5-2 视盘鼻侧牵引（合并弧形斑、II 型一级后葡萄肿）

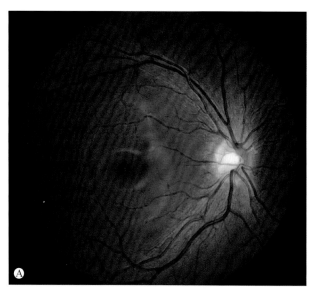

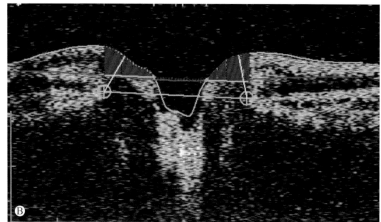

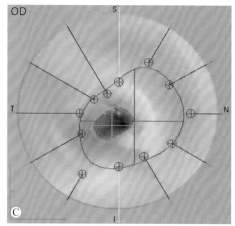

女性，11岁，屈光度-3.0 D，眼轴 24 mm。A.彩图示脉络膜血管隐见，视盘颞侧倾斜，形成鼻侧充血状隆起的鼻侧牵引；B、C. OCT 显示视盘"水肿状"

图 5-3　视盘鼻侧牵引

一、发生机制

视盘鼻侧牵引最初由 von Jaeger 描述，鼻侧牵引是视网膜和脉络膜组织向视盘表面颞侧的明显牵拉。眼球颞侧扩大膨胀，巩膜产生非对称性扩张，使视盘鼻侧缘球壁被迫牵拉向颞侧位移。由于受视神经阻碍，形成的直接剪切力只能引起视网膜-脉络膜复合体向颞侧的剪切移位（shearing displacement），相对应的视网膜和脉络膜组织在鼻侧视盘表面产生堆积，在鼻侧形成凹面向视盘的弧形隆起，弧形视网膜和脉络膜组织颞侧面通常重叠于鼻侧面，甚至可能涉及巩膜，其内层纤维部分形成视盘上的楔形突起。视盘鼻侧牵引的常见表现为出现视盘旁新月形改变，特别是在颞侧。

在病理性近视中，由于视神经纤维穿过巩膜时不能像正常眼一样垂直地通过，而是倾斜地穿过视盘筛板，在筛板颞侧形成一个突起。不同程度的视盘上方牵引可以看到。上方牵引提示组织朝向后极部的活动性牵拉，是一个生物力学牵拉过程。牵拉所发生的视盘旁新月形改变与视盘周围组织萎缩有关。

二、临床特征

后葡萄肿的扩张对黄斑鼻侧过度牵引可以引起光线反射，直接检眼镜检查可以发现在视盘鼻侧边缘的细小条纹，其凹面朝向视盘。首次详细报道这种现象者，将其命名为"Weiss 纹"。Goldmann 将其归结为玻璃体视网膜表面反射，也就是过度牵引起始的部位。偶然可见双反射的患眼，第二种反射位于较大的 Weiss 反射的鼻侧，并且常常垂直跨过视盘表面，这种反射似乎起源于过度牵引的凸面。这些表现在年轻人中比较常见。在 OCT 图像上，常被误诊为"视盘水肿"。

随着近视发展，眼底后极部逐步扩张的患眼，这种视盘鼻侧过度牵引明显变平，光反射消失，有的可出现一过性的鼻侧红色透明环改变（图 5-4）。

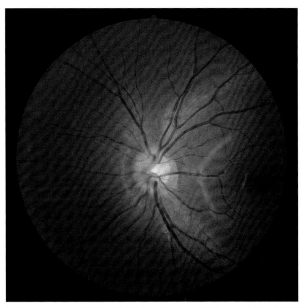

男性，13 岁，屈光度 -2.5 D，眼轴 25.5 mm。眼底隐见脉络膜血管，视盘倾斜，1/4 颞侧脉络膜弧形斑，鼻侧视盘边界不清，隆起，充血改变，呈现鼻侧牵引

图 5-4　视盘鼻侧牵引（合并脉络膜弧形斑）

三、临床意义

低度近视中鼻侧牵引是很重要的眼底表现，尤其是在儿童和青少年时期。

中间性近视中，偶尔在没有弧形斑的眼底可以观察到过度牵拉，或在其独特的弧形斑形成中伴或不伴过度牵拉。

进行性近视和具有后极部眼底扩张的患眼，其过度牵引明显变平，光反射消失。在临床中发现，有些进行性近视只在鼻侧形成红色的透明环。所以，观察到鼻侧透明环时，应注意近视的进行性，持续严密观察（图 5-5）。

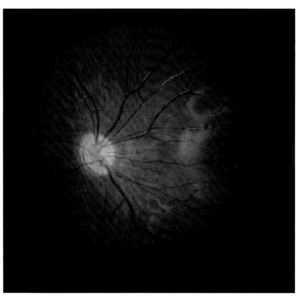

男性，8 岁，屈光度 –6.0 D，眼轴 24 mm。眼底呈以后极部的视盘–黄斑为中心的脉络膜血管暴露的中度豹纹状改变，即Ⅰ型一级后葡萄肿，视盘颞侧倾斜，鼻侧无明显充血，鼻侧缘外可见淡粉红色透明环

图 5-5　视盘鼻侧牵引（一过性鼻侧红色透明环改变，合并Ⅰ型一级后葡萄肿）

第三节　视盘倾斜与扭转

视盘倾斜与扭转是视神经进入巩膜孔的角度发生了变化，是高度近视及病理性近视患者的特征性临床表现。据一项对高度近视患者的研究数据显示，81.2% 的眼睛有视盘倾斜，48.3% 的眼睛有视盘扭转。

一、发生机制

眼球扩张伸长在鼻侧 – 后极部方向眼球壁的倾斜现象，即视盘倾斜，是早期后葡萄肿的一种指征。黄斑主要位于倾斜的扩张区域。视盘倾斜是指视盘在冠状面发生旋转，用视盘倾斜比来定义，即视盘最大直径（longest diameters，LD）与最小直径（shortest diameters，SD）之比，超过 1.3 即被归类为倾斜视盘（图 5-6）。

视盘扭转是指视盘旋转度，沿矢状轴的旋转，定义为视盘长轴与垂直子午线的偏移程度，大于 15°即被归类为扭转视盘。

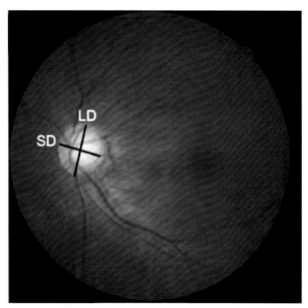

视盘倾斜的最大直径（LD）与最小直径（SD）

图5-6　视盘倾斜比

二、临床特征

视盘外形受神经通过视神经管路径的影响，通常呈直角。近视眼的视神经轴多斜向颞侧，偏斜进入球内。近视眼的视盘多呈竖椭圆形，长轴垂直，可稍倾斜，颞侧平坦，边界部分模糊不清，可与弧形斑相连；由于轴位变化，还可形成横椭圆形视盘、斜椭圆形视盘改变（图5-7~图5-9）。视盘扭转产生视盘旋转，可以造成视盘形态的多样表现（图5-10）。

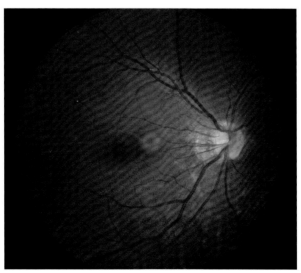

女性，21岁，屈光度-8.0 D，眼轴25 mm。约2/3 PD颞侧脉络膜弧形斑，隐见脉络膜血管

图5-7　竖视盘

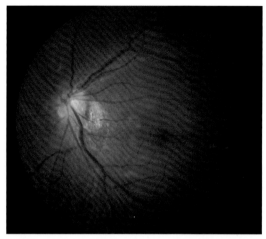

女性，41 岁，屈光度 –11.0 D。视盘轴斜，1 PD 颞下脉络膜弧形斑，下方视网膜可见清晰脉络膜血管

图 5-8 斜视盘 1

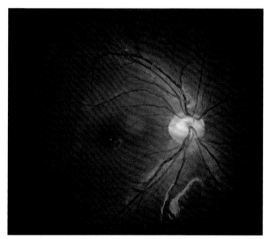

女性，13 岁，屈光度 –4.0 D，眼轴 26.5 mm。视盘横轴位，1/4 PD 下方弧形斑，下方隐见脉络膜血管

图 5-9 斜视盘 2

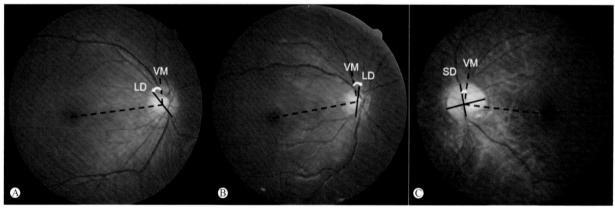

垂直子午线（vertical meridian，VM）是垂直于连接黄斑中央凹和视盘中心的参考线。A. 正扭转值表示颞下扭转；B. 负扭转值表示鼻上扭转；C. 如果视盘的水平轴大于视盘的垂直轴，则需测量垂直轴（短轴）与视盘 VM 之间的角度。LD：视盘最大直径；SD：视盘最小直径

图 5-10 视盘扭转

三、临床意义

高度近视及病理性近视患者的视盘倾斜和扭转是非常常见的变化，在高度近视和病理性近视患者中，年龄较大、女性、眼轴较长或近视程度较高者的视盘倾斜程度更严重。视盘倾斜和扭转是存在视野缺陷的危险因素，可预测视野缺陷的进展。视盘倾斜和扭转也与青光眼有关，可能导致应力方向上的高眼压，从而对神经纤维损伤更显著，因此视盘形态的改变可有助于鉴别和预测近视发展和原发性开角型青光眼（primary open angle glaucoma，POAG）的进展。

第四节　视盘弧形斑及盘周萎缩

正常情况下视网膜神经纤维层穿过筛板离开眼球，形成视盘。视盘四周与脉络膜和视网膜相连接。在病理性近视中，由于受到巩膜的扩张伸长，视网膜色素上皮细胞和 Bruch 膜或脉络膜均可与颞侧视盘或整个视盘脱开，与视盘保持一段距离，形成多种多样的脉络膜弧形斑和巩膜弧形斑。

由于眼球扩张、后葡萄肿形成初期并无"凹形"特征性改变，经过几十年的缓慢发展，在 40 ~ 50 岁才逐步显现出标志性的眼底病理性改变。如何抓住初期的一般性、容易被忽略的、常见近视眼底改变与晚期的不可逆病变的关系，有可能揭示出病理性近视的自然病程和转归规律，进而为医源性干预提供切入点。

病理性近视初期的 3 种视盘改变（弧形斑形成、倾斜及扭转、鼻侧牵引）中，弧形斑形成是其特征性表现之一，与豹纹状眼底改变一起被公认为是单纯性近视的共同改变。少有学者将它们与病理性近视初期的后葡萄肿形成联系在一起，从而忽视了真正意义上的"单纯性"或"生理性"近视与"中间性"近视的区别，也就忽略了部分"中间性"近视的病理性成分，最终导致青少年近视与中年后近视之间的断代，形成了"单纯性"近视与"病理性"近视间的空白阶段。

一、发生机制

大量文献已经描述了近视眼视盘处形成新月形（或镰刀状）改变的弧形斑，这一改变可能是先天性的，也可能是后天获得性的。

通常在高度近视中可以见到新月形改变的弧形斑，并且与视盘周围扩张部位相关。弧形斑的表现由后葡萄肿顶端的位置决定，当视盘位于或是靠近后葡萄肿顶端时，表现为环行弧形斑；当后葡萄肿顶端位于后极部，则可看到颞侧弧形斑。

在大多数病理性近视中，脉络膜基底膜复合体改变发生于颞侧，朝向后极部。由于连接着相邻边缘神经纤维的视神经的组织与脉络膜基底膜相接触，当脉络膜向颞侧移位时，形成颞侧半神经纤维随着脉络膜移位。视神经纤维的颞侧移位发生在脉络膜基底膜水平，局限在视网膜和脉络膜之间。

弧形斑改变形成的特征性变化是脉络膜基底膜及其相关的脉络膜毛细血管和视网膜色素上皮层的边缘远离视盘边缘。通常脉络膜基底膜、视网膜色素上皮层及脉络膜毛细血管层间具有紧密的联系，三种组织作为单一结构单位发挥作用。最初改变可能发生在脉络膜基底膜，也可能发生于视网膜色素上皮层，甚至是脉络膜毛细血管层。由于后极部扩张初期，脉络膜含大血管的外层并不参与这一过程，所以在脉络膜基底膜边缘和视盘之间的区域可以看到大的脉络膜血管和不同程度的脉络膜色素及视网膜的内层。随着后巩膜组织的逐步扩张，脉络膜全层与视盘分离，暴露巩膜组织，形成巩膜形弧形斑。巩膜弧形斑或脉络膜弧形斑的表现是由残余脉络膜的多少和组织构成特点所决定的。

退行性改变通常发生在弧形斑的边缘区，可同时发生在脉络膜和外层视网膜；随着退行性改变程度的加重，整个视盘周围均可受累。

学术界对近视眼视盘改变的特异性已经达成共识，如鞘间空间增大、巩膜鞘内层翻转皱褶、筛板前移和显著的鼻侧牵引，这些都是高度近视的特异性改变。轻度的视盘鼻侧牵引有时可以在非近视眼中发现，如有报道在老年人非近视眼中，伴有颞侧弧形斑和视盘周围视网膜–脉络膜退行性改变发生。

弧形斑的发生多伴有一定程度的超过正常发展的眼球轴向伸长，它标志着眼球壁两层之间的分离：一个是巩膜壳；另一个是视网膜色素上皮细胞–玻璃膜–脉络膜毛细血管复合体（RPE–lamina vitreal–choriocapillaris complex）。由于眼球，尤其是位于视盘颞侧的眼球后极，在出生后的过度扩张，导致这一复合体从视盘颞侧脱离。

伴弧形斑形成的近视眼，特别是超过 1/10 PD 的生理性弧形斑或先天性弧形斑，不应该被视为正常。因为，有研究证实，在眼伴有弧形斑的人群样本中，不可能获得正常、对称分布的人眼屈光或眼轴分布曲线，而只有将弧形斑形成眼从人群抽样中排除后，才能够做出符合对称分布的曲线。

二、临床特征

高度近视及病理性近视时，眼球向后伸长巩膜发生扩张牵扯，视网膜色素上皮细胞和 Bruch 膜与颞侧视盘旁脱开，中止于离开视盘一定距离处，有以下三种表现（图 5–11 ~ 图 5–13）。

（1）脱开的区域内视网膜色素上皮层缺失，暴露了下方的脉络膜，在检眼镜检查下表现为豹纹状的新月形区域，称脉络膜弧形斑（crescent of choroid）。

（2）如果牵扯更重，脉络膜也被扯离视盘，则脱开区域内视网膜色素上皮层与脉络膜均缺失，相应处巩膜暴露，检眼镜检查下表现为特有的白色弧形斑，称巩膜弧形斑（crescent of sclera）。

（3）另外，视盘边缘或近边缘处可有色素存在，出现色素环或弧形改变。这可能是由于视网膜色素上皮前伸，脉络膜不能达到视盘边界，或因脉络膜色素增生而形成，称为混合型弧形斑（mix crescent）。

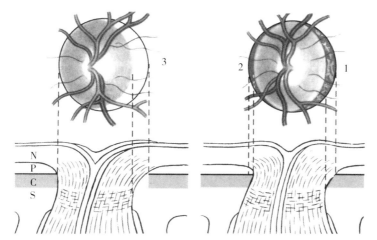

N：视网膜神经上皮层；P：视网膜色素上皮层；C：脉络膜；S 巩膜。1：脉络膜弧；2：色素弧；3：巩膜弧

图 5-11　弧形斑形成示意

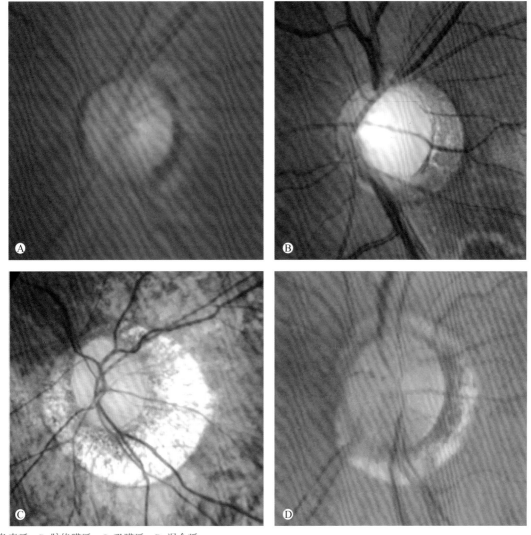

A. 色素弧；B. 脉络膜弧；C. 巩膜弧；D. 混合弧

图 5-12　各种弧形斑

弧形斑随屈光度的加深而增大，近视屈光度超过 –4.0 D、眼轴达 24.5 mm 时，眼底出现弧形斑者占 97% 以上。

弧形斑大小不一，大者甚至可超过一个视盘直径，延及黄斑区，并与后极部萎缩区连成一片。有时紧靠弧形斑，颞侧有一棕红色的迁移区，表明该处仍有部分脉络膜存在。

弧形斑多居视盘颞侧。若眼球继续向后生长，则可扩展到视盘四周，单纯居鼻侧者罕见。有统计，69% 为颞侧弧形斑，9.6% 是环状的，5% 出现在视盘下方，并且 3.5% 位于视盘上方或颞上方。Harman 早期对儿童时期的高度近视做了大量研究，这项研究提示视神经的弧形斑增大常伴随视敏度的降低。

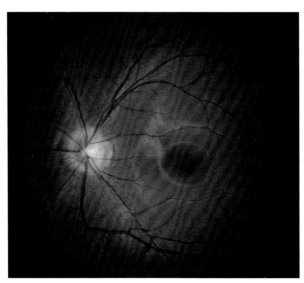

男性，15 岁，屈光度 –3.75 D，眼轴 24.4 mm。眼底隐见脉络膜血管，即轻度豹纹状改变；视盘倾斜，鼻侧充血、隆起、边缘模糊，呈现"鼻侧牵引"；颞侧伴 2/3 PD 脉络膜弧形斑

图 5-13　弧形斑（初期，合并视盘鼻侧牵引）

三、分型与临床意义

在近视形成初期，辨别弧形斑的形态、位置、大小具有重要的临床意义，它与后葡萄肿的形成位置与方向、严重程度等密切相关，同时结合豹纹状改变的程度、位置和范围，有可能帮助预测中晚期病理性近视的发展趋势，指导临床干预。

1. 按结构分型

与后部扩张的程度相关，初期多为视网膜色素上皮不能覆盖扩张的后表面，呈现脉络膜弧形斑。随着眼轴拉长，脉络膜也不能完全覆盖扩张的后表面，弧形斑中呈现与视盘相邻的裸露巩膜，最后再扩张的眼球内表面则无脉络膜覆盖，呈现白色的巩膜弧形斑。

（1）脉络膜弧形斑　弧形斑呈现脉络膜形态，近视形成初期、青少年近视或中低度近视者多见（图 5-14）。

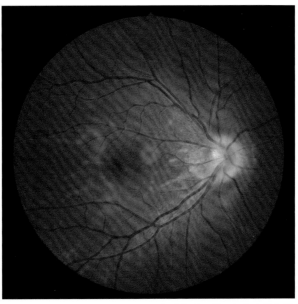

女性，17岁，屈光度 –7.5 D，眼轴 25.7 mm。后极部眼底可见明显的脉络膜血管，即中度豹纹状改变，呈现Ⅱ型一级后葡萄肿初期；视盘倾斜，鼻侧充血、隆起、边缘模糊，呈现"鼻侧牵引"；颞侧伴 2/3 PD 脉络膜弧形斑

图 5-14　脉络膜弧形斑（初期，合并视盘鼻侧牵引，以及Ⅱ型一级后葡萄肿初期）

（2）巩膜弧形斑　眼底检查表现为视盘旁的白色弧形斑，高度近视及病理性近视、中老年近视者多见（图 5-15）。

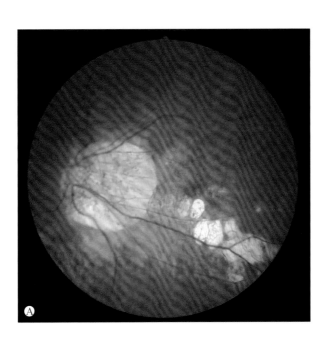

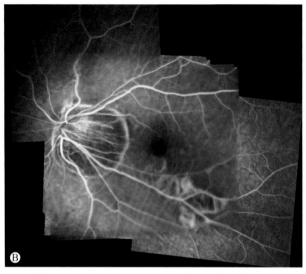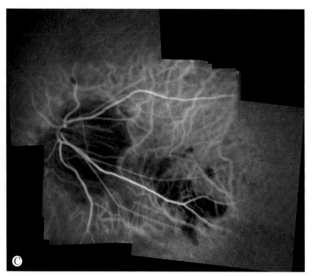

男性，51岁，屈光度 –10.0 D。A.彩图示后极部眼底可见明显的脉络膜大血管，即重度豹纹状改变，沿弧形斑颞侧缘脉络膜大血管基本消失，并在黄斑颞侧有数个孤立性脉络膜萎缩灶，逐步融合，呈现Ⅱ型三级后葡萄肿；视盘倾斜，苍白；颞侧伴 3 PD 巩膜弧形斑，逐步融入加深的后葡萄肿中。B、C.FFA/ICGA 显示与眼底彩图相应改变

图 5-15　巩膜弧形斑（晚期，伴重度豹纹状改变、脉络膜退行性萎缩、
巨大巩膜弧形斑、Ⅱ型三级后葡萄肿）

（3）混合型弧形斑　弧形斑同时包含巩膜弧形斑、脉络膜弧形斑两种形态，呈现小的巩膜弧形斑多与视盘相邻，而脉络膜弧形斑位于巩膜弧形斑的颞侧、较宽。高度近视和病理性近视、中青年者多见（图 5-16）。

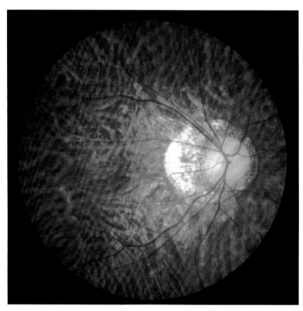

女性，33岁，屈光度 –14.0 D，眼轴 29 mm。后极部眼底可见明显的脉络膜大血管，即重度豹纹状改变，沿弧形斑颞侧缘脉络膜大血管基本消失，呈现Ⅰ型三级后葡萄肿；视盘倾斜，苍白；颞侧伴 1 PD 混合型弧形斑，逐步融入加深的后葡萄肿

图 5-16　混合型弧形斑（合并重度豹纹状改变混合弧形斑、Ⅰ型三级后葡萄肿）

2.按部位分型

与视盘形态的轴位有关，如竖视盘多为颞侧弧形斑、环视盘弧形斑，横视盘多为（颞）下方弧形斑、上方弧形斑，斜视盘多为鼻（下）侧弧形斑。后两种视盘形态较为少见，但其在较低度数时即可伴发较严重的病理性改变。

低中度近视的弧形斑较窄，大多限于颞侧。病理性近视的弧形斑较大，可达视盘直径的 1/2 或更多，也可环绕整个视盘，成为环形弧形斑。到晚期的病理性近视，弧形斑则难以界定，有学者观察到"弧形斑消失"，是视网膜-脉络膜广泛萎缩的结果。

（1）颞侧弧形斑　可以表现为无明显豹纹状眼底的良性改变，多小于 1/2 PD；当呈现中度或重度豹纹状眼底，伴视盘苍白、倾斜，特别是弧形斑大于 1 PD 时，随年龄增加，将会呈现逐步加重的病理性近视改变，多发生在 30 岁以后（图 5-17、图 5-18）。

所以，弧形斑从小于 1 PD 和中度豹纹状眼底如何从 20 岁以后演变为病理性的，尚缺少系统观察。

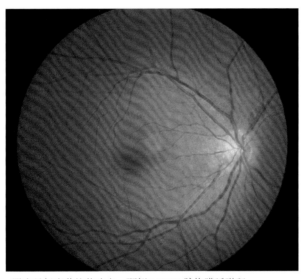

女性，60 岁，屈光度 –6.75 D。眼底呈轻度豹纹状改变，颞侧 1/2 PD 脉络膜弧形斑

图 5-17　生理性颞侧弧形斑

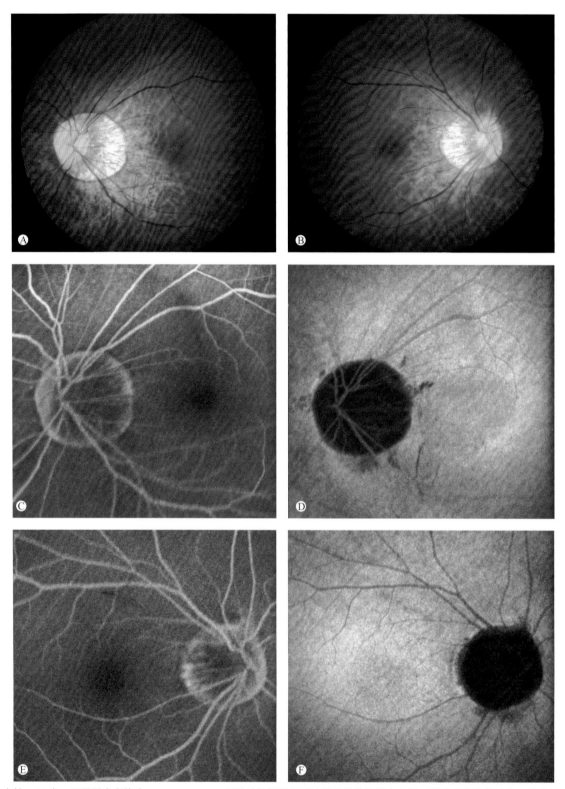

　　女性，33岁，双眼屈光度均为 -16.0 D。A、B. 双眼后极部眼底可见明显的脉络膜大血管，即重度豹纹状改变，呈现 II 型一级后葡萄肿；视盘倾斜，苍白；颞侧伴 1 PD 混合型弧形斑，弧形斑边缘锐利。C、D、E、F. FFA/ICGA 见左眼沿弧形斑颞侧缘漆裂纹形成初期，右眼尚未出现

图 5-18　病理性颞侧弧形斑（伴 II 型一级后葡萄肿、漆裂纹）

（2）环视盘弧形斑　随年龄的增加，逐步与后葡萄肿融合（图5-19～图5-21）。

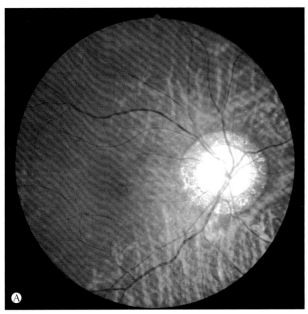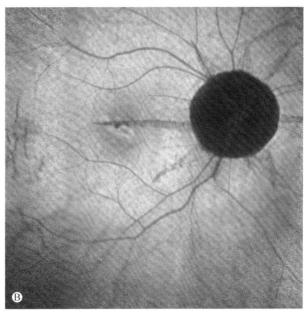

男性，22岁，屈光度-9.0 D，眼轴28 mm。A.后极部眼底可见明显的脉络膜大血管，即重度豹纹状改变、视盘苍白、无倾斜，1/4 PD环形脉络膜弧形斑，弧形斑边缘锐利；呈现Ⅲ型一级后葡萄肿雏形。B. ICGA见右眼沿环形弧形斑缘的放射状漆裂纹形成初期

图5-19　环视盘弧形斑初期（伴重度豹纹状改变、放射状漆裂纹）

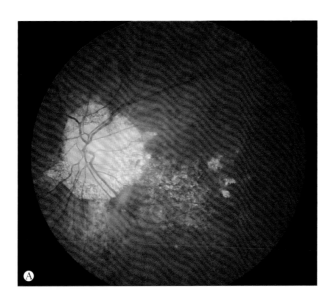

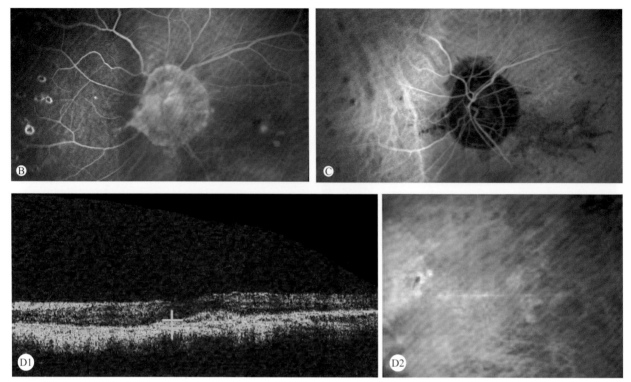

男性，35岁，屈光度–19.0 D，眼轴30 mm。A.彩图示后极部眼底可见明显的脉络膜大血管，即重度豹纹状改变，1/3 PD的环形脉络膜弧形斑和1 PD颞侧巩膜弧形斑并存，环形弧形斑边缘及黄斑颞侧多个孤立性脉络膜萎缩灶；视盘苍白、无倾斜，在环形弧形斑的衬托下呈淡粉红色。B、C.FFA/ICGA见沿弧形斑缘的放射状漆裂纹形成，并有融合，黄斑可见CNV；弧形斑边缘锐利；呈现Ⅰ型三级后葡萄肿。D.OCT显示RPE–脉络膜结构紊乱

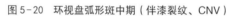

图5-20　环视盘弧形斑中期（伴漆裂纹、CNV）

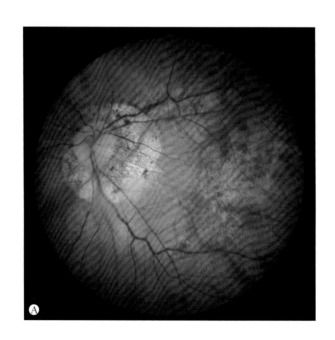

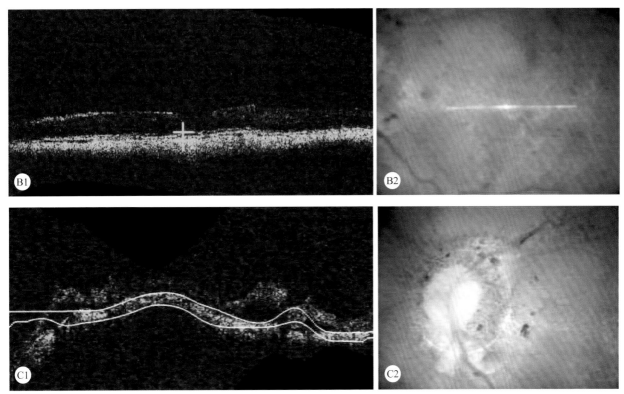

　　男性，52岁，屈光度 –16.0 D，眼轴 32 mm。A. 彩图示后极部眼底脉络膜大血管基本消失，即重度豹纹状改变，环形弧形斑残留色素，视盘苍白、无倾斜，在环形弧形斑的衬托下呈淡粉红色，弧形斑与葡萄肿融合，无锐利边缘；呈现Ⅰ型和Ⅲ型并存的Ⅶ型三级复合葡萄肿。B、C. OCT 显示 RPE – 脉络膜结构消失

图 5-21　环视盘弧形斑晚期（Ⅶ型三级复合型后葡萄肿）

（3）鼻下弧形斑　见图 5-22、图 5-23。

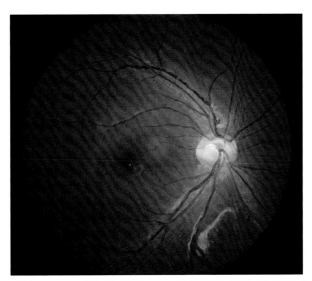

　　女性，13岁，屈光度 –4.0 D，眼轴 26.5 mm。视盘逆时针转 90°，视盘向下方倾斜，形成下方的 1/4 PD 脉络膜弧形斑，下方视网膜透见脉络膜血管，形成轻度豹纹状改变

图 5-22　鼻下弧形斑 1

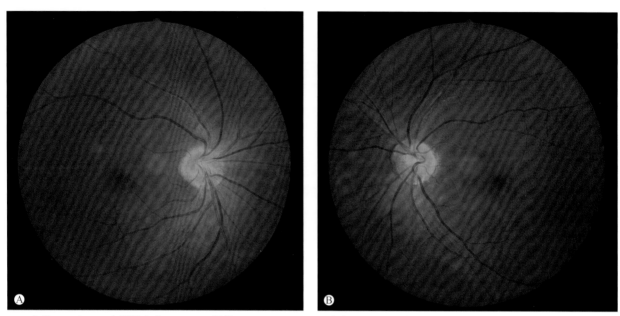

女性，35 岁。A. 右眼屈光度 −5.75 D、眼轴 25.7 mm；B. 左眼屈光度 −6.0 D、眼轴 25.8 mm。视盘分别向鼻侧（右眼逆时针、左眼顺时针）旋转 135°，视盘鼻下方倾斜，形成鼻下方约 1/2 PD 脉络膜弧形斑，相对应鼻下方视网膜透见脉络膜血管，呈轻度豹纹状改变

图 5-23　鼻下弧形斑 2

（4）颞下弧形斑　见图 5-24。

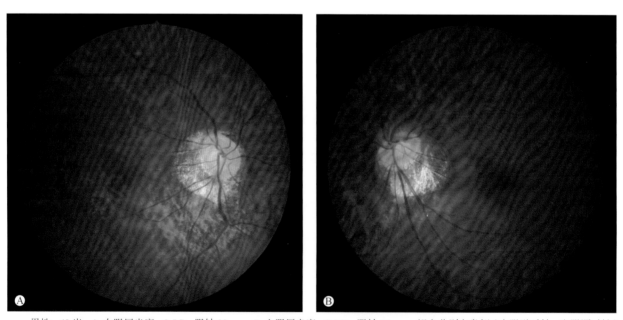

男性，49 岁。A. 右眼屈光度 −9.5 D、眼轴 28 mm；B. 左眼屈光度 −9.0 D、眼轴 27 mm。视盘分别向鼻侧（右眼逆时针、左眼顺时针）旋转 45°，视盘颞下方倾斜，形成颞下方约 1 PD 的混合弧形斑，弧形斑边缘锐利，相对应颞下方视网膜透见脉络膜大血管，呈中度豹纹状改变。形成 II 型一级后葡萄肿

图 5-24　颞下方弧形斑

（5）上方弧形斑　见图 5-25。

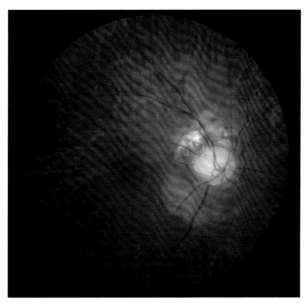

女性，56 岁，屈光度 -10.0 D，眼轴 28 mm。眼底呈脉络膜大血管裸露的重度豹纹状改变，视盘向上倾斜，1/2 PD 混合弧形斑

图 5-25　上方弧形斑

3. 按弧形斑大小分型

弧形斑的大小与后极部的扩张程度、后葡萄肿形成密切相关，因此与病理性近视的预后有关。

（1）≤ 1/2 PD 弧形斑　属于良性的弧形斑，以脉络膜弧形斑为主。

（2）±1 PD 弧形斑　表明进行性改变，ICGA 晚期可发现沿视盘发出的早期漆裂纹，以脉络膜弧形斑、混合型弧形斑多见（图 5-26）。

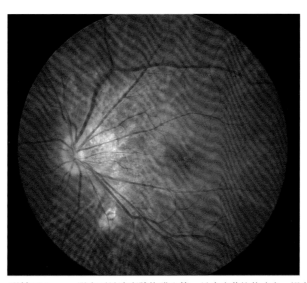

男性，23 岁，屈光度 -11.0 D，眼轴 28.3 mm。眼底可见清晰脉络膜血管，呈中度豹纹状改变；视盘颞上方倾斜，大于 1 PD 脉络膜弧形斑，鼻侧边缘模糊，仍有鼻侧牵引现象，下方孤立脉络膜萎缩灶，呈 II 型一级后葡萄肿

图 5-26　±1PD 弧形斑（病理性改变初期：鼻侧牵引、中度豹纹状改变、孤立脉络膜萎缩灶）

（3）＞1 PD 弧形斑　　提示后葡萄肿的形成，多伴发视网膜－脉络膜弥漫性退行性萎缩，以巩膜弧形斑、混合型弧形斑多见（图 5-27）。

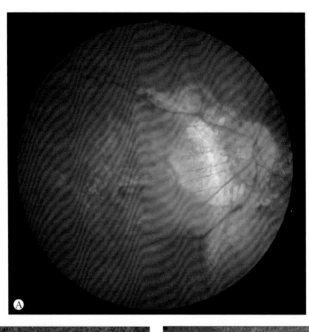

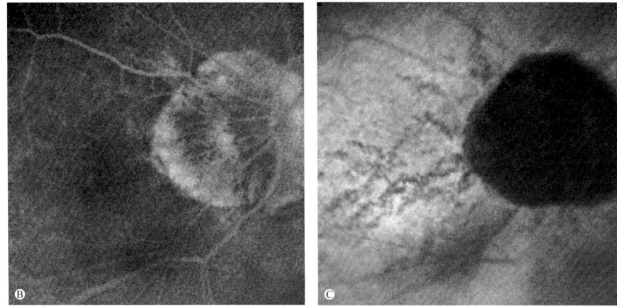

女性，63 岁，屈光度 −19.0 D，眼轴 29 mm。A. 眼底脉络膜大血管暴露，呈重度豹纹状改变；＞2 PD 巩膜弧形斑，并与后葡萄肿融合；呈现 Ⅱ 型三级（黄斑型）后葡萄肿。B、C. FFA/ICGA 显示漆裂纹

图 5-27　＞1 PD 弧形斑

四、弧形斑发生率

随着近视度的增加，近视弧形斑也明显增多。轻度近视的出现率为40%，中度近视为60%，高度近视可超过70%，男女无差别。

五、弧形斑与其他近视性眼底改变的关系

（1）生理性弧形斑（physiologic crescent）　大约为1/10视盘直径的窄小弧形斑，是视神经局部发育变化的结果。这些弧形斑很可能是和常态眼球相一致的（图5-28）。

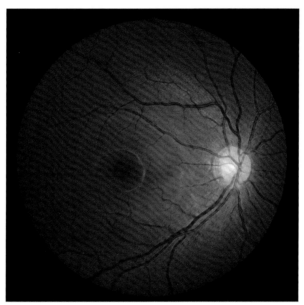

女性，8岁，屈光度+1.0 D，眼轴21 mm。1/10 PD单纯弧形斑

图5-28　生理性弧形斑

（2）先天性弧形斑（congenital crescent）　可能也会出现在正常的眼底中。这些弧形斑通常出现在视盘下缘，并且缺乏色素，也没有大小尺寸的改变。

（3）低度近视弧形斑（crescent of low myopia）　主要位于视盘颞侧，并且随着屈光不正的进展明显变大。低度近视弧形斑很少大于视盘直径的1/3，位于颞侧，为视盘周围区域最低程度的扩张。尽管鼻侧牵引可能给人暂时倾斜的印象，但视盘表面通常是平坦的。在生理性近视（低度、非进行性近视）眼底没有明显的弧形斑、过度牵拉或广泛豹纹状眼底改变（图5-29）。

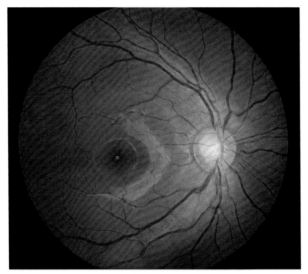

男性，8岁，屈光度 −1.0 D，眼轴 23.5 mm。1/8 PD 颞侧单纯弧形斑，无视盘倾斜，无豹纹状改变

图 5−29 低度近视弧形斑

（4）中度近视弧形斑（crescent of moderate myopia） 弧形斑的形成是中度近视（−3.0 ～ −5.0 D）的标志，但大多数伴弧形斑的中度近视可以保持正常的视觉功能（图 5−30、图 5−31）。

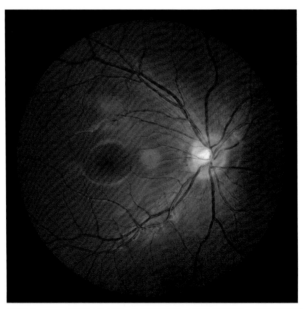

女性，11岁，屈光度 −4.0 D，眼轴 25 mm。颞侧 1/10 PD 单纯弧形斑。有鼻侧牵引，无豹纹状改变

图 5−30 中度近视弧形斑 1

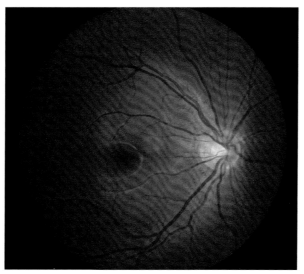

男性，11岁，屈光度 −5.0 D，眼轴 25 mm。1/4 PD 颞侧弧形斑，有鼻侧牵引，无豹纹状改变

图 5-31　中度近视弧形斑 2

（5）高度近视弧形斑（crescent of high myopia）　病理性近视的症状之一就是后葡萄肿必然伴随弧形斑，发生后葡萄肿的患者可以看到最大的弧形斑形成。高度近视出现颞侧视盘倾斜，特别是大的弧形斑，同时伴后极部局限性豹纹状眼底出现则提示后葡萄肿的出现和向病理性近视的演变（图 5-32）。

虽然弧形斑随着眼轴长度的增加而增多，显示正相关，但是在弧形斑的大小和眼轴的长度之间并没有严格的关联。

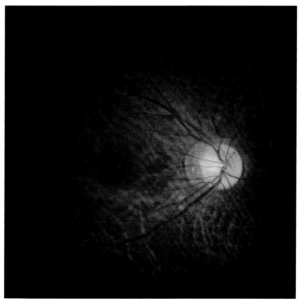

男性，16岁，屈光度 −10.0 D，眼轴 26.4 mm。眼底脉络膜血管清晰暴露的中度豹纹状改变，1/3 PD 颞侧弧形斑

图 5-32　高度近视弧形斑

（6）弧形斑边缘与早期视网膜-脉络膜退行性病变关系　漆裂纹、一过性黄斑出血和局部孤立性脉络膜萎缩灶是病理性近视早期常见的脉络膜退行性病变，它们通常沿着弧形斑的外侧出现（图5-33~图5-35）。

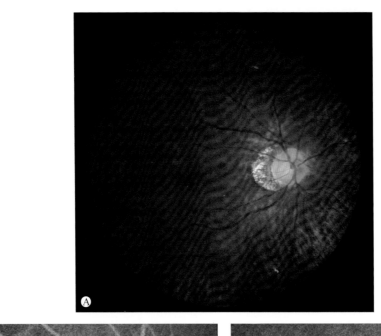

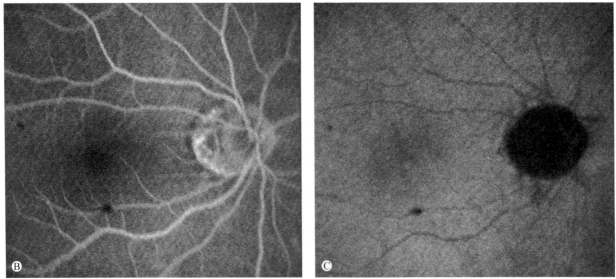

女性，30岁，屈光度-16.0 D，眼轴28.5 mm。A.彩图示约1/2 PD颞侧脉络膜弧形斑，眼底呈脉络膜大血管暴露的重度豹纹状改变，视盘鼻侧2 PD处形成Ⅰ型一级（后极部型）葡萄肿。B、C.FFA/ICGA见弧形斑边缘的发射状漆裂纹

图5-33　弧形斑与漆裂纹

弧形斑边缘的早期视网膜-脉络膜退行性病变的发病机制有2个。①机械因素：因为当脉络膜基底膜复合体（脉络膜毛细血管-脉络膜基底层-视网膜色素上皮复合体）自视盘处移位时，对这一局部组织的压力和牵拉力增加。②循环因素：复合体自视盘处的移位，导致血眼外屏障不完整和缺血，解除了脉络膜血管向视网膜下间隙渗漏的唯一屏障，同时局部视网膜外层血供缺失。

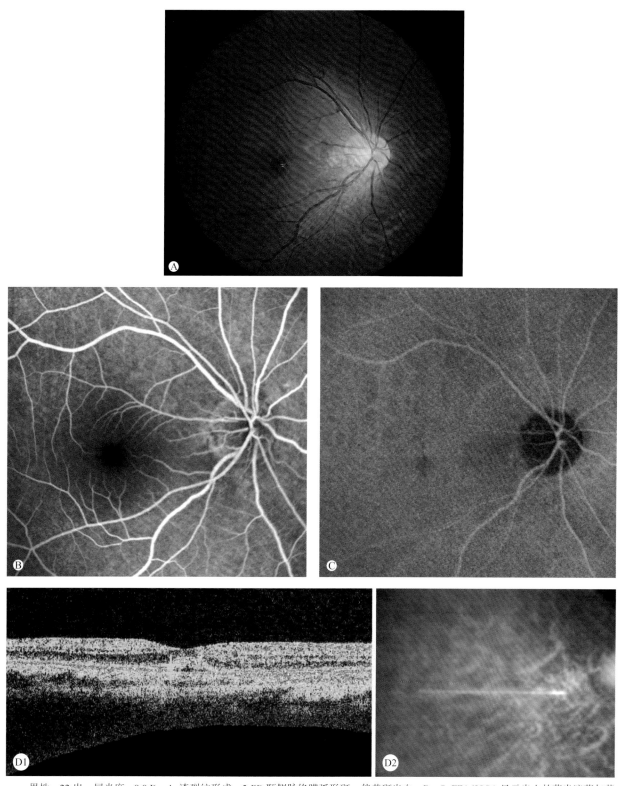

　　男性，22岁，屈光度 -9.0 D。A. 漆裂纹形成，2 PD 颞侧脉络膜弧形斑，伴黄斑出血；B、C. FFA/ICGA 显示出血的荧光遮蔽与黄斑暗区重叠；D. OCT 显示黄斑出血

图 5-34　弧形斑与一过性黄斑出血

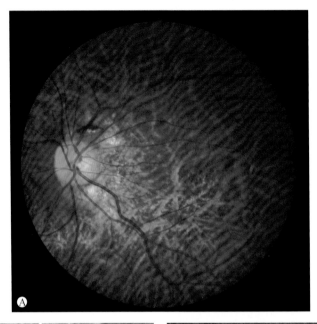

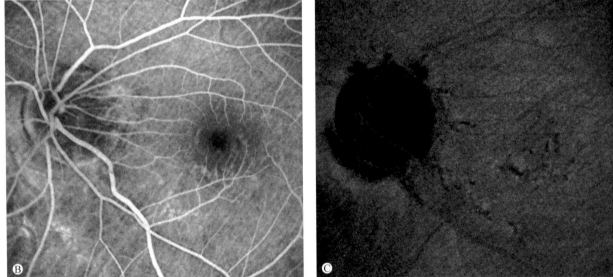

男性，31 岁，屈光度 –21.0 D。A. 彩图示眼底脉络膜血管暴露，呈重度豹纹状改变，1 PD 颞侧弧形斑与 I 型后葡萄肿融合；B、C.ICGA 可见上方弧形斑边缘初步形成孤立局部脉络膜萎缩灶

图 5–35　弧形斑与局部孤立性脉络膜萎缩灶

（7）视盘弧形斑与后葡萄肿部位的关系　弧形斑和后葡萄肿相伴而生。视盘弧形斑改变在很大程度上与后葡萄肿的发生位置和程度有关。

①在 I 型（后极部型）后葡萄肿，颞侧弧形斑常伴有周边眼底扩张，或比较少见的典型的周边弧形斑，眼底膨胀的不断进展和鼻侧弧形斑向周边扩展是常见的（图 5–36）。

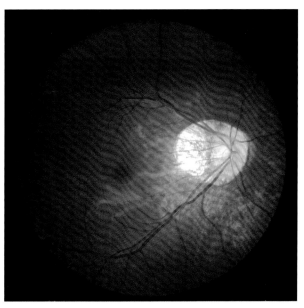

女性，16岁，屈光度 –17.0 D，眼轴 29 mm。中度豹纹状改变，1 PD 颞侧巩膜弧形斑、视盘倾斜，视盘鼻侧 2 PD 起至黄斑颞侧清晰的 I 型一级（后极部型）葡萄肿

图 5-36　弧形斑与 I 型（后极部型）后葡萄肿

② 在 II 型（黄斑型）后葡萄肿，表现为颞侧弧形斑，随着后葡萄肿的扩张，视盘在其垂直轴上看起来是向颞侧倾斜的，鼻侧过度牵引随之发生（图 5-37）。

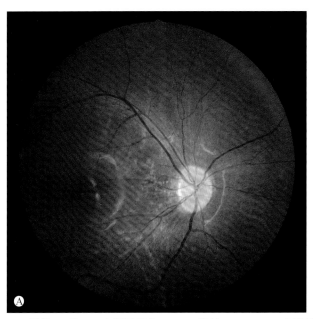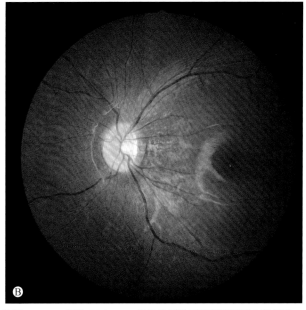

男性，5岁。A. 右眼屈光度 –6.5 D，眼轴 24.5 mm；B. 左眼屈光度 –7.0 D，眼轴 25.2 mm。视盘鼻侧缘至黄斑脉络膜血管暴露，呈中度豹纹状改变，鼻侧牵引存在，视盘倾斜、苍白，颞侧有 1/6 PD 脉络膜弧形斑，呈 II 型二级（黄斑型）后葡萄肿

图 5-37　弧形斑与 II 型（黄斑型）后葡萄肿

③ 在Ⅲ型（视盘周围型）后葡萄肿，表现为视盘周边弧形斑（图5-38）。

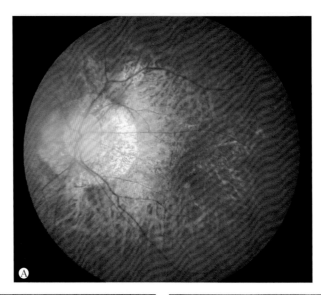

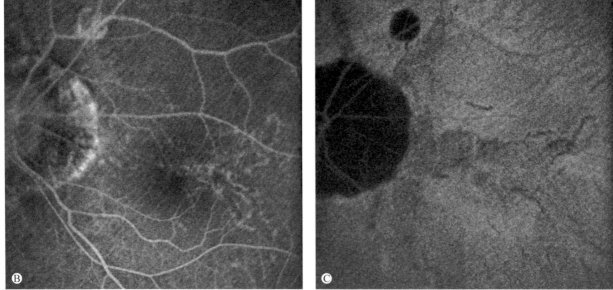

女性，39岁，屈光度 –18.0 D，眼轴32 mm。A. 彩图示脉络膜大血管暴露，并1 PD视盘环形混合弧形斑，边缘大血管开始消失；B、C. ICGA示颞侧漆裂纹融合，后葡萄肿上边缘孤立脉络膜萎缩灶，呈Ⅲ型三级后葡萄肿

图5-38 弧形斑与Ⅲ型（视盘周围型）后葡萄肿

④ 在Ⅳ型（视盘鼻侧型）后葡萄肿，表现为视盘鼻侧弧形斑，如果鼻侧葡萄肿出现一定程度的扩张，局部视盘的鼻侧倾斜随之产生，但是在这些患眼中颞侧牵引还未见报道（图5-39）。

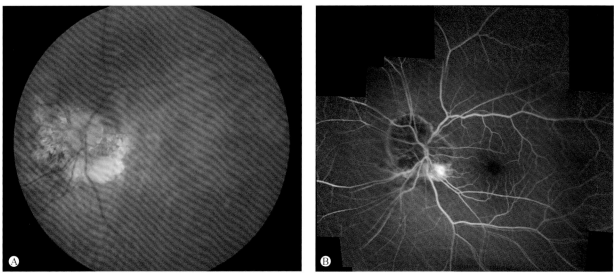

女性，81岁，屈光度 −10.0 D。A. 左眼视盘鼻侧大于 1 PD 脉络膜弧形斑，合并下方的巩膜弧形斑，视盘苍白、变浅，无明显倾斜，眼底可见裸露脉络膜血管结构的中度豹纹状改变，呈Ⅳ型二级（视盘鼻侧型）后葡萄肿；B. FFA 显示脉络膜弧形斑清晰的边缘，可见视网膜血管屈膝

图 5-39　弧形斑与Ⅳ型（视盘鼻侧型）后葡萄肿

⑤ 在 V 型下方后葡萄肿，常可见到水平轴位上的视盘倾斜，伴随视盘下方弧形斑形成或偶发上方过度牵引（图 5-40）。

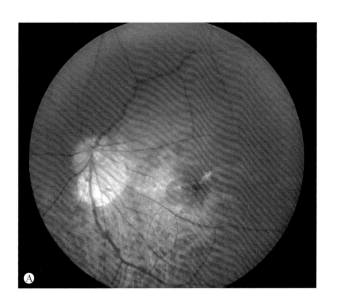

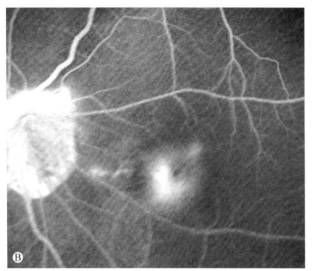

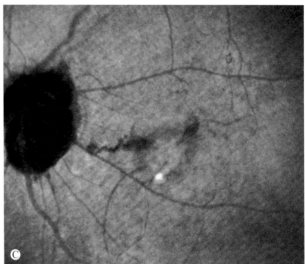

女性，51岁，屈光度 −14.0 D。A. 彩图示视盘顺时旋转 45°、倾斜，形成大于 1 PD 的颞下巩膜弧形斑，下半视网膜呈脉络膜大血管暴露的重度豹纹状改变；B、C. FFA/ICGA 显示黄斑区伴有与颞侧弧形斑边缘相连的漆裂纹、CNV 及视网膜出血。形成 V 型一级下方后葡萄肿

图 5-40　弧形斑与 V 型下方后葡萄肿

六、盘周萎缩

盘周萎缩（peripapillary atrophy，PPA）是指视盘周围视网膜和脉络膜的萎缩，多见于高度近视及病理性近视、老年人、原发性开角型青光眼等。

目前研究，视盘旁萎缩弧通过不同的影像学检查手段可以分为 α 区、β 区、γ 区和 δ 区共 4 区。

OCT 观察中视盘颞侧从外至内、由大到小分为 α 区、β 区和 γ 区。α 区是指 RPE 紊乱但 Bruch 膜尚存的区域；β 区是指 RPE 缺失但 Bruch 膜尚存的区域；γ 区是指 RPE 和 Bruch 膜均缺失的区域；δ 区为 γ 区的一部分，对应延长和变薄的视盘周围巩膜缘（图 5-41）。

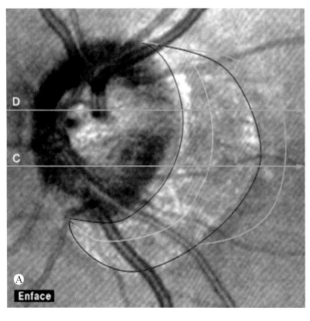

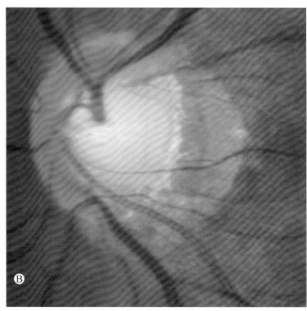

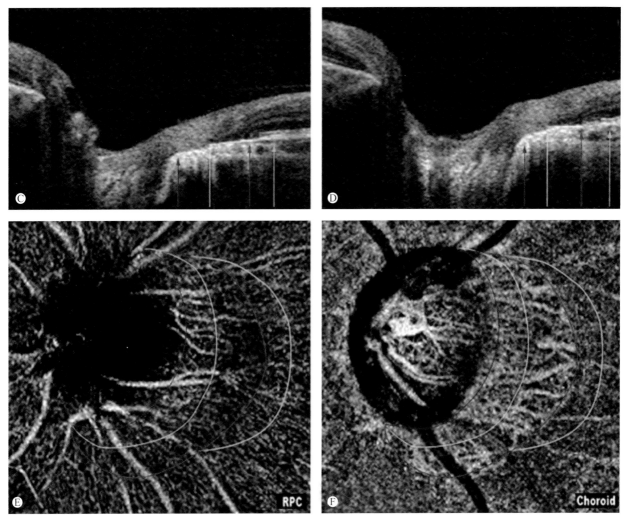

enface 图像（A）、眼底照片（B）和同一位置的血管造影（E、F）图像，根据序列 B-scan 图像（C、D）在图像（A）上勾画 α 区（蓝色和紫色线/箭头之间）、β 区（紫色和黄色线/箭头之间）和 γ 区（黄色和红色线/箭头之间）的边界

图 5-41　视盘旁萎缩各个亚区的定义，以及盘周放射状毛细血管（RPC）和脉络膜微血管系统图像

1. 发生机制

在组织学中，α 区为视网膜色素上皮层（RPE）的异常和光感受器的密度减少；β 区为 RPE 和光感受器的完全丧失和脉络膜毛细血管的闭塞，并且 β 区大于脉络膜毛细血管的闭塞面积。

2. 临床特征

根据 PPA 的形态特点可分为颞侧型、扩展型、环型。颞侧型：PPA 仅限于盘颞侧；扩展型：PPA 至视盘的颞侧及上下方；环型：PPA 至视盘全周。此分型可以反映眼底近视萎缩弧的发展程度。

3. 临床意义

α 区可单独存在，可见于正常人群；β 区常见于非正常眼底，很少在没有 α 区萎缩的情况下单独出现。PPA 的大小和眼轴、屈光度、后葡萄肿高度、脉络膜厚度有关，其变化主要在于视盘颞侧和黄斑中心凹之间的区域。γ 区现在被认为与近视有关，代表轴状球伸长导致的解剖改变，而 β 区的出现和大小与青光眼的发生、严重程度和进展速度都有关，且其面积和范围均大于正常人群。β区在原发性开角型青光眼（POAG）的发生率高于闭角型青光眼（PACG），γ区和青光眼的发生无关。δ区的扩大与近视合并青光眼相关。

第五节　视盘面积改变

近视眼的视盘较大，平均横径为（1.55±0.5）mm，直径为（1.75±0.5）mm，面积多超过3 mm²，而正常眼平均为（2.0±0.5）mm²。

一、发生机制

发生近视后，由于近视患者视盘倾斜、视盘旁萎缩弧位于颞侧，导致视盘边界模糊和色泽对比不明显，可能产生相干光断层成像术（OCT）系统检查对视盘水平轮廓描绘的误差，使确定视杯边界发生困难，如何准确定位有待进一步研究。

二、临床特征

主要检测仪器为海德堡视网膜断层扫描（Heidelberg retinal tomography，HRT）和OCT。OCT主要优点是视盘面积和盘沿面积均在同一平面上，更符合视盘的解剖结构，且无须操作者对视盘边界进行手动勾画，减小了主观测量的误差。

相关研究表明，两种检测方法均显示屈光不正在−14.0～+4.0 D范围，轴向长度越长，视盘面积越大，而屈光不正在−8.0～+4.0 D的HRT中相关性不明显，在OCT中相关性明显，这种差异可能与对视盘边缘的定义不同有关。研究表明，近视度数每增加−1.0 D，视盘周围萎缩的发生率增加1.3%。对于轴长较长的眼睛，OCT高估了视盘面积，并导致了在−8.0～+4.0 D的明显相关性；但也有数据显示视盘面积与屈光度、轴向长度无关。

在近视的眼睛中，OCT数据视盘大小可能被高估，所以当OCT数据被光学放大效应校正后，其显示的视盘参数数据一般比HRT数值大，导致两种仪器之间的一致性较差，但校正后的OCT数值更接近组织学测量值（图5−42）。

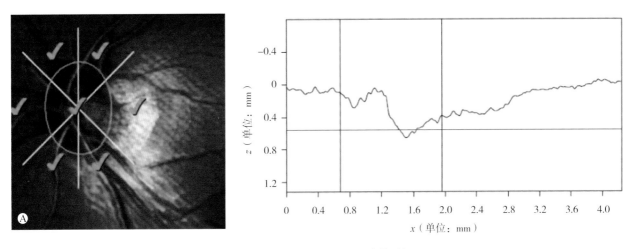

视盘面积 1.81 mm²，视杯面积 0.07 mm²，盘沿面积 1.73 mm²

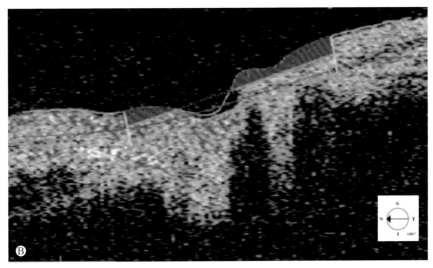

视盘面积 3.632 mm²，视杯面积 0.339 mm²，盘沿面积 3.293 mm²

OCT（B）显示比 HRT（A）测定的颞侧盘边缘距离视盘更远，导致视盘面积更大（3.632 mm² vs. 1.81 mm²）

图 5-42　视盘面积在 HRT 和 OCT 之间的水平横断面比较中存在明显差异

　　不同种族的正常视神经乳头（ONH）参数差异显著。离赤道越近，视盘越大。非洲裔美国人平均视盘最大，其次是印度人、中国人，最后是欧洲人。另外，有研究表明：在 40～49 岁、50～59 岁、60～69 岁三组对比中，视盘大小无差异，而 70 岁以上组的视盘较 40～49 岁、50～59 岁组的大，较 60～69 岁组的视盘大小随着年龄的增长无明显增加，但也有研究显示视盘面积与年龄无相关性。

三、临床意义

近视是 POAG 的高危因素，当出现青光眼时，做到早检测、早诊断、早治疗，尽可能避免不可逆性的视神经损害至关重要。视盘相关的参数改变有助于筛查早期青光眼，因此近视眼视盘参数的准确测量在临床工作中具有非常重要的意义。

第六节　视盘血管改变

视盘血管改变属于病理性近视中期（年龄 31～60 岁）的视盘改变之一，另一改变是盘周脉络膜萎缩，后者又归属于脉络膜改变的一种（孤立局灶性萎缩，弥漫性萎缩）。

这些在视盘及其临界区域表现出大量多样的病理性近视改变，是近视独有的眼底改变。根据视盘的解剖，血液供应分为四个部分。①表面神经纤维层：血供主要来自视网膜中央动脉（central retinal artery，CRA）延伸来的微动脉，其颞侧血供可来自睫状后动脉（posterior ciliary artery，PCA）的分支；②筛板前区：位于脉络膜平面，由盘周脉络膜动脉的分支来供血；③筛板区：与巩膜相连，血供来自睫状后短动脉（short posterior ciliary artery，SPCA）发出的向心支（视盘血供的主要来源）或 Zinn–Haller 动脉环（Z–H 环）发出的向心支；④筛板后区：主要血供由 Z–H 环发出的动脉返支及 SPCA 直接发出分支形成的软脑膜动脉供应。

一、发生机制

进入中期（年龄 31～60 岁），随着后葡萄肿的加深机械性地使视网膜血管走行变直；同时高度扩张的巩膜将后巩膜视神经孔牵拉、外翻，视网膜血管受牵拉，内层视神经的外翻，还有脉络膜血管萎缩，导致血管间的空间增大，这些力量综合起来使视网膜中央动静脉分岔位置较原有的暴露位置明显后移。

二、临床特征

在研究视盘及周围血管改变时，主要研究其形态和密度的改变。

1. 血管形态改变

视盘视网膜血管伸直，视网膜中央动静脉呈水平位"Y"或"T"字形改变（图 5–43、图 5–44）。

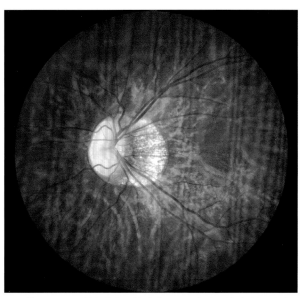

女性，16 岁，屈光度 −13.0 D，眼轴 28 mm。脉络膜大血管清晰可见，视盘颞侧倾斜、苍白，伴＞1 PD 的混合型弧形斑，视网膜血管呈"Y"形

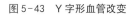

图 5-43　Y 字形血管改变

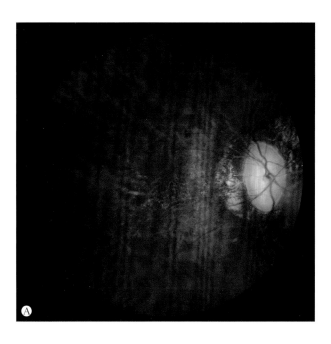

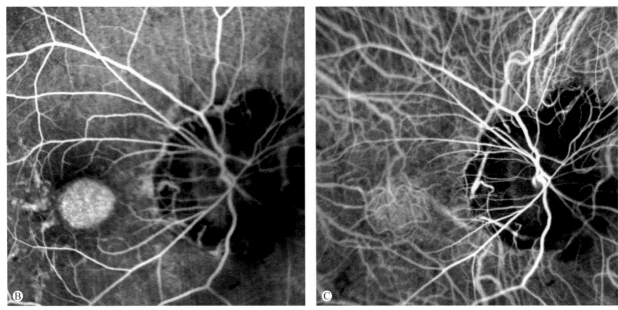

女性，38岁，屈光度 -20.0 D，眼轴 32.4 mm。A. 彩图示视盘环形葡萄肿合并黄斑葡萄肿，弧形斑与葡萄肿融合，脉络膜大血管暴露；视盘苍白、无倾斜，视网膜中央血管 2 级分支相互垂直，自视盘上、下方向周边分布，呈 "T" 形。B、C. ICGA/FFA 显示更为清晰的血管走行

图 5-44　T 字形血管改变

2. 盘周血流密度改变

在盘周血流密度的测量中，一般将其分为两层，包括深层 ONH 和浅层视盘周围毛细血管（tradial peripapillary capillaries，RPC）层。深层 ONH 层为从内界膜（internal limiting membrane，ILM）向玻璃体延伸的层，厚度为 150 μm。浅层 RPC 层为视网膜神经纤维层（retinal nerve fiber layer，RNFL）外至 ILM 之间的层。根据视盘最新 Garway-Heath（GH）分区，将视盘周边区域分为 8 个扇区（图 5-45）。

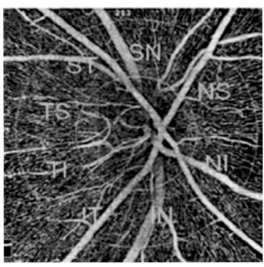

ST：上颞侧；TS：颞上侧；SN：上鼻侧；NS：鼻上侧；NI：鼻下侧；IN：下鼻侧；IT：下颞侧；TI：颞下侧

图 5-45　盘周血流密度分区

研究发现，在深层 ONH 层和浅层 RPC 层，高度近视视盘周围血管密度低于正常眼。有视盘周围脉络膜内空穴（peripapillary intrachoroidal cavitation，PICC）存在的，视盘周围血管密度更低，在深层 ONH 层，视盘周围血管密度与 PICC 和近视性黄斑病变的存在呈显著负相关。有 PICC 存在的高度近视眼，其 RPC 层视盘周区、IT 区、ST 区、TS 区、TI 区视盘周围血管密度明显降低；而 ONH 层视盘周区、IT 区和 ST 区血管密度降低。深层 ONH 层 TS 区、TI 区有或无 PICC 眼的高度近视眼血流密度无明显差异，可能原因为视盘周围萎缩区更多位于颞侧，这可能解释了颞侧视盘周围血管密度更明显降低的原因。另外，发现浅层 RPC 层的血管密度与 RNFL 厚度呈正相关。

三、临床意义

血管变直、分支角变大预示着视网膜血流灌注减少，长时间导致视网膜缺血，眼轴长的延长引发的这些视网膜微循环变化在高度近视后极部视网膜–脉络膜萎缩病变进展中起到一定作用。高度近视患眼视网膜几何学特性的变化源于眼轴长延长和后葡萄肿的加深对血管产生的机械牵引力作用，研究视网膜血管几何学特性可以用来确定机械牵引力的大小，预示高度近视患眼后极部病变的进展。

视盘血供较为复杂，了解视盘周围血供及血流特点有助于发现其改变的意义。因为影响浅层和深层微血管密度相关的因素不同。眼轴长度与浅表微血管密度减少显著相关，对深部微血管密度影响不显著，视盘倾斜程度及视盘下扭转与深视盘周围微血管密度减少相关。这些发现支持视盘形态及其血管方面与近视合并青光眼发病机制有关。

第七节　视盘小凹及弧形斑小凹

视盘小凹（optic disc pits）这一概念最早于 19 世纪晚期由 Wiethe 提出，是一种视神经头的异常空化。一般被描述为先天性，继发于近视、青光眼等疾病时，为获得性视盘小凹。

一、发生机制

在高度近视的眼睛中，获得性视盘小凹被认为是由于眼轴的拉长，视盘经过机械扩张变大，并伴有筛板的拉伸和扩张，最终导致筛板从视盘周围巩膜开裂，并伴有神经纤维的破坏。

弧形斑小凹（conus pits）似乎是由巩膜拉伸相关的裂隙或巩膜中睫状后短动脉的发射开口发展而来，神经纤维组织覆盖在小凹处是不连续的。

二、临床特征

视盘小凹及弧形斑小凹的发现往往是巧合，有时很容易在缺乏 OCT 检查时漏诊，可在眼底检查时偶然发现，其发生率估计为 1 ： 11 000。先天性视盘小凹通常呈单侧，获得性视盘小凹通常为双侧。视盘小凹通常分布于视盘上缘或下缘，偶见于视盘周近视弧区，呈穿凿样，弧形斑小凹位于巩膜脊鼻侧或神经脊外侧。

在一项 198 眼高度近视的研究中，有 32 眼（16.2%）在视盘的外缘或邻近的巩膜弧形斑内发现了小凹样的裂口，但是在所有正视性眼中均未发现。其中视盘小凹共 11 眼（34.4%），弧形斑小凹共 22 眼（68.8%），1 眼同时有视盘小凹和弧形斑小凹。有视盘小凹及弧形斑小凹的眼睛近视度数更高，眼轴长度明显更长，视盘明显更大。

由扫频源 OCT 三维图像重建的正面视图显示视盘小凹及弧形斑小凹（图 5-46、图 5-47）。

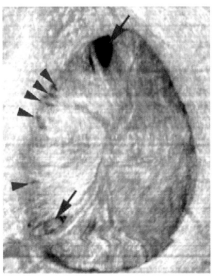

视盘上下两极有 2 个大视盘凹（红色箭头），呈三角形，基底指向视盘的边缘，顶端指向视盘的中心，沿着视盘的颞缘也可以观察到多个小凹状结构（蓝色箭头）

图 5-46 视盘小凹

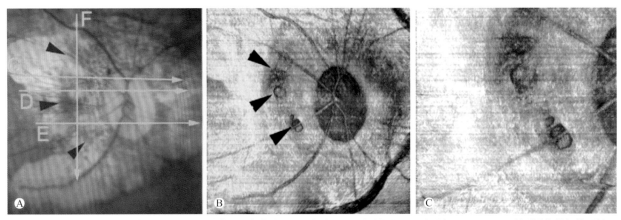

弧形斑小凹出现在巩膜脊的颞侧。A. 巩膜脊由黑色箭头所示，绿线显示了扫描源 OCT 对图中 D、G、E、F 所示图像的扫描区域；B. 距视盘边缘大约相同距离的脊内斜坡上有多个弧形斑小凹（黑色箭头）；C. 图 B 的放大视图，显示了一组位于巩膜脊颞部的小凹

图 5-47 弧形斑小凹

视盘小凹或弧形斑小凹通常是无临床症状的，但当合并黄斑部视网膜脱离时，视力下降还有可能导致视野缺陷，如中心旁弓状盲点或扩大的盲点。

第八节　视盘周围脉络膜空穴

视盘周围脉络膜内空穴（PICC），以前被定义为"病理性近视的视盘旁脱离"（peripapillary detachment in pathologic myopia，PDPM），描述为近视弧下缘隆起的橙黄色病变，以视盘边缘为基底的脉络膜三角形增厚（图5-48A），Bruch膜与巩膜之间的距离≥200μm。在OCT上为RPE下的低反射腔（图5-48B），主要病变位置在黄斑及乳头周围。典型的PICC多位于视盘下缘（40%）。

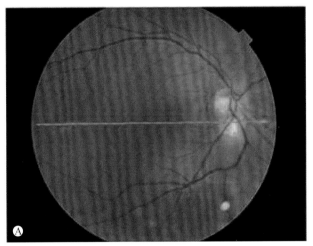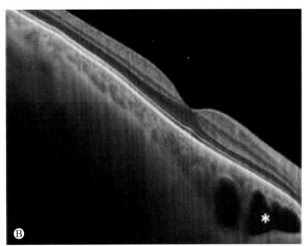

A. 近视弧下方脉络膜空穴眼底彩色照相图片；B. 对应盘周围区域OCT显示的RPE下的低反射腔（星形）

图5-48　视盘周围脉络膜空穴

一、发生机制

学术界对于视盘周围脉络膜内空化的原因一直有争议。一种假说提出眼轴的伸长及后葡萄肿的进展破坏了脉络膜和视神经之间的胶原组织，导致脉络膜远离视神经边缘，而玻璃体液体逐渐进入脉络膜组织，分裂脉络膜内部结构，形成低反射囊样间隙，最终合并成单个空洞。盘周巩膜内的血管也与PICC的形成有关，周围扩张的血管中渗出的液体可能导致PICC的发生是另外一种假说的观点。此外，视盘倾斜增加也有助于PICC的发生。

二、临床特征

研究发现，只有局灶性的视网膜-脉络膜萎缩（chorioretinal atrophy，CRA）或近视弧和空穴附近有巩膜内血管可以强烈支持PICC存在的两个特征。

在一项调查中，PICC的患病率为4.9%~11.0%，除了近视患者，也可出现在正视者与远视患者中。You等在北京的研究中发现，高度近视组PICC的患病率为（16.9±4.0）%，仅出现在高度近视患者，平均宽度为（4.2±2.3）h（30°）［PICC宽度以视盘周长的十二分之一（小时）表示］，平均长度为（1363±384）μm。研究之间存在差异的原因可能是对于PICC的定义不同，在后者研究中，眼底照片所对应脉络膜血管的OCT图像上低反射的管状或圆形区域不是PICC，而是较大的脉络膜血管（图5-49）。

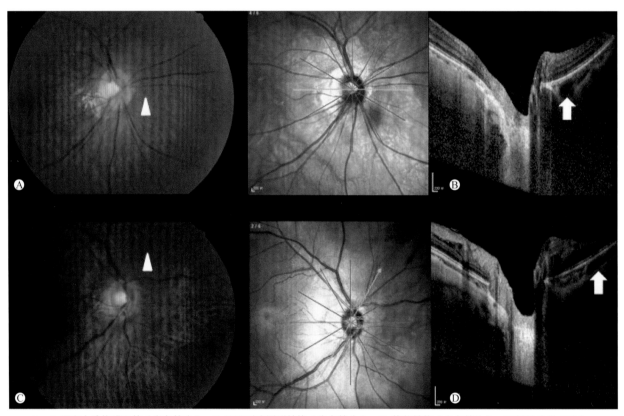

A、C.眼底大脉络膜血管（白色箭头）；B.OCT对应圆形结构（白色箭头）；D.管状结构（白色箭头），不被认为是PICC

图5-49 PICC的眼底照片和OCT表现

三、临床意义

目前 PICC 的临床意义尚不明确，但 PICC 是高度近视眼的一种形态学改变，有助于诊断和鉴别其他眼底病变，如脉络膜新生血管（choroidal neovascularization，CNV）、脉络膜肿瘤等。

第九节　视杯改变

视杯由原本视神经乳头胶质在发育过程中逐步吸收、萎缩而形成。正常视盘直径（papilla diameter 或 disc diameter，PD 或 DD）平均为 1.5 mm。它受巩膜后孔直径的大小和视神经入眼球的角度及眼球屈光状态的影响。检眼镜下近视眼的视盘显大，生理凹陷较正常人大，视盘鼻侧缘较模糊。

在视神经前表面筛板通常是直的，病理性近视时不同程度的筛板向前移位可部分造成巩膜鞘的变短和翻转。这一变化最初由 von Jaeger 报道，Goldmann 对此现象进一步研究，在眼压增加时这一现象更加明显。这种改变的临床重要性在于减少了高度近视伴随青光眼的杯深（cupping）。

一、视杯改变的意义

近视眼视盘的解剖结构使它容易发生青光眼的损害在中度近视 C/D 要比正常人明显变大。在高度近视中可见到不同程度的视盘扭曲变形，尤其是在发生明显牵拉时。

正常人视盘周围的循环容易受高眼压的影响。近视眼常伴发异常的、血流缓慢的脉络膜循环及发生脉络膜终末动脉闭塞，如果同时出现高眼压，极易发生视盘的血液循环紊乱，导致视盘周围区域广泛损害。

在近视眼中，尤其是近视青光眼中，筛板到视网膜表面距离平均减少到 0.24 mm（正常的眼睛此距离为 0.72 mm），向眼球内位移的巩膜筛板在很大程度上限制了视杯的扩大。近视的视盘不会随眼压的升高演变为平板锅样（bean-pot）的典型青光眼杯样凹陷。鼻侧牵引的同时也限制了视盘的凹陷，其中常常包括巩膜成分在内。随着鼻侧牵引，视网膜-脉络膜甚至巩膜叠加和压缩鼻侧的视盘视神经组织，可发生视杯倾斜等变化，掩盖青光眼杯样凹陷，造成青光眼误诊。

二、视杯分型

在近视眼的视盘形态中，视杯被描述为 5 型（图 5-50）。

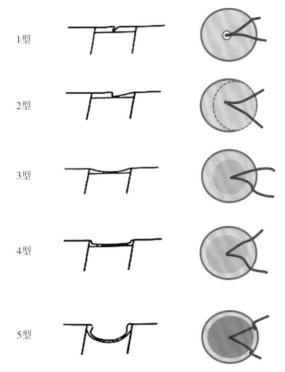

1型：倾斜的生理视杯；2型：颞侧视盘边缘倾斜视杯；3型：缓慢倾斜边缘浅视杯，似青光眼杯；4型：边缘锐利的浅视杯，高度近视最常见青光眼杯；5型：深视杯，典型青光眼杯

图 5-50　近视眼视杯分型示意

（1）1型视杯　颞侧倾斜的生理性中心杯（图 5-51）。

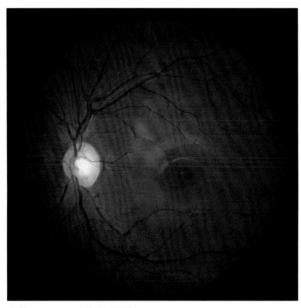

男性，16岁，屈光度 -0.5 D，眼轴 22.5 mm。正常生理视杯

图 5-51　1 型视杯

（2）2型视杯　偏颞侧视盘边缘倾斜的杯（图5-52）。

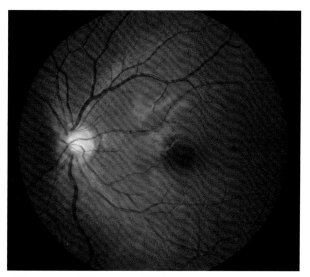

男性，14岁，屈光度-1.0 D，眼轴23.4 mm。颞侧1/10 PD弧形斑

图5-52　2型视杯

（3）3型视杯　缓慢倾斜边缘的浅视杯，似青光眼杯（图5-53）。

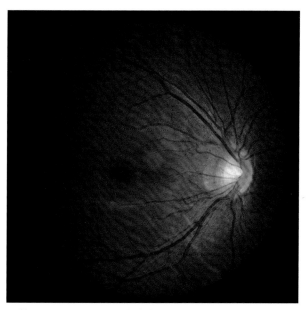

男性，16岁，屈光度-1.0 D，眼轴23.3 mm。1/2 PD颞侧脉络膜弧形斑，眼底轻度豹纹状改变，视盘颞侧倾斜，视杯呈"V"形，C/D=0.4

图5-53　3型视杯

（4）4型视杯　边缘锐利的浅视杯，最常见（图5-54）。

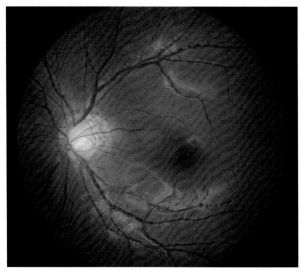

男性，16岁，屈光度−6.0 D，眼轴25.8 mm。视盘倾斜，2/3 PD脉络膜弧形斑，隐见深层脉络膜血管，C/D=0.6，视网膜血管从杯缘爬出，呈4型视杯

图5-54　4型视杯

（5）5型视杯　合并青光眼的视杯深凹（图5-55）。

五种类型的视盘中，3型、4型、5型，特别是后两型多伴有青光眼。3型的视盘多位于较大的后葡萄肿，在这种状况下，筛板的外翻和前移很明显，限制了青光眼视杯的形成，不容易出现典型的青光眼视杯，临床上容易漏诊。

高度近视的眼球扩张后，球壁变薄，若不校正球壁硬度，常规压陷式眼压测量时，眼压值偏低，可能多位于平均值16 mmHg以上水平。

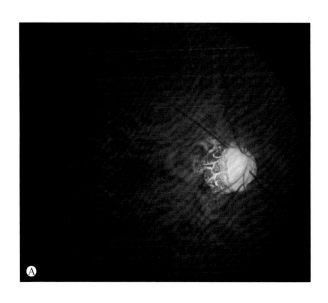

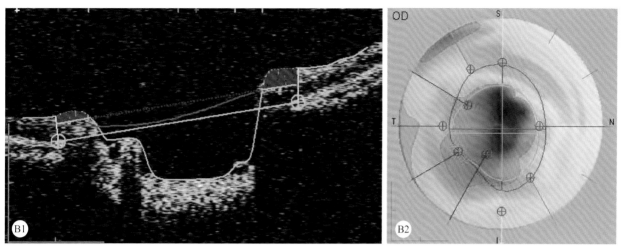

男性，37岁，屈光度–7.0 D，眼轴28 mm。A.彩图示眼底呈脉络膜大血管暴露的重度豹纹状改变；视盘颞侧倾斜、苍白，伴2/3 PD脉络膜弧形斑，C/D=0.7，视网膜血管从视杯边缘屈膝爬出。B.OCT扫描呈大而深的视杯，眼压18 mmHg，为5型视杯

图5-55　5型视杯

三、视杯分型的意义

通过观察视盘的形态，可对近视眼的发展变化进行预测。视杯扩大主要因眼内压升高造成神经纤维损害，其改变提示患者存在特殊性青光眼转变的可能，因此患者出现视杯改变应密切观察。其他视杯扩大可见于先天发育异常的生理性大视杯（图5-56）。对于高度近视合并大视杯者，应该随访观察视杯及盘沿等变化，警惕向开角型青光眼发展（图5-57）。

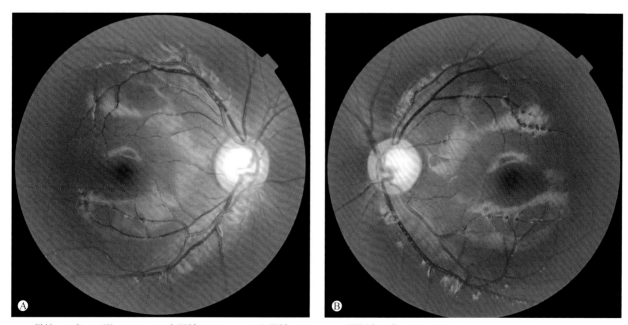

男性，5岁，双眼–1.5 D。A.右眼轴23.6 mm；B.左眼轴23.5 mm。双眼视盘正位，C/D=0.6

图5-56　生理性大视杯

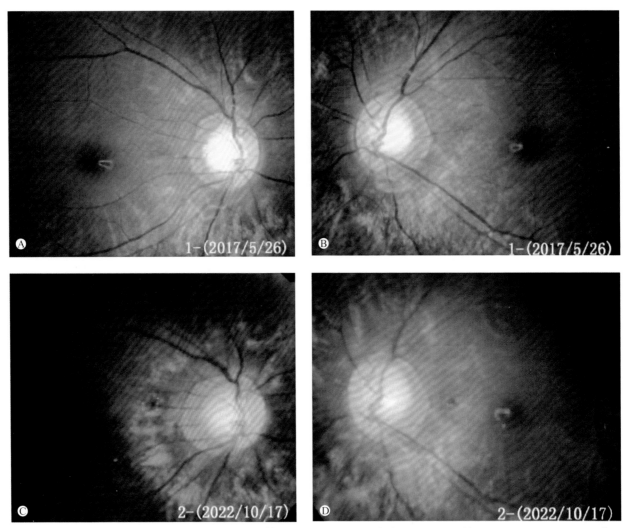

男性，6岁。2017年：A. 右眼屈光度 −12.5 D、眼轴 27.16 mm；B. 左眼屈光度 −12.25 D、眼轴 26.94 mm，C/D=0.6。2022年：C. 右眼屈光度 −15.75 D、眼轴 28.17 mm；D. 左眼屈光度 −15.0 D、眼轴 28.10 mm。双眼盘周弧形斑略扩大，视杯无明显变化

图 5-57 高度近视合并大视杯

（蔡亚珍　方　严）

参考文献

［1］ CURTIN B J，JAMPOL L M. The myopias：basic science and clinical management［J］. Retina，1986，6（2）：132.

［2］ 黄叔仁，张晓峰. 眼底病诊断与治疗［M］. 北京：人民卫生出版社，2003.

［3］ WANG Y，XU L，ZHANG L，et al. Optic disc size in a population based study in northern China：the Beijing Eye Study［J］. Br J Ophthalmol，2006，90（3）：353−356.

［4］ 石一宁，孙烨，石蕊，等. 多因素回归分析对 5～12 岁儿童屈光不正状态与屈光要素的相关性［J］. 临床眼科杂志，2009，17（2）：97−102.

［5］ BERDAHL J P，ALLINGHAM R R，JOHNSON D H. Cerebrospinal fluid pressure is decreased in primary open−angle glaucoma［J］. Ophthalmology，2008，115（5）：763−768.

［6］ LI Z, GUO X, XIAO O, et al. Optic Disc Features in Highly Myopic Eyes: The ZOC－BHVI High Myopia Cohort Study ［J］. Optom Vis Sci, 2018, 95（4）: 318－322.

［7］ PAN T, SU Y, YUAN S T, et al. Optic disc and peripapillary changes by optic coherence tomography in high myopia ［J］. Int J Ophthalmol, 2018, 11（5）: 874－880.

［8］ LEE J E, SUNG K R, PARK J M, et al. Optic disc and peripapillary retinal nerve fiber layer characteristics associated with glaucomatous optic disc in young myopia ［J］. Graefes Arch Clin Exp Ophthalmol, 2017, 255（3）: 591－598.

［9］ SAMARAWICKRAMA C, HONG T, JONAS J B, et al. Measurement of normal optic nerve head parameters ［J］. Surv Ophthalmol, 2012, 57（4）: 317－336.

［10］ 张莉, 徐亮, 李建军, 等. 人群为基础的视盘大小的研究 ［J］. 眼科, 2005, 14（2）: 78－83.

［11］ SAMARAWICKRAMA C, WANG X Y, HUYNH S C, et al. Effects of refraction and axial length on childhood optic disk parameters measured by optical coherence tomography ［J］. Am J Ophthalmol, 2007, 144（3）: 459－461.

［12］ 邱坤良, 张日平, 王耿, 等. Cirrus HD－OCT 与 HRT2 测量近视眼视盘参数的一致性评估 ［J］. 中华实验眼科杂志, 2016, 34（8）: 744－749.

［13］ LEUNG C K, CHENG A C, CHONG K K, et al. Optic disc measurements in myopia with optical coherence tomography and confocal scanning laser ophthalmoscopy ［J］. Invest Ophthalmol Vis Sci, 2007, 48（7）: 3178－3183.

［14］ 林巧雅, 李学喜, 胡俊. 近视眼视盘参数特征的 OCT 观察 ［J］. 中国实用眼科杂志, 2011, 29（12）: 1249－1251.

［15］ CHEN Q, HE J, HUA Y, et al. Exploration of peripapillary vessel density in highly myopic eyes with peripapillary intrachoroidal cavitation and its relationship with ocular parameters using optical coherence tomography angiography ［J］. Clin Exp Ophthalmol, 2017, 45（9）: 884－893.

［16］ YANG D, CAO D, ZHANG L, et al. Macular and peripapillary vessel density in myopic eyes of young Chinese adults ［J］. Clin Exp Optom, 2020, 103（6）: 830－837.

［17］ OHNO－MATSUI K, AKIBA M, MORIYAMA M, et al. Acquired optic nerve and peripapillary pits in pathologic myopia ［J］. Ophthalmology, 2012, 119（8）: 1685－1692.

［18］ VENKATESH R, JAIN K, ASEEM A, et al. Intrachoroidal cavitation in myopic eyes ［J］. Int Ophthalmol, 2020, 40（1）: 31－41.

［19］ CICINELLI M V, PIERRO L, GAGLIARDI M, et al. Optical coherence tomography and pathological myopia: an update of the literature ［J］. Int Ophthalmol, 2015, 35（6）: 897－902.

［20］ YOU Q S, PENG X Y, CHEN C X, et al. Peripapillary intrachoroidal cavitations ［J］. The Beijing eye study. PLoS One, 2013, 8（10）: e78743.

［21］ WANG Y X, PANDA－JONAS S, JONAS J B. Optic nerve head anatomy in myopia and glaucoma, including parapapillary zones alpha, beta, gamma and delta: Histology and clinical features ［J］. Prog Retin Eye Res, 2021, 83: 100933.

［22］ 程翠杰, 谢驰, 方严. 不同程度近视患者视盘区视网膜微循环变化特点分析 ［J］. 国际眼科杂志, 2022, 22（1）: 139－143.

［23］ 刘庆淮, 方严. 视盘病变 ［M］. 北京: 人民卫生出版社, 2015.

［24］ HU X, SHANG K, CHEN X, et al. Clinical features of microvasculature in subzones of parapapillary atrophy in myopic eyes: an OCT－angiography study ［J］. Eye（Lond）, 2021, 35（2）: 455－463.

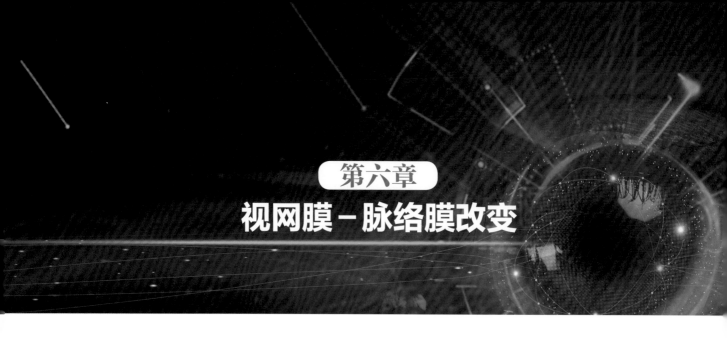

第六章
视网膜－脉络膜改变

第一节　视网膜－脉络膜改变（早期）——黄斑出血

在病理性近视的早期（30 岁以内）病程中，常出现三种重要的视网膜－脉络膜（退行性病变）改变：视网膜－脉络膜出血、漆裂纹样病变（lacquer crack lesion）和小的孤立局限性脉络膜萎缩。

视网膜－脉络膜出血，即黄斑出血，通常可分两型：①单纯性黄斑出血（此型归类在本节中）；②新生血管型黄斑出血（此型归类在本章第六节中）。

病理性近视黄斑出血临床多见，本节特指单纯性黄斑出血。

一、发生机制

在病理性近视眼中，单纯性黄斑出血可能与眼后段扩张过程中伴发 Bruch 膜破裂及脉络膜毛细血管的撕裂有关。

二、发生率

高度近视常见黄斑出血，发生率可达 4.5%；而在病理性近视中发生率更高，占 6.5%。

三、临床特征

单纯性黄斑出血好发年龄段为 20～30 岁，发病年龄较轻，在患者中约占 62%，屈光度多大于 -8.0 D、眼轴大于 26 mm（图 6-1）。

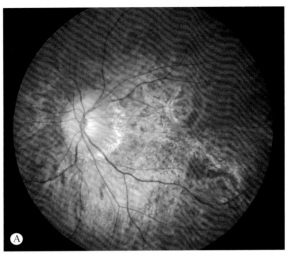

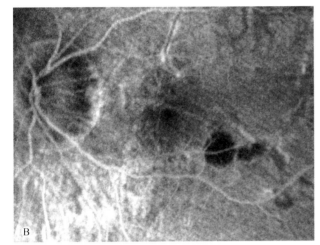
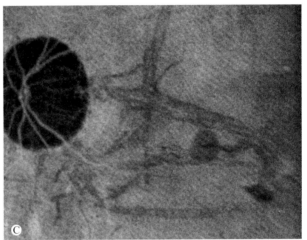

男性，16 岁，屈光度 −20.0 D，眼轴 32 mm。A. 呈 Ⅰ 型一级后葡萄肿，范围从视盘鼻侧约 2 PD 起至黄斑颞侧，视网膜下出血处于后葡萄肿边缘；在此区域内眼底脉络膜大血管暴露，部分甚至消失，为重度豹纹状改变；2/3 PD 混合弧形斑呈环形和颞侧形，二者共存；视盘苍白、倾斜，C/D = 0.4，3 型视杯、视盘上视网膜血管"Y"形。B. FFA 的颞下血管弓见一类似弱荧光区，在 ICGA 显示脉络膜低灌注，与出血区的遮蔽荧光形成对比。C. ICGA 显示漆裂纹样病变更为清晰，圆形视网膜下出血位于漆裂纹间，提示出血可能由漆裂纹导致

图 6-1　单纯性黄斑出血

眼底黄斑中心凹处可有 1 个或几个出血斑，范围可达 0.25 ~ 1 个视盘大小，多居色素上皮层下，出血多时可达视网膜深层。血液来自脉络膜毛细血管，主要是因眼球向后极伸长过程中，对脉络膜毛细血管过度牵引所致。

黄斑出血通常吸收需要 2 ~ 3 个月，不留痕迹。少数可因色素上皮萎缩而留下点状或线状缺损。出血时间较长或反复出血者，可引起增生性变化及色素病变，预后较差，严重影响视功能，多表现有视力明显下降、中心暗点及变视症等。出血不在中心凹时，视力虽可轻微降低，但时有相对暗点。中心凹出血者视力多明显下降，出血吸收后视力可缓慢回升，但难恢复原状，多留有变视及比较暗点等异常。反复出血者还可能伴有漆裂纹样病变。发生黄斑出血亦提示近视眼可能正在发展。

四、与其他近视性眼底病变的关系

1. 与漆裂纹样病变

黄斑出血与漆裂纹之间可能存在因果关系，因为常常可见出血斑与新形成的漆裂纹相毗邻，故漆裂纹样病变可导致黄斑出血，出血吸收后漆裂纹可增宽，且数量增多。有文献报道，97%的黄斑出血者可伴有漆裂纹样病变，有些是当出血吸收后方被发现（图6-2、图6-3）。

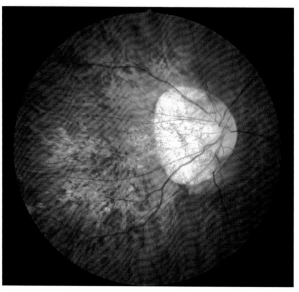

女性，27岁，屈光度 –4.0 D，眼轴30 mm。放射状角膜切开术（RK）后10年，Ⅱ型二级后葡萄肿，1 PD巩膜颞侧弧形斑，弧形斑颞侧缘见数个水平走向的黄色粗细不均条纹，即漆裂纹样病变

图6-2　单纯性黄斑出血前1年

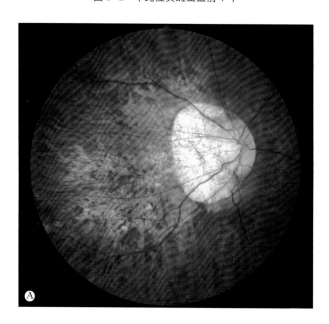

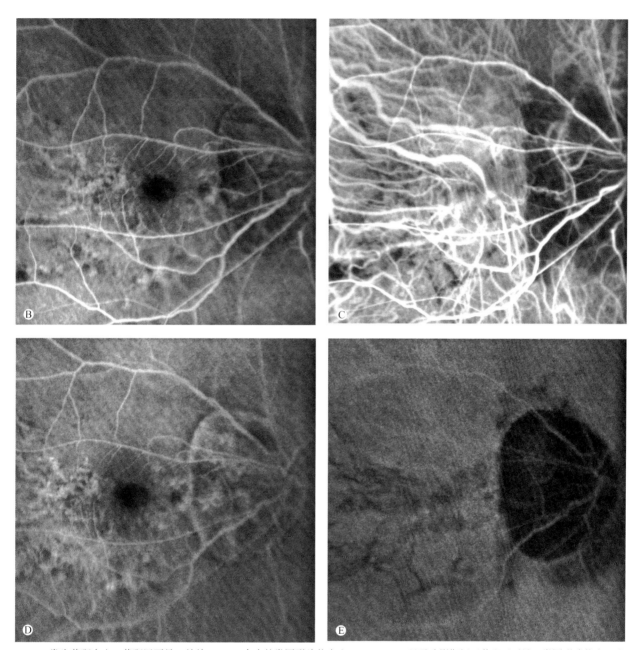

A.发生黄斑出血,黄斑区可见一处约 1/3 PD 大小的类圆形片状出血。B、D. FFA 显示造影期间于黄斑区可见一类圆形片状出血遮蔽荧光,并于黄斑区及周围可见数条状漆裂纹性透见荧光,未见明显染料渗漏,表明无 CNV 形成。C、E. ICGA 显示造影期间于黄斑区及周围与 FFA 中透见荧光相对应部位可见数条状漆样裂纹性弱荧光条带,未见 CNV 网性荧光。因此本病例为单纯性视网膜下黄斑出血

图 6-3　图 6-2 中的患者 1 年后眼底变化

2. 与黄斑色素性异常

黄斑色素性异常是部分黄斑出血吸收后的改变,黄斑色素紊乱提示早期可能曾有过黄斑出血。

3. 与 Fuchs 斑

黄斑出血可看作 Fuchs 斑的病变之一，即 Fuchs 斑是由出血所致，但 Fuchs 斑晚期仅残存色素的堆积（图 6-4）。

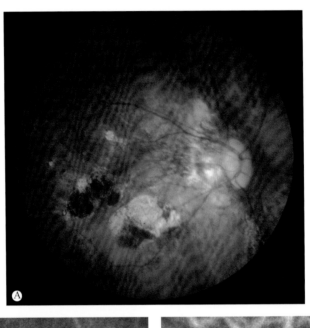

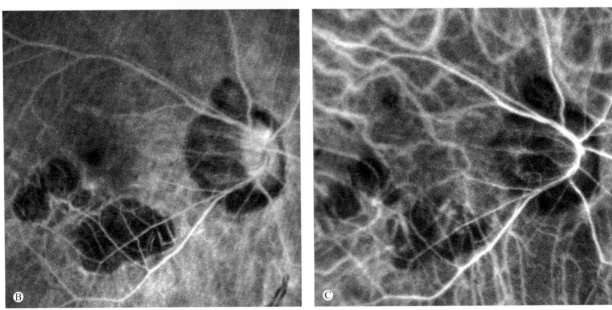

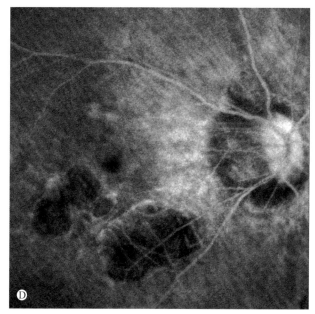 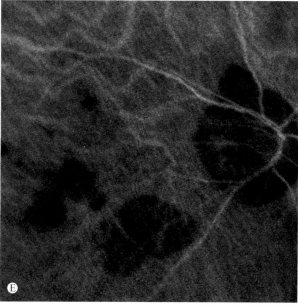

女性，63岁，屈光度-23.0 D，眼轴33.5 mm。A.示眼底广泛脉络膜血管萎缩、多发性大小不一近类圆形的脉络膜萎缩灶及散在片状色素增殖形成。B、D. FFA示黄斑区及周围数个大小不等片状萎缩灶呈弱荧光，并可透见其下残存的脉络膜中大血管，萎缩灶偏鼻上有一出血灶。C、E. ICGA示黄斑区及周围萎缩灶早期呈弱荧光，未见脉络膜朦胧荧光，脉络膜中大血管清晰可见，晚期仍为弱荧光，大小形态未见明显改变，于FFA相对应出血遮蔽荧光区域未见CNV网性强荧光灶。提示本例为单纯性黄斑出血

图6-4　单纯性黄斑出血伴黄斑色素紊乱、Fuchs斑

4.与脉络膜新生血管

黄斑出血常伴有脉络膜新生血管（choroidal neovascularization，CNV）的形成，即病理性近视CNV。

第二节　视网膜-脉络膜改变（早期）——漆裂纹样病变

漆裂纹样病变也是病理性近视早期（30岁以内）常出现的3种重要的视网膜-脉络膜（退行性病变）改变之一，常与Fuchs斑、脉络膜新生血管、黄斑裂孔等归于黄斑病变。

一、发生机制

漆裂纹样病变可能与视网膜-玻璃体膜-脉络膜血管复合体（RPE-lamina vitreal-choriocapillaris complex）之间的裂隙有关，发生机制有几个方面。①机械性作用：可能源于这些组织在扩张过程中的机械性撕裂。在眼球在发育的过程中，生物力学异常、眼球伸长的机械性作用（如眼轴延长、眼压升高、眼内层变形等）会导致Bruch膜牵引、撕裂；②遗传因素：漆裂纹样病变可能由玻璃膜破裂和色素上皮萎缩所引起，其发生可能与遗传因素有关；③其他：还可能与血液循环障碍、年龄增长有关。

二、演变过程

眼球扩张后对脉络膜血管的损害可以导致视网膜色素上皮（retinal pigment epithelium，RPE）层和脉络膜基底层出现明显改变，形成漆裂纹。其病变形成的演变过程大概分两个阶段：

（1）在视网膜–玻璃膜–脉络膜血管复合体发生退行性病变之前，首先表现为 RPE 细胞已经较正常变扁平、变大，可能是被动扩张的结果；其次，也会出现色素过度沉着、色素减退和多层色素细胞的聚集；随病变发展，其也会发生破裂，以及进而出现的色素迁移（至视网膜内层）。多核细胞的出现表明存在活性吞噬活动。

（2）在复合体发生退行性病变及在病变进展期中，视网膜色素上皮细胞消失；脉络膜基底层可能表现出多种改变，包括变薄、劈裂和破裂。这些脉络膜基底层破裂在临床上被称为漆裂纹。在缺乏 RPE 细胞时，也会有变厚的区域形成，这一层会与视网膜外层融合。由于脉络膜基底层的损伤也可造成视网膜纤维血管组织增生，使视网膜和脉络膜之间发生牢固粘连。

三、临床特征

漆裂纹样病变是病理性近视早期的另一个特征性表现，呈经后极部的不规则的黄白色线（图 6-5、图 6-6），男性多见。

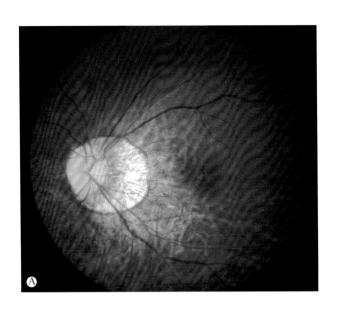

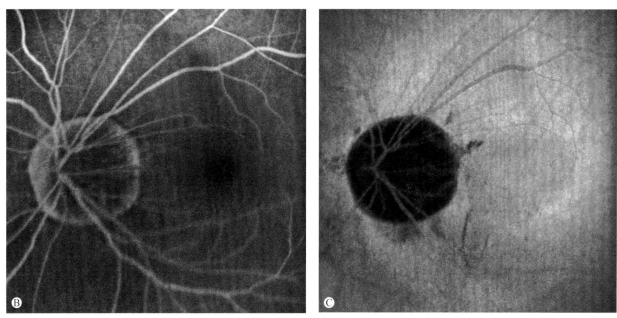

女性，33 岁，屈光度 −16.0 D。A. 彩图所见。B. FFA 示 1 PD 颞侧弧形斑缘 2：00 处见一黄色条纹。C. ICGA 可见相应部位呈放射状弱荧光条带，边界清晰

图 6-5　漆裂纹（初期）

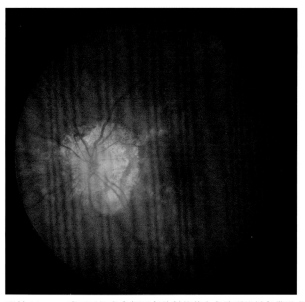

男性，48 岁，屈光度 −9.0 D，眼轴 30 mm。彩照示视盘鼻侧两条放射状黄白色漆裂纹样条带形成

图 6-6　漆裂纹

　　眼底可见不规则的黄白色条纹，如同旧漆器上的裂纹，为玻璃膜出现网状或枝状裂隙，亦称玻璃膜裂纹；发生率报道不一，高者达 38%、低者为 16.4% 或 4.3%；主要见于眼球后极部及黄斑区，有的与弧形斑相连，数量（2 ~ 10 条）不等。

发病在 19～51 岁这一年龄段，大部分位于 30～40 岁，随访数年多可发现病变扩大，数量增加，瘢痕周围有大片萎缩灶，有的可见复发性出血。4.3% 或更多的患眼眼轴达 26.5 mm。

少有直接损害视功能的情况，但可引起视物变形及相对旁中心暗点，并可诱发视网膜下血管新生及黄斑出血，是视力进一步受损的先兆。

由于 ICGA 的应用，可以及早发现漆裂纹，而传统意义的检眼镜下裸眼见到的漆裂纹多出现较晚。有研究提示，当眼轴大于 27 mm、屈光度大于 -10.0 D、年龄超过 20 岁、矫正视力低于 1.0 时，应定期进行监测。

四、眼底血管造影改变

1. 荧光素眼底血管造影（fundus fluorescein angiography，FFA）

早期可透见荧光，有时可见脉络膜大血管在其下方交叉而过；动静脉期荧光增强；晚期可见漆裂纹处组织着色，并有较强荧光，但无渗漏，又称假性眼底血管样条纹或龟裂样玻璃膜裂隙。通过 FFA 及三面镜观察，可见细小、不规则的漆裂纹样病变，有时呈断续的浅黄色线条或粒点状，有时呈分枝状，位于视网膜最深部（图 6-7）。其底部常有大或中等大的脉络膜血管横跨而过，见于黄斑区及其周围（图 6-8），有的可伴有脉络膜出血，位于深层（外层）视网膜、脉络膜内。

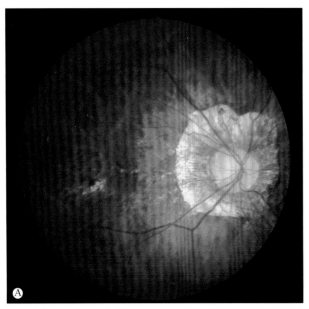
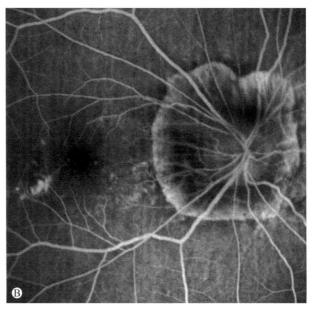

女性，35 岁，屈光度 -15.0 D。A. 彩照示视盘周围可见环形萎缩弧，黄斑区可见数条横行黄白色漆裂纹形成，并可见小片状色素沉着灶。B. 黄斑拱环及周围可见漆裂纹性透见荧光灶，未见明显渗漏

图 6-7　FFA 所见漆裂纹 1

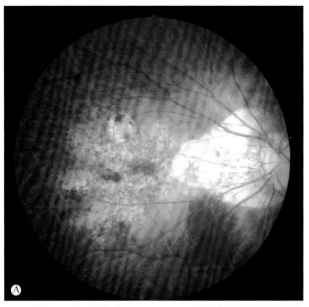 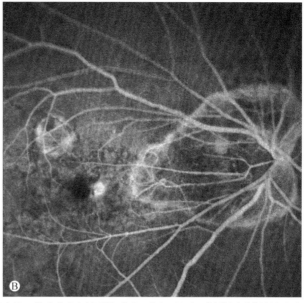

女性，56岁，屈光度 −17.0 D。A. 彩照示黄斑区及周围可见细小点状、带状黄白色漆裂纹形成，黄斑区上方可见类圆形萎缩灶及小片状色素沉着。B. FFA 示黄斑拱环鼻侧缘可见一小圆形强荧光灶，伴轻微染料渗漏，为 CNV 灶；黄斑区及周围可见细小点状、带状漆裂纹性透见荧光灶，与彩照黄白色区域相对应。黄斑颞上方可见萎缩灶形成，并透见其下脉络膜血管

图 6-8 FFA 所见漆裂纹 2

2. 吲哚菁绿眼底血管造影（indocyanine green angiography，ICGA）

漆裂纹样病变的实际发生率可能更高，因为部分可能已与深层脉络膜萎缩区融合，常规检查不一定都能及时发现。ICGA 检查对漆裂纹的早期发现具有重要意义（图 6-9、图 6-10）。

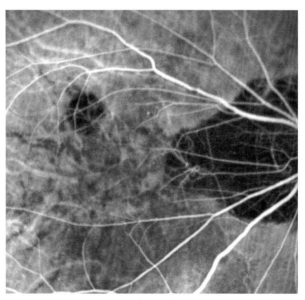

漆裂纹 ICGA 检查所见黄斑区及周围可见放射状漆裂纹性弱荧光条带

图 6-9 ICGA 所见漆裂纹

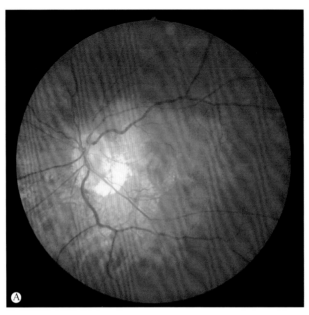

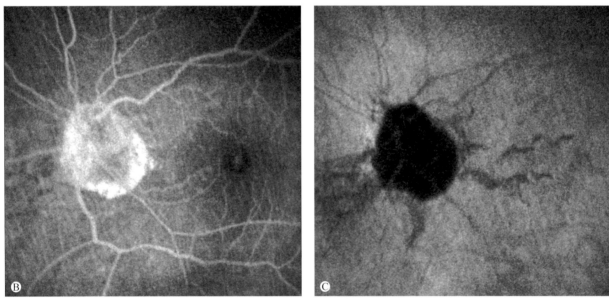

女性，59岁，屈光度 −10.0 D，眼轴 28 mm。A. 彩照示视盘颞侧萎缩弧，鼻侧可见数条黄白色漆裂纹形成。B. FFA 示视盘周围呈放射状漆裂纹性透见荧光。C. ICGA 晚期示视盘周围放射状条带更为清晰，并可显示 FFA 未见的漆裂纹

图 6-10　漆裂纹的 ICGA 与 FFA 表现

　　ICGA 的典型表现和解释：漆裂纹于 ICGA 晚期呈弱荧光线条，代表了漆裂纹处的脉络膜毛细血管萎缩，原因可能是脉络膜毛细血管的减少和萎缩使得 ICG 分子通过漆裂纹的量减少，而漆裂纹及其下脉络膜毛细血管的改变又导致内层脉络膜循环的灌注降低。此外，漆裂纹的弱荧光也可能与漆裂纹处纤维组织增生充填的阻挡荧光效应有关。

与 FFA 的比较：FFA 显示漆裂纹为强荧光染色，为漆裂纹处组织着色，但显示不出一些漆裂纹下的脉络膜毛细血管萎缩。病理性近视眼由于眼轴的延长、巩膜扩张及后葡萄肿的形成，不仅可导致一些并发症的发生，而且与之相关的脉络膜循环也会发生改变。FFA 除在萎缩灶区域可见一些脉络膜血管结构外，其他部位的脉络膜血管由于被正常 RPE 所遮蔽而不可见。ICGA 则可较清楚地观察到脉络膜血管结构。ICGA 有助于确定漆裂纹是因为：① ICGA 能较好穿透出血、渗出液，而较精确确定漆裂纹的位置和范围；② ICGA 晚期能显示出眼底检查和 FFA 不能发现的漆裂纹，即 ICGA 晚期像具有对漆裂纹的高分辨能力。

ICGA 在病理性近视应用的意义：在严重的病理性近视，通过 ICGA 可观察到球后血管结构（retrobulbar vascular structures）。球后血管包括脉络膜动脉充盈前的球后动脉和脉络膜静脉回流后的球后静脉。ICGA 显示球后动脉迂曲，并且见动脉搏动。随着眼球运动和位置的不同，球后动脉的形状有改变。球后动脉可直接与黄斑颞侧的脉络膜动脉相连，部分于视盘周围存在 Zinn－Haller 环的患眼，可见球后动脉与 Zinn－Haller 环相连。这些球后动脉除位于眼球后极部的后面（视盘颞侧）外，在视盘的鼻侧也可见到。球后静脉在脉络膜静脉充盈染料后逐渐显影，球后静脉走行较直，不像球后动脉那样纡曲，并且无搏动。大部分球后静脉位于球后的垂直位置。随着眼球的转动，球后静脉的位置也发生变化。

特别强调的是，漆裂纹样病变是病理性近视早期具有特征性的器质性改变。漆裂纹代表了 Bruch 膜的破裂，常伴有邻近的脉络膜毛细血管和视网膜色素上皮的受累。组织病理学上，漆裂纹与脉络膜破裂和血管样条纹的改变相类似。据报道，约 80% 的病理性近视的 CNV 是发生于漆裂纹的位置上。也就是说，漆裂纹样病变的形成为 CNV 的生长提供了一个先决条件，是 CNV 发生的危险因素。因此，早期发现漆裂纹对预测预后是很有帮助的，而 ICGA 可增强对漆裂纹的可见性。

ICGA 应用于病理性近视有如下优势：①可较好地显示球后血管结构和脉络膜血管分布；②可较好地显示萎缩区的范围大小及萎缩程度；③发现临床检查和 FFA 发现不了的漆裂纹；④较清楚地显示被黄斑出血掩盖的 CNV；⑤发现导致非 CNV 性出血的、位于出血下的早期漆裂纹；⑥有助于早期确定病理性近视并发的两种不同出血形式，为临床治疗提供指导。

五、分级与分型

1. 分级

根据漆裂纹数量可将其分成Ⅰ级、Ⅱ级两级。

（1）I 级漆裂纹　1～2 条（图 6-11）。

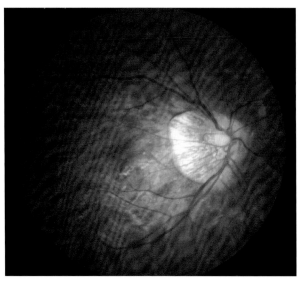

女性，26 岁，屈光度 −21.0 D，眼轴 29.47 mm。彩照示黄斑区可见少量黄白色条纹

图 6-11　I 级漆裂纹

（2）II 级漆裂纹　≥ 3 条或呈网状（图 6-12）。

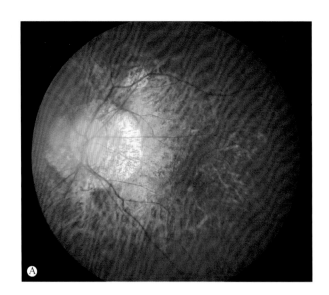

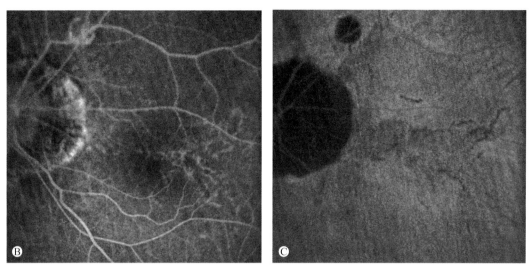

　　女性，39 岁，屈光度 －18.0 D，眼轴 32 mm。A. 彩照示黄斑区及周围可见数条黄白色漆裂纹改变，并交织成网状。B. FFA 示黄斑区及周围可见漆裂纹性透见荧光，呈网状。C. 为 ICGA 晚期，黄斑区及周围弱荧光条带清晰可见，较 FFA 更为清晰

图 6-12　Ⅱ级漆裂纹

2. 分型

有学者依据漆裂纹样病变所在部位将其分成黄斑型、视盘颞侧型、盘斑复合型 3 型。

（1）黄斑型　见图 6-13。

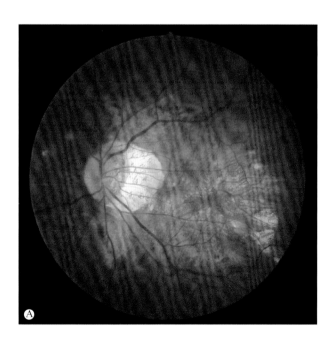

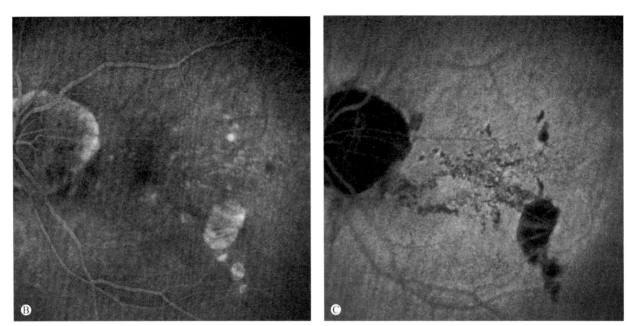

男性，53岁，屈光度 –8.0 D，眼轴 28 mm。A.眼底彩图显示黄斑型漆裂纹样病变，黄斑区可见数条漆裂纹形成。B.FFA 于黄斑区可见条带状漆裂纹性透见荧光。C.ICGA 示黄斑区可见以黄斑为中心放射状弱荧光条带形成，为漆裂纹

图 6-13　黄斑型漆裂纹

（2）视盘颞侧型　见图 6-14。

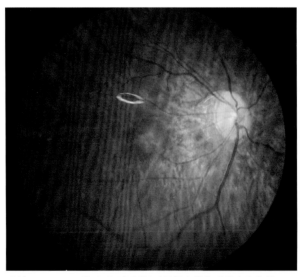

男性，37岁，屈光度 –8.0 D，眼轴 27.64 mm。彩照示视盘颞侧可见数个横条形黄白色条纹

图 6-14　视盘颞侧型漆裂纹

（3）盘斑复合型　见图 6-15。

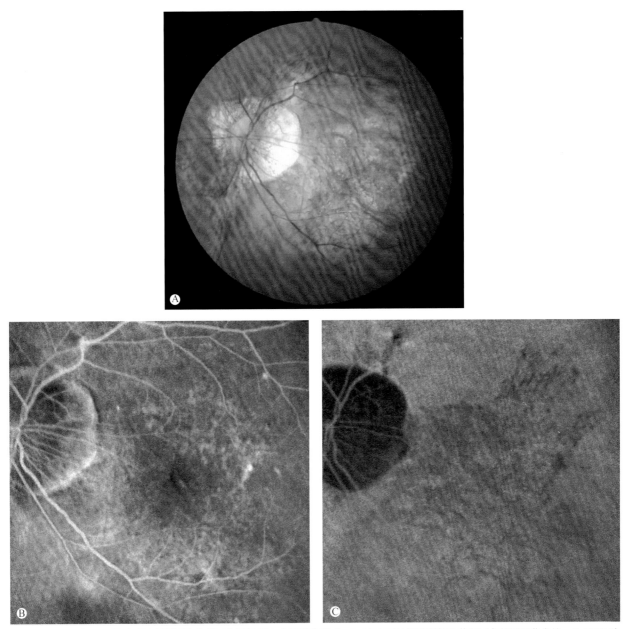

女性，58岁。A.彩照示视盘颞侧及黄斑区均可见黄白色漆裂纹形成。B.FFA可见视盘颞侧及黄斑区条状透见荧光灶。C.ICGA晚期示视盘颞侧及黄斑区均可见呈网状漆裂纹性弱荧光灶形成，较FFA更为清晰

图6-15　盘斑复合型漆裂纹

六、与其他近视性眼底病变的关系

漆裂纹样病变伴随后葡萄肿，为黄斑出血及脉络膜新生血管长入视网膜提供了机会。17%与颞侧弧相连，32%合并脉络膜出血，82%视网膜下新生血管形成，23%伴脉络膜萎缩。随着病程的发展，最终可诱发视网膜-脉络膜的进一步萎缩变性。

（1）与颞侧弧形斑相连　见图6-16。

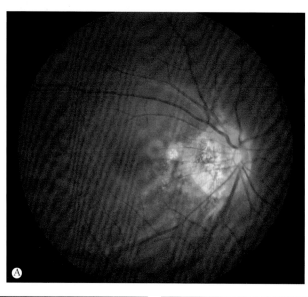

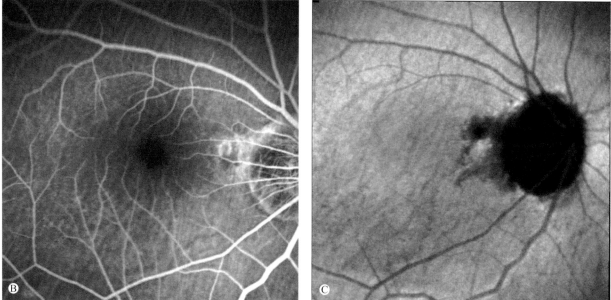

女性，35岁，屈光度-10.0 D。A.眼底彩图显示漆裂纹与颞侧弧形斑相连。B、C.FFA及ICGA见漆裂纹在弧形斑颞侧，分别可透见荧光及弱荧光条带

图6-16　漆裂纹与颞侧弧形斑

（2）合并黄斑脉络膜出血　见图6-17。

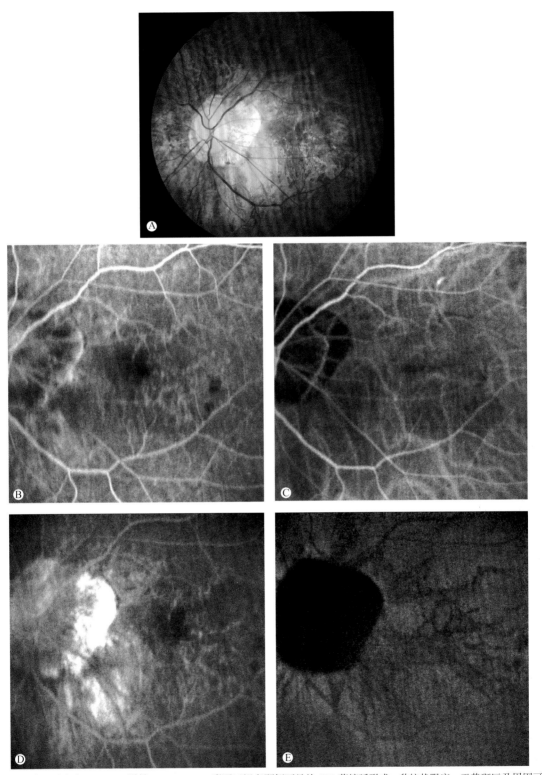

男性，32岁，屈光度 −12.0 D，眼轴 32.22 mm。A. 彩照于视盘颞侧可见约 1PD 萎缩弧形成，豹纹状眼底；于黄斑区及周围可见黄白色漆裂纹形成，并于黄斑颞侧可见小片状出血。B、C. FFA 示黄斑区及周围漆裂纹性透见荧光及颞侧小片状出血遮蔽荧光。D、E. ICGA 示黄斑区及周围清晰的放射状弱荧光条带，颞侧可见小片状出血遮蔽荧光。FFA 及 ICGA 均未见染料渗漏

图 6-17　漆裂纹与黄斑脉络膜出血

（3）脉络膜新生血管形成　见图6-18。

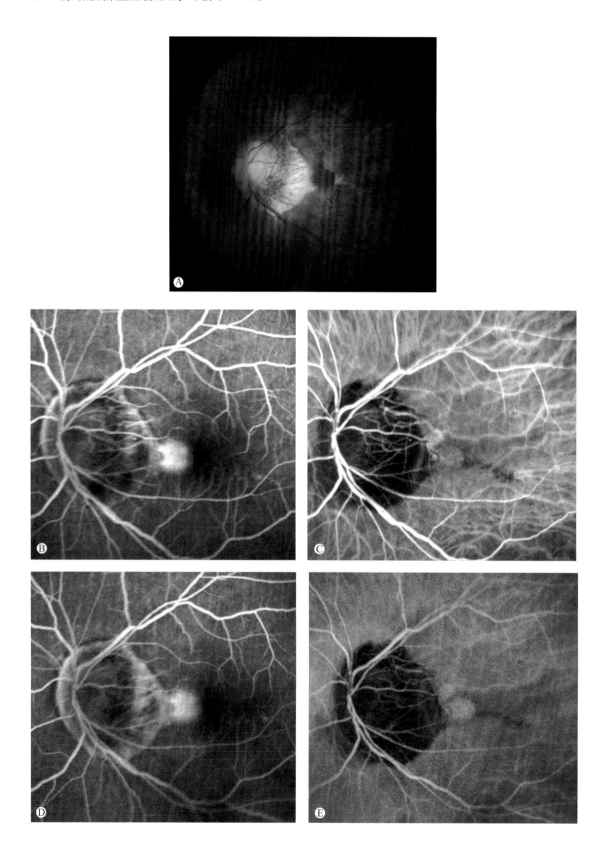

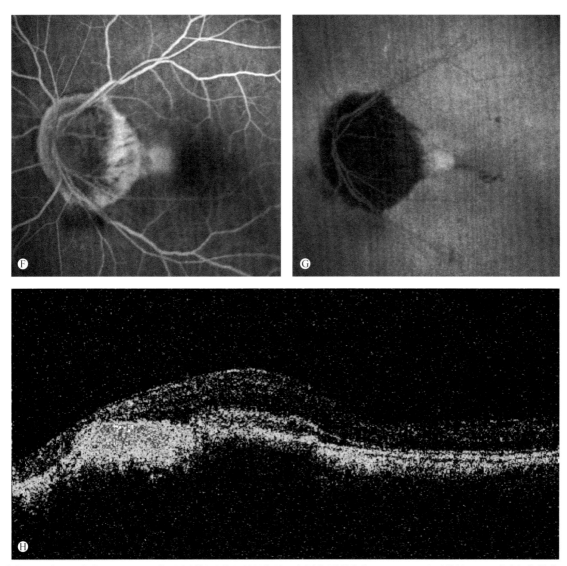

　　女性，53岁，屈光度 –7.0 D。A. 彩照示颞侧弧形斑颞侧缘见一灰黑色圆形病灶——CNV，也可能是 Fuchs 形成初期的表现，延续其颞侧可见横行的黄白色条纹——漆裂纹。B～G. 同步 FFA–ICGA 显示造影的早期、中期和晚期于对应病灶可见染料渗漏，证实是 CNV，不是色素沉着。H. OCT 示对应位置可见 CNV 性强反射

图 6–18　伴 CNV 的漆裂纹样病变

（4）伴脉络膜萎缩　见图 6–19。

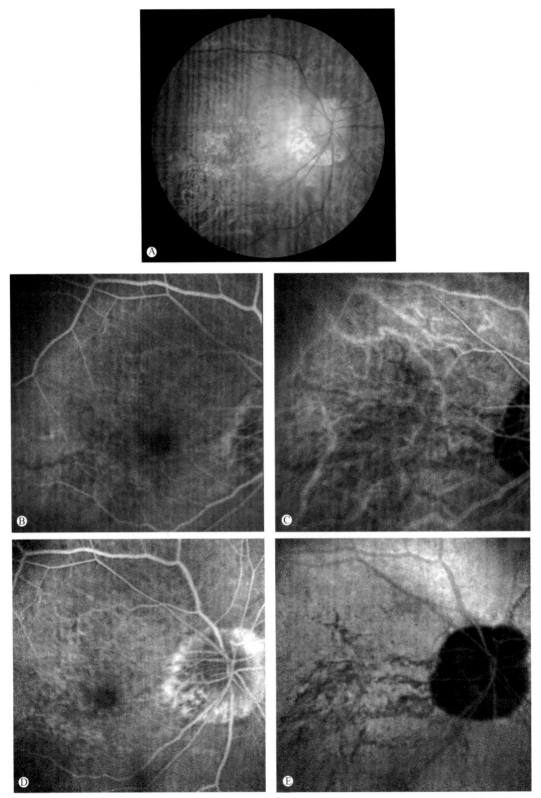

女性，67岁，屈光度 -13.0 D，眼轴 29.76 mm。A.彩照示后极部广泛脉络膜萎缩弧，豹纹状眼底，彩照无法辨认漆裂纹。B~E.同步 ICGA 示视盘颞侧至黄斑区清晰的放射状弱荧光条带

图 6-19　伴脉络膜萎缩的漆裂纹样病变

七、预后意义

漆裂纹样病变的重要性在于它随年龄发病率降低的倾向性，提示漆裂纹所存在的眼底区域极易广泛变性，与其相并存的损害表现为视网膜下出血、Fuchs 斑，尤其是其延及区域所存在的视网膜局限性退行性病变——局灶性萎缩，更加表明其出现的严重性。

漆裂纹样病变的临床意义主要为：①可导致黄斑出血和视网膜下新生血管形成；②提示后葡萄肿的部位和类型；③与视网膜－脉络膜萎缩有关；④是影响视功能的重要原因。

第三节 视网膜－脉络膜改变（早期）——局灶性萎缩

病理性近视的视网膜－脉络膜退行性病变包括三种，依发病年龄顺序分为：局灶性、盘周性，以及弥漫性视网膜－脉络膜萎缩。

局灶性萎缩是视网膜－脉络膜退行性病变的早期改变，多出现在 20 岁以后的年轻人群。最初因脉络膜毛细血管小叶闭塞所致，与弥漫性萎缩存在接续关系，并在最终形成巩膜裸露状的地图样萎缩（图 6 - 20、图 6 - 21）。

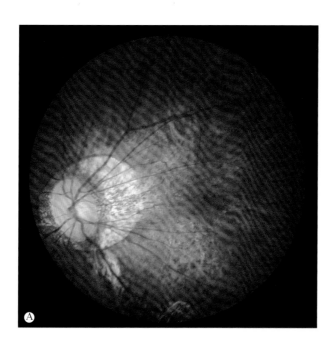

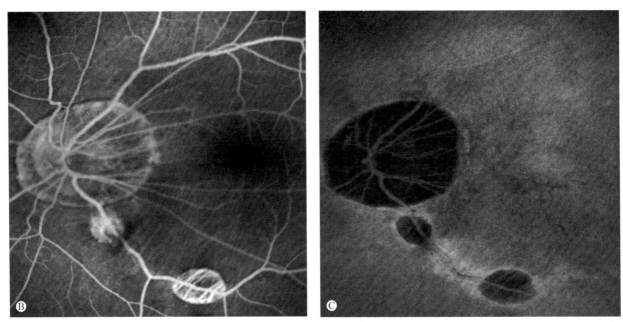

女性，35岁，屈光度−16.0 D。A.彩照示视盘下方及黄斑区下方可见两处孤立的类圆形萎缩灶形成。B.FFA示视盘下方及黄斑区下方可见两处类圆形萎缩灶，并可透见其下脉络膜中大血管。C.同步ICGA示萎缩灶为弱荧光

图6-20　局灶性孤立脉络膜萎缩病变与弧形斑和后葡萄肿

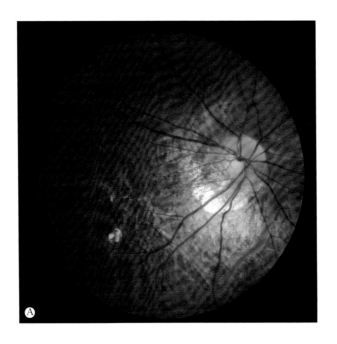

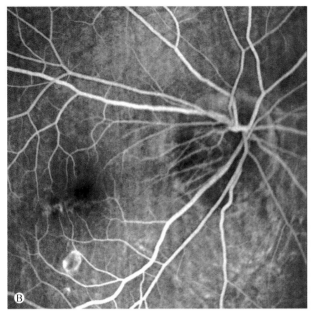
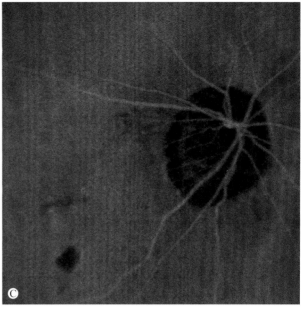

女性，31 岁，屈光度 −23.0 D。A. 彩照示黄斑区可见一横形黄白色条纹，即为漆裂纹，其下方可见一萎缩灶。B. FFA 示黄斑拱环及周围可见一横条形透见荧光，下方可见一类圆形萎缩灶性稍强荧光。C. 同步 ICGA 示漆裂纹及萎缩灶均为弱荧光

图 6-21　局灶性孤立脉络膜萎缩病变与漆裂纹

一、发生机制

病理性近视的退行性改变最初出现在视网膜－玻璃膜－脉络膜毛细血管复合体中。很大程度上，这些与众不同的组织是相互依赖并且共同作用的病理生理单位。视网膜－脉络膜萎缩主要是包括脉络膜逐渐变薄、脉络膜血管消失及 RPE 和光感受器的丧失。发生萎缩的原因可能是脉络膜血管闭塞和营养不良变性。典型的近视萎缩累及的区域可以看到脉络膜毛细血管的节段性阻塞。许多研究已经证实了脉络膜毛细血管血流的决定作用。关于血流分布呈节段性并导致局灶性阻塞的观点已经被广泛接受，但是，学术界仍有一些不同意见，如小叶的周边是否有传入动脉供应，同时争议更多的是小叶中心的血液供应问题。在邻近的输入小动脉间或小叶间可能有一定程度的侧支循坏存在，这提示在一个或更多脉络膜毛细血管小叶丧失功能前，已经产生传入血管的大范围弥漫性损害。

弥漫性萎缩表现为黄白色萎缩区域，边界不清；而孤立性萎缩呈灰白色，萎缩区域界限清楚，在视野中产生绝对暗点，易导致 CNV，因此有学者认为，局灶性孤立脉络膜萎缩病变与弥漫脉络膜萎缩的发生机制不同，但通过逐例分析可以假设：可能机制是随后节的扩张，引起 RPE 和脉络膜层血管为适应覆盖球壁内表面面积的扩大而发生的相应拉长薄变；当这一病变缓慢持续恶化，脉络膜血管发生闭塞，进而退行性萎缩，在最先闭塞处的萎缩速度较快，逐渐形成沙网状孔，即孤立局灶性萎缩斑。这与临床中见到局灶性萎缩多出现在中年以上、伴广泛脉络膜萎缩等表现相吻合。

二、临床特征

眼底呈现小而局限的孤立萎缩灶，圆形、白色或黄白色，在其边缘可见色素性团块（图6-22）。在具有后葡萄肿的年轻患者中多见，其与老年性近视眼患者中的视网膜−脉络膜萎缩灶有所不同。

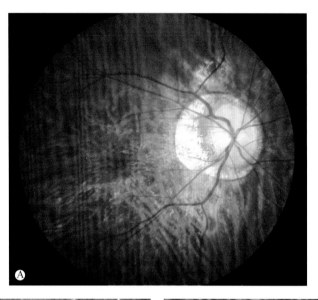

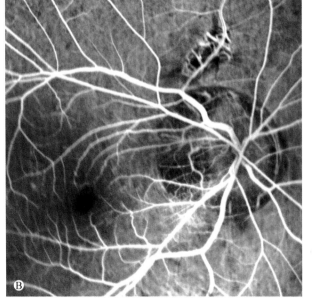
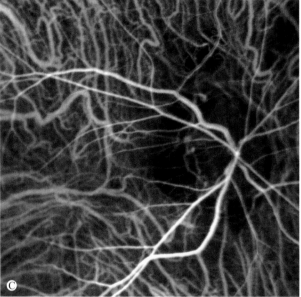

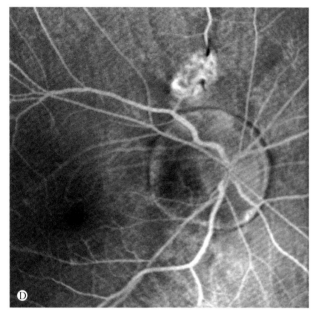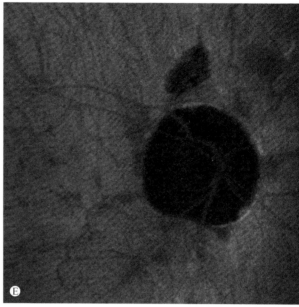

女性，20 岁，屈光度 −11.0 D，眼轴 30.59 mm。A. 彩照示视盘上方可见一类圆形萎缩灶。B、D. FFA 示萎缩灶早期为弱荧光，透见其下残存的脉络膜中大血管，晚期可透见巩膜染色。C、E. 同步 ICGA 示视盘上方萎缩灶因脉络膜血管灌注不良始终为弱荧光。视盘颞侧放射状漆裂纹性弱荧光清晰可见

图 6-22　局灶性孤立脉络膜萎缩病变 1

三、眼底血管造影改变

1. ICGA

由于病理性近视的眼轴变长，眼球后极部局限性扩张，导致脉络膜血管分布较稀疏。与正常眼相比，ICGA 显示病理性近视明显缺乏脉络膜血管或脉络膜血管相对灌注不良。ICGA 可清楚显示病理性近视的视盘周围萎缩和黄斑区萎缩灶。ICGA 早期于黄斑区萎缩灶处可见进入的睫状后短动脉及随后的脉络膜毛细血管充盈形态，由于萎缩区内的脉络膜血管呈岛状无灌注或灌注不良，因此 ICGA 晚期显示缺乏脉络膜毛细血管处为明显弱荧光，而周围尚有脉络膜毛细血管处呈相对强荧光。

对于病理性近视眼继发的其他区域的大小岛状萎缩灶，ICGA 早期也可较清晰显示萎缩灶内残余血管的数量及分布情况，而萎缩灶的精确边界范围，ICGA 晚期比早期显示得清楚。

2. FFA

晚期由于萎缩灶边缘脉络膜毛细血管染料渗漏及透见巩膜染色，使得萎缩灶的确切范围难以确定（图 6-23）。

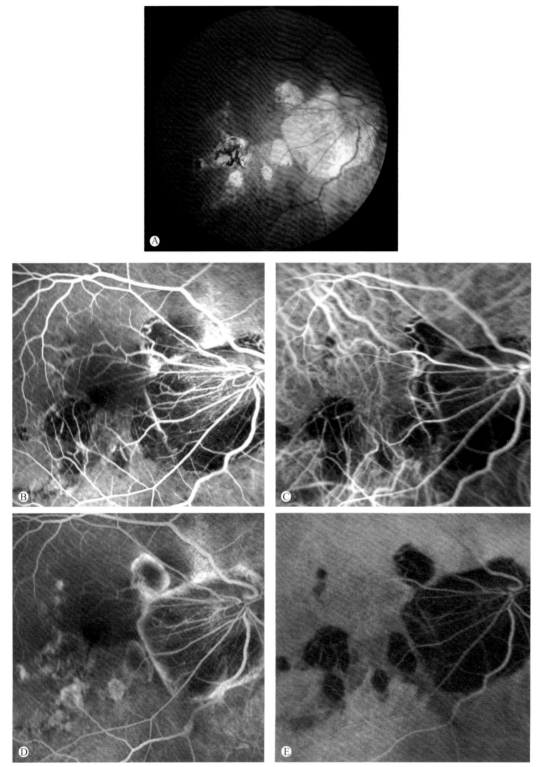

男性，51岁，屈光度 −10.0 D。A. 彩照示视盘颞侧萎缩弧，豹纹状眼底，黄斑区及周围可见数个类圆形大小不一的萎缩灶，部分融合，并可见局灶性色素增殖形成。B ~ D. FFA 示早期视盘颞侧萎缩弧及黄斑区大小不一的萎缩灶均为弱荧光，并可透见其下脉络膜中大血管，晚期边缘荧光稍增强。C、E. 同步 ICGA 示造影期间视盘萎缩弧及黄斑区数个局灶性萎缩灶均为弱荧光

图 6-23 局灶性孤立脉络膜萎缩病变 2

3. OCT

见图 6-24。

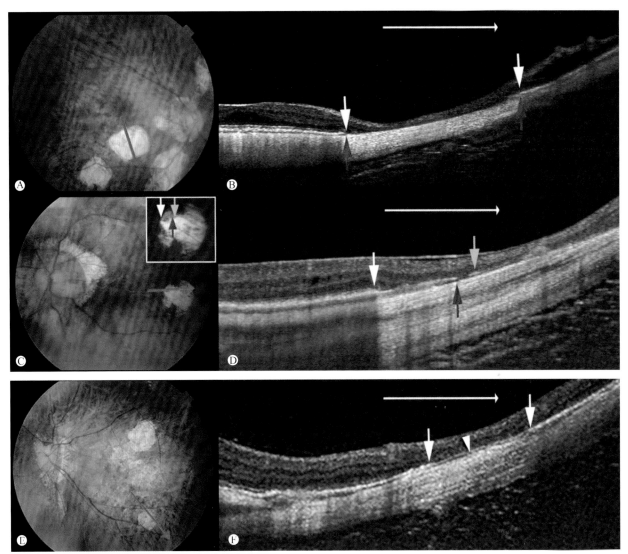

眼底图像中的细长蓝色箭头表示 SS-OCT 扫描线，SS-OCT 中的细长白色箭头表示扫描方向。男性，66 岁，A. 眼轴 32.85 mm，存在多处局灶性萎缩；B. SS-OCT 显示 RPE 缺损（白色短箭头）和 BM 缺损（红色箭头），在缺失区域内，脉络膜和深部视网膜层缺失。男性，57 岁，C. 眼轴 31.17 mm，颞区有局灶性萎缩；D. SS-OCT 显示 RPE 缺损边界（白色短箭头），BM 缺损边界（红色箭头）；中央 BM 岛（蓝色箭头）。女性，69 岁，E. 左眼轴 32.97 mm，存在多处局灶性萎缩；F. OCT 扫描显示 RPE 缺损边界（白色短箭头），在局灶性萎缩区域内，BM（白色箭头）完整

图 6-24　病理性近视局灶性萎缩病变的眼底照片和 SS-OCT 图像

四、与其他近视性眼底病变的关系

局灶性孤立脉络膜萎缩病变早期，可与弧形斑、漆裂纹样病变并存或毗邻（图 6-25、图 6-26）。

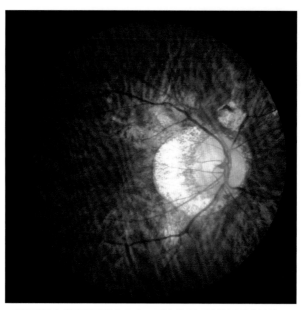

男性，27 岁，屈光度 –12.0 D。彩照示视盘萎缩弧及视盘上方、下方分别可见类圆形萎缩灶

图 6-25 局灶性孤立脉络膜萎缩病变与弧形斑

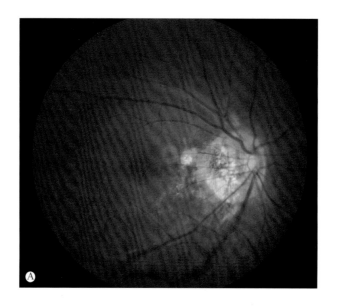

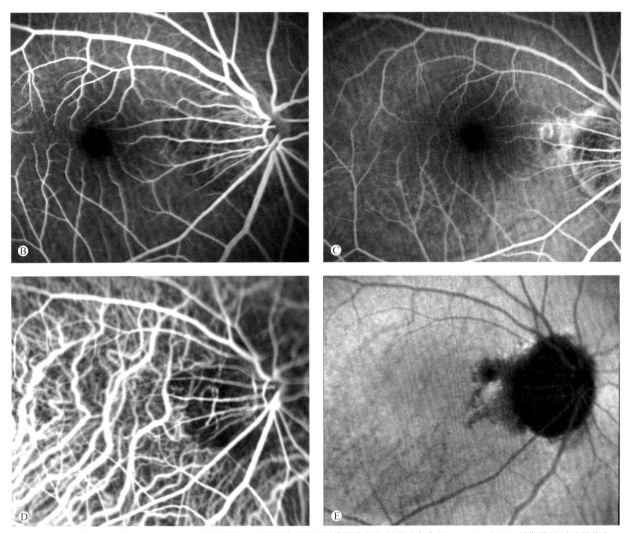

女性，35岁，屈光度 –10.0 D。A.示视盘颞侧一类圆形萎缩灶及其旁数条较短的黄白色条纹。B、C.示 FFA 早期萎缩弧呈弱荧光，晚期稍增强，漆裂纹在造影期间呈透见荧光。D、E.同步 ICGA 示萎缩弧及漆裂纹均为弱荧光，较 FFA 清晰

图 6-26　局灶性孤立脉络膜萎缩病变与漆裂纹

第四节　视网膜－脉络膜改变（中晚期）
——视盘周边退行性萎缩

　　以 30 岁和 60 岁为界将视网膜－脉络膜（退行性病变）改变分别划分为中期和晚期。这两阶段的视网膜－脉络膜退行性病变都表现为 3 类：视网膜－脉络膜萎缩、Fuchs 斑，以及脉络膜新生血管。后两类又归为黄斑病变。

　　在视网膜－脉络膜退行性病变的中期，常常首先累及视盘，主要表现为视盘周围退行性萎缩。

一、发生机制

脉络膜末梢小动脉闭塞是广泛性退行性改变现象的基础。在后极部，特别是在年轻人中脉络膜存在丰富的侧支循环。随着年龄的增长，侧支循环减少，造成脉络膜动脉闭塞。脉络膜循环与视网膜循环不同，不存在自动调节功能，不能感知眼压的变化而相应增加血管内压。在眼压升高时，脉络膜灌注压降低。脉络膜循环对于眼压增加最为敏感的区域为视盘周围。

另外，视网膜色素上皮层在其邻近的脉络膜和巩膜的退变中有其重要性，视网膜色素上皮层的破坏可以导致脉络膜毛细血管层的萎缩。长期以来的研究认为，在光谱域光学相干断层扫描（SD-OCT）中看到的超透射区域中视网膜色素上皮细胞（RPE）的完全缺失应被视为退行性萎缩的有力证据。近年来研究显示，脱氢多酚二磷酸合酶（DHDDS）基因缺陷与 RPE 和视网膜的结构改变有关。在 RPE 细胞中选择性地靶向消融 DHDDS 会导致 RPE 和光感受器的结构和功能缺陷，引起萎缩性改变。

二、临床特征

视盘周围退行性萎缩常发生在 30 岁以后的中晚期病理性近视，属于轻度的视网膜-脉络膜退行性病变，发育期以后的成年人眼后极部没有明显扩张，在弧形斑边界或是视盘周边发生病变。首先弧形斑边缘边界由清晰变为不规则碎片状，之后，边界不清的灰白色改变造成轻度的盲点扩大（图 6-27、图 6-28）。

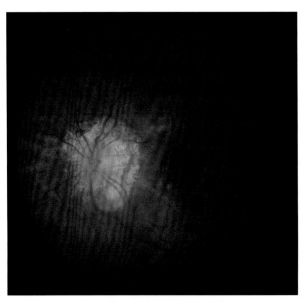

男性，48 岁，屈光度 -19.0 D，眼轴 29.6 mm。彩照示视盘周围呈环形脉络膜萎缩

图 6-27　视盘周围脉络膜萎缩

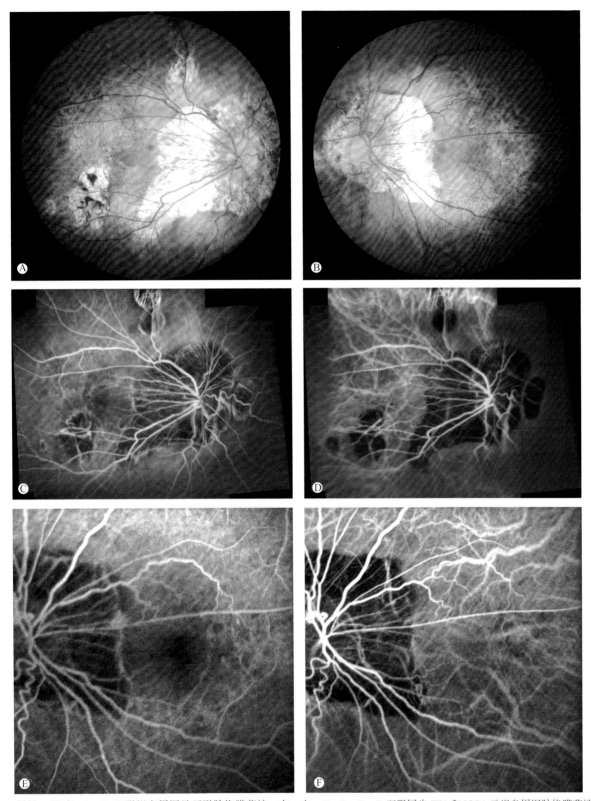

男性，37岁。A、B. 双眼视盘周围呈环形脉络膜萎缩，右＞左。C、D、E、F. 双眼同步 FFA 和 ICGA 示视盘周围脉络膜萎缩呈弱荧光表现，边界清晰

图 6-28　视盘周围脉络膜萎缩

第五节 视网膜-脉络膜改变（中晚期）
——弥漫性视网膜-脉络膜萎缩

视网膜-脉络膜退行性萎缩病变的中晚期表现为弥漫性视网膜-脉络膜萎缩（图 6–29、图 6–30）。

一、发生机制

病理性近视时脉络膜损害的最基本变化是退行性病变和萎缩。Heine 和 Donders 均描述了脉络膜的变薄和脉络膜毛细血管的丧失，后者特别对于视神经区域的脉络膜毛细血管变化进行观察。脉络膜血管阻塞是其突出特点，这一过程开始只影响较小直径的血管。随着年龄的增长，从脉络膜小动脉到毛细血管的过渡区域较容易发生动脉硬化。与正常观察到的相比，病理性近视的脉络膜血管似乎更少，并且管壁更薄。脉络膜血管受到一定程度的压缩，使脉络膜层内原本正常存在的结缔组织广泛丢失。已有报道，毛细血管间交通增加与脉络膜缺血有关。尽管管径大的血管最具有对外力的抵抗，但是它们在病理性近视的后期也发生阻塞。此外，氧化损伤、慢性炎症及脂质沉积在退行性病变的过程中发挥重要作用。

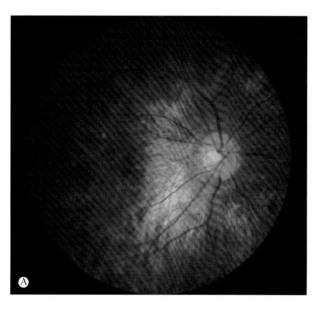
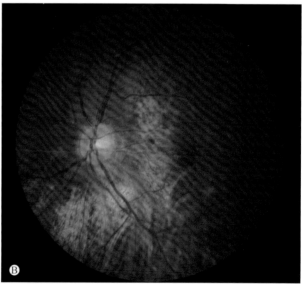

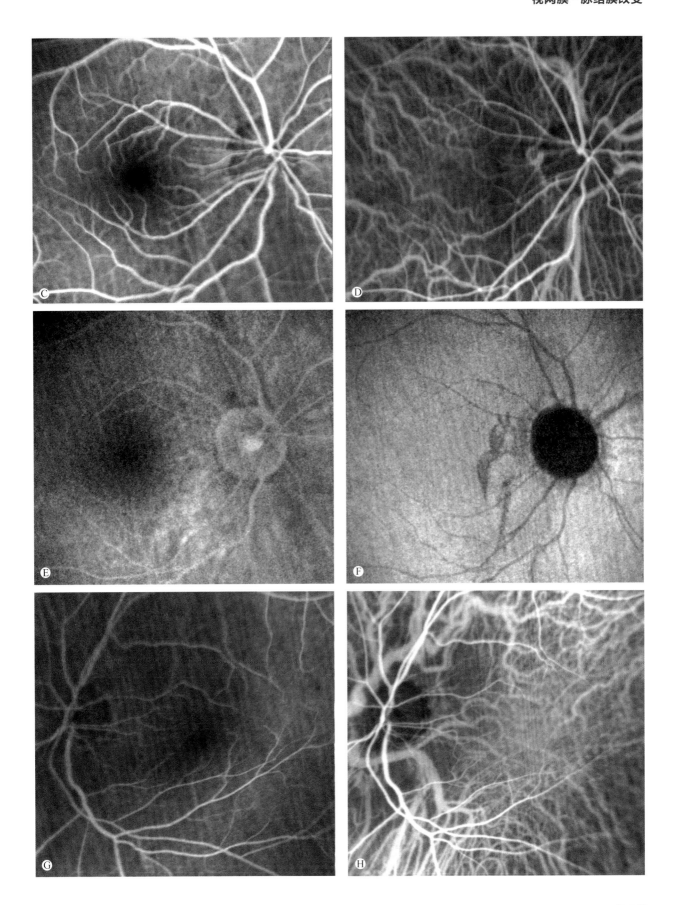

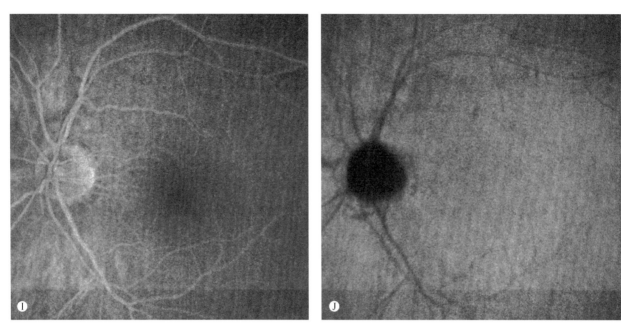

女性，18岁，屈光度 −15.0 D，眼轴 28.55 mm。A、B. 彩照示双眼视盘与黄斑之间有纵向脉络膜萎缩，豹纹状眼底。C、E、G、I. FFA 示背景荧光稍增强。D、F、H、J. ICGA 早期大血管较为清晰可见，缺乏脉络膜朦胧荧光，晚期有少量漆裂纹性弱荧光条带

图 6-29　弥漫性视网膜−脉络膜萎缩（早期脉络膜小血管消失）

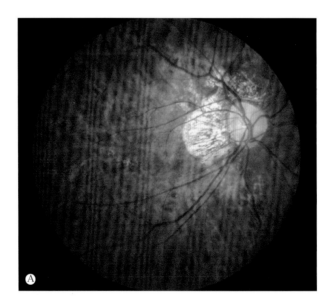

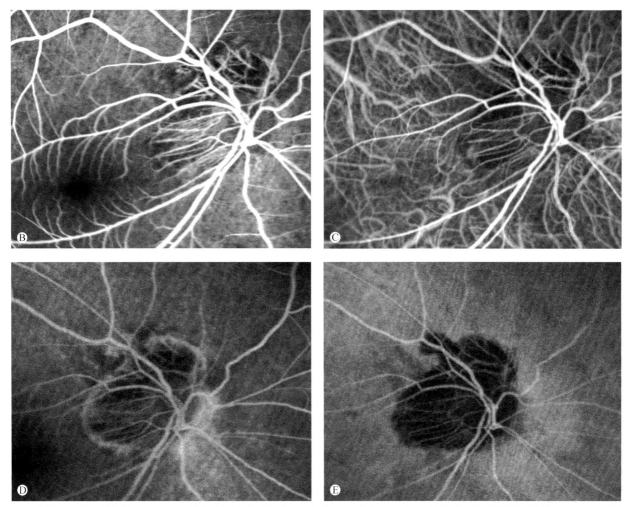

女性，46 岁，屈光度 −14.0 D。A. 弥漫性视网膜-脉络膜萎缩，弧形斑形成。B、D. FFA 示浅层的视网膜血供正常；晚期清晰显示颞上萎缩灶与扩大的视盘周萎缩病变、弧形斑间的脉络膜小血管消失的关系。C、E. 视盘颞侧弧形斑在 ICGA 无脉络膜血供，上方和鼻下依次脉络膜血管及毛细血管结构消失，残留色素组织，对应 ICGA 早期显示深层的脉络膜小血管消失导致的低灌注

图 6-30　弥漫性视网膜-脉络膜萎缩（晚期脉络膜小血管消失，形成弧形斑、孤立灶、盘周萎缩的关系）

病理性近视视网膜大体病理学观察到，在赤道后球壁区域增大从正常的 9 cm² 扩张到 12.5 cm² 水平甚至达 15cm²，造成了后节的均匀扩张。在受损区域通常可以看到局部葡萄肿过度伸长。这种伸长造成视网膜变薄，包括黄斑区明显的变平。黄斑区的囊样退行性病变和萎缩可能造成黄斑孔的形成。

视网膜色素上皮细胞层的退行性病变与局部脉络膜毛细血管的改变有关。在这些相同的区域，视网膜感觉层外层也发生改变。在最早期，大体退行性病变特别是在后葡萄肿发生前，就存在神经上皮层间不同程度的分离，随着视网膜色素上皮细胞退行性病变的进一步发展，神经上皮细胞外节变得更小而聚集在一起，最终脉络膜和视网膜外层发生融合，外核层细胞减少并且被神经胶质取代。然而，这些退行性病变似乎不在内核层发生。

赤道后球壁扩张膨胀后，广泛的视网膜-脉络膜萎缩，无灌注区基本上全部发生在后葡萄肿限定的区域内。受累区域的脉络膜血管形态可以发生变化，年龄越大的患者越容易表现出这些变化。同样，近视的程度越高，这种变化的影响也越严重。

后极部退行性病变与眼轴长度的增加相关。眼轴长度最基本的测量要包括后葡萄肿的深度。眼压水平与视网膜–脉络膜退行性病变程度相关。40岁及以上、眼轴≥31.5 mm的人群易感。

二、临床特征

多表现为视网膜色素上皮和脉络膜色素紊乱，与豹纹状眼底相接续。因视网膜色素上皮和脉络膜色素变薄，暴露出脉络膜血管和血管间的色素。大的脉络膜血管常在后极部暴露。脉络膜动脉呈钩状进入眼球，脉络膜静脉则像虫的形态。RPE和脉络膜色素显著变薄后，脉络膜血流供应也相应减少。病理性近视眼的脉络膜静脉的解剖分布也不正常，可见大的静脉汇集成涡静脉横越黄斑或围绕视盘。后葡萄肿者其脉络膜萎缩的发病在60岁以后增多。局部萎缩可表现为圆形或不规则形，小而广泛，或孤立或多发的黄白色区，其边界划限并可有色素聚集。进行性萎缩区中可见黄白色脉络膜血管，有的带白鞘。

在一项对弥漫性视网膜–脉络膜萎缩患者进行的中长期随访研究中，53.4%的患者均出现弥漫性萎缩的进展，67.2%的患者出现萎缩范围扩大，这些表现均与视力减退预后有关。

三、眼底血管造影改变

FFA显示萎缩区呈低荧光，造影早期可见其上视网膜血管充盈大致正常，无渗漏。当血内染料再循环至萎缩区时，各萎缩区均有相似的进行性着染。在近视眼进程中，萎缩斑趋向融合。当病变伸展至黄斑，中心视力受损害（图6-31～图6-33）。

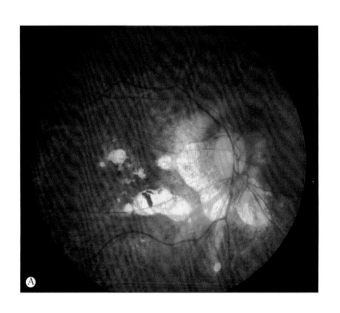

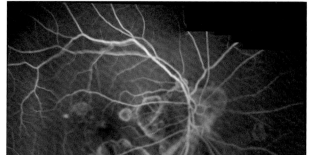
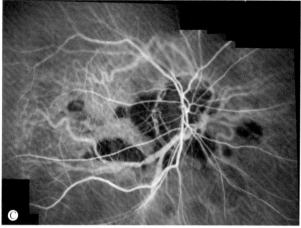

男性，58 岁，屈光度 –15.0 D。A.彩照示黄斑区及周围可见脉络膜萎缩灶，部分融合，透见其下巩膜。B.同步 FFA 示黄斑区萎缩灶部分融合，呈弱荧光灶，边缘染色呈强荧光。C.同步 ICGA 示萎缩灶呈弱荧光，边界清晰

图 6-31　弥漫性视网膜-脉络膜萎缩 1

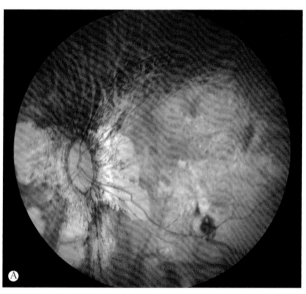

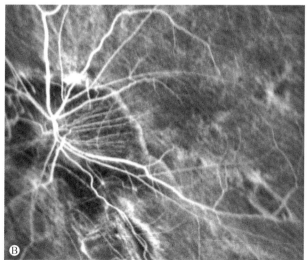
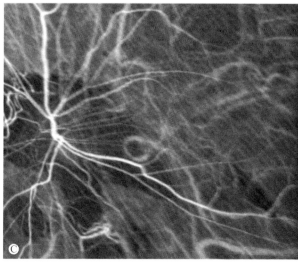

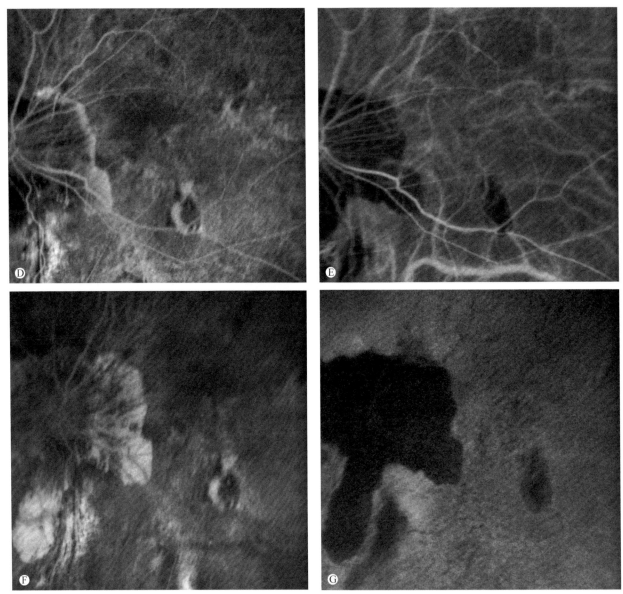

女性，47岁，屈光度 –18.0 D，眼轴 32 mm。A. 彩照示视网膜血管变细，深层脉络膜血管早期仅见大血管，其间的小血管极少，盘周萎缩区无血管。B、D、F. FFA 示视盘周围萎缩弧及黄斑区周围萎缩灶早期呈弱荧光，晚期部分透见巩膜染色，黄斑区可见局灶性色素遮蔽荧光。C、E、G. 同步 ICGA 示萎缩灶及视盘萎缩弧呈脉络膜灌注不良性弱荧光，晚期仍为弱荧光，边界清晰；造影晚期可见黄斑区色素遮蔽荧光更为明显

图 6-32　弥漫性视网膜–脉络膜萎缩 2

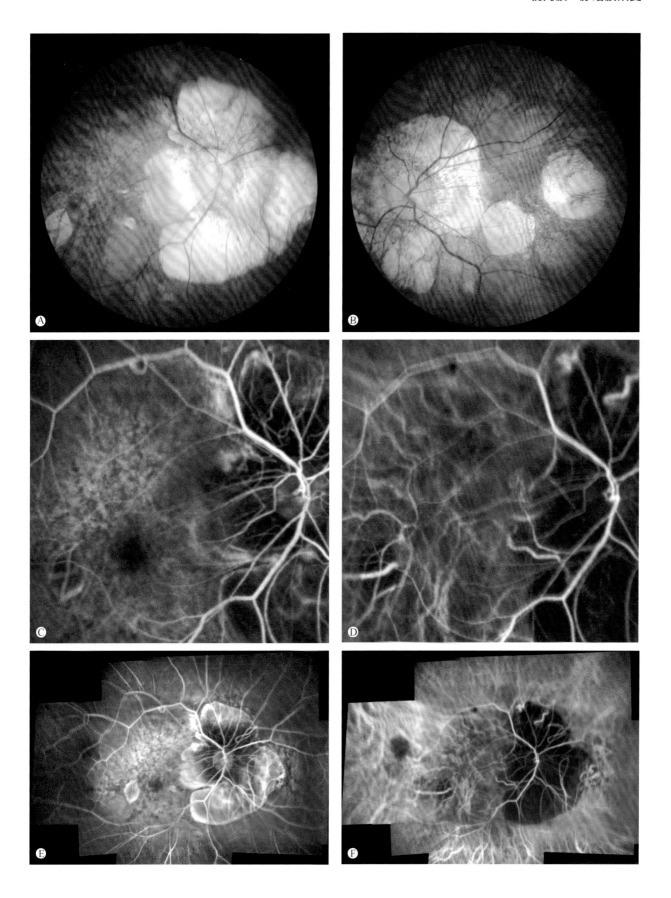

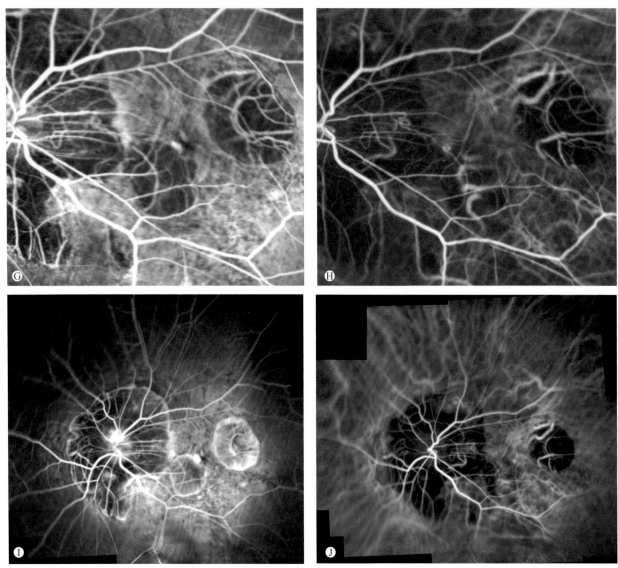

　　男性，77岁，屈光度-20.0 D，眼轴30 mm。A、B.彩照示双眼视盘周围可见大片脉络膜萎缩灶融合，深层脉络膜大血管稀疏，黄斑区亦可见萎缩灶形成。C、E、G、I.双眼FFA示视盘周围及黄斑区萎缩灶呈弱荧光，晚期部分透见巩膜染色。D、F、H、J.同步ICGA示双眼视盘周围可见大片环形弱荧光区，黄斑区可见数个局灶性弱荧光区，其内残存的脉络膜中可见大血管，晚期仍为弱荧光

图6-33　弥漫性视网膜-脉络膜萎缩3

四、OCT 改变

主要表现为 RPE 缺失，并在脉络膜中呈现超反射信号（图 6-34）。

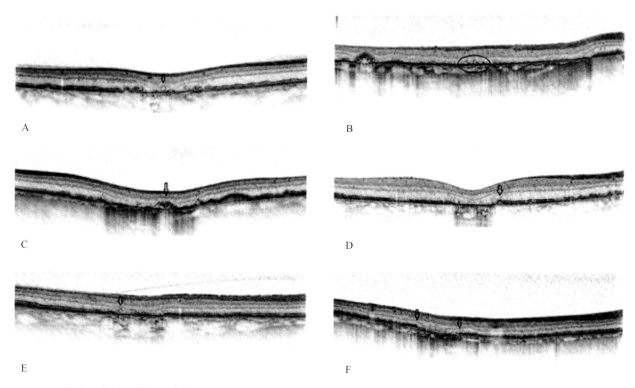

A

B

C

D

E

F

A、E. 箭头/圆圈标记外视网膜管（ORT）；B. RPE-Bruch 膜（RPE-BM）复合体的不规则抬升；C. 存在冠状抬升；D. 显示圆顶形视网膜色素上皮抬升；F. RPE-Bruch 膜复合体的断裂

图 6-34 SD-OCT 显示的微观结构改变

五、分期

整体上，豹纹状眼底改变、后葡萄肿及视网膜-脉络膜萎缩是病理性近视后段逐步发育、机械扩张、球壁内两层——脉络膜和视网膜不能适应外层巩膜的表面积，继而产生失代偿性的退行性改变。本质上是依次发生，病变程度相互交叉的。临床上尽管都归纳为视网膜-脉络膜萎缩/退行性病变，但在不同年龄表现的程度还是有差异的，故有必要将萎缩性改变做进一步分期。

1. 早期

30 岁前后，后极部、黄斑与视盘间在豹纹状改变的衬托下，色素减少，呈轻度视网膜-脉络膜萎缩，隐约衬透外层的巩膜白色（图 6-35）。

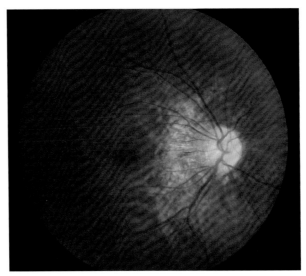

男性，26岁，屈光度 −13.5 D，眼轴 29 mm。彩照示轻度视网膜−脉络膜萎缩，黄斑鼻侧隐约衬透外层的巩膜白色

图 6-35　早期视网膜−脉络膜萎缩

2. 中期

中期可以在后葡萄肿周围存在较为完整的豹纹状改变，但后极部巩膜大片暴露（图 6-36），多发生在 50 岁前后。

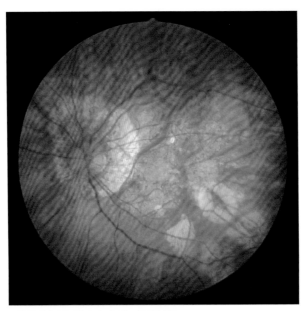

男性，50岁，屈光度 −20.0 D。彩照示黄斑区数个大小不一的萎缩灶

图 6-36　中期视网膜−脉络膜萎缩

3. 晚期

赤道后广泛的巩膜地图状暴露（图 6–37、图 6–38）。

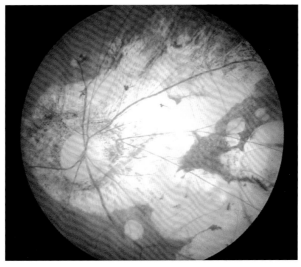

女性、62 岁、屈光度 –18.0 D，眼轴 30.5 mm。彩照示视盘周围及后极部大面积萎缩灶融合，部分累及中周部

图 6–37　晚期视网膜-脉络膜萎缩

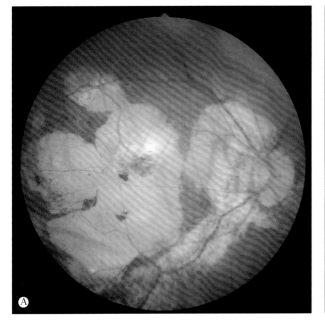

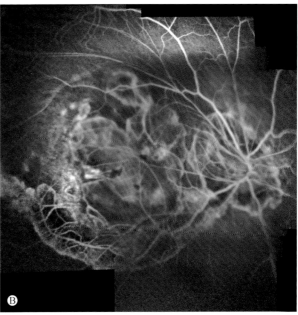

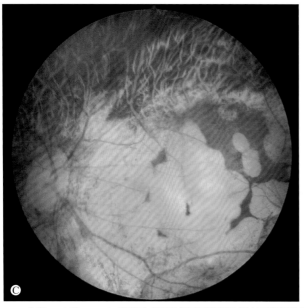
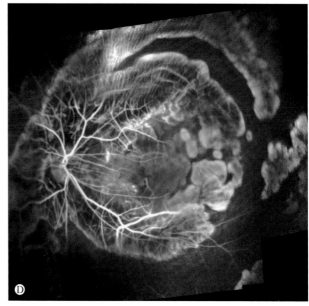

女性，62岁。A、C.彩照示双眼视盘周围及后极部大面积萎缩灶融合，部分累及中周部。B、D.FFA拼图示双眼视盘周围及后极部大面积萎缩灶形成，部分透见巩膜染色，颞侧、颞上中周部累及

图6-38　晚期双眼视网膜-脉络膜萎缩

第六节　视网膜-脉络膜改变（中晚期）
——脉络膜新生血管

一、发生机制

脉络膜新生血管（choroidal neovascularization，CNV）可发生在多种眼底疾病中。视网膜色素上皮层和脉络膜基底膜之间形成薄壁的血管和纤维组织，从脉络膜经由脉络膜基底膜的缺损处穿过，侵入视网膜下间隙形成，在检眼镜下为后极部的暗灰色斑片，新生血管经常发生渗漏或出血，最终吸收。

脉络膜新生血管除了与脉络膜最内层布鲁赫膜缺陷有关，其发生、发展与血管内皮生长因子（vascular endothelial growth factor，VEGF）过度分泌也密切相关。与湿性黄斑变性类似，脉络膜新生血管也可见于罕见的遗传病，如弹性假黄瘤中。

在病理性近视中，也常有脉络膜新生血管，而且，前面提到的病理性近视的早期、单纯的黄斑出血和中晚期、特征性的Fuchs斑，也代表近视性脉络膜新生血管形成过程中的不同阶段。总的来说，病理性近视的脉络膜新生血管与其他眼底病的脉络膜新生血管（如年龄相关黄斑病变）的转归有所不同，它有自限性，并随年龄和近视的进展而萎缩。

二、发生率

在近视眼中，脉络膜新生血管形成的发生率为5%～10%，病理性近视可高至40.7%。

三、临床特征

有学者将其归为新生血管型黄斑出血，约占32%。出血范围为1/2～2/3 PD大小，伴有黄白色渗出斑及灰白色结构。FFA初期可呈点状及网状病灶，后期渗漏不断扩大。来自脉络膜的新生血管侵入Bruch膜，在视网膜深层可形成新生血管网，血浆渗漏可引起增生反应，3～6个月后瘢痕化（出血吸收后留下纤维型瘢痕灶）（图6-39）。此过程可能与老年性黄斑盘状变性的发生机制相同，但近视眼还伴有眼轴延长、Bruch膜及色素上皮层损伤。

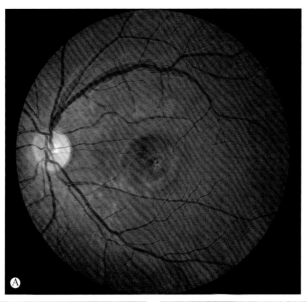

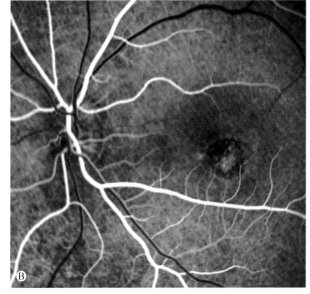

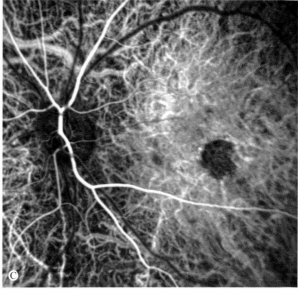

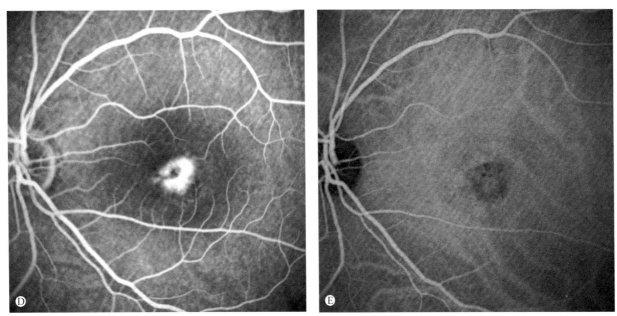

女性,23岁,屈光度-8.0 D。A.彩照示黄斑区灰白色CNV形成。B、D.FFA示动脉期于黄斑拱环内可见CNV网性强荧光,渐有染料渗漏,晚期呈片状强荧光, 可判断为中心凹下典型性 CNV。C、E.同步 ICGA 早期示黄斑中心可见类圆形 CNV 性稍弱荧光灶,渐有轻微染料渗漏, 晚期荧光稍增强, 即为焦点状 CNV。可见病理性近视的 CNV 渗漏并不明显

图 6-39　脉络膜新生血管 1

当脉络膜新生血管向内生长, 可诱发一急性无痛性视力下降, 常伴随视物变形。用双目立体检眼镜或裂隙灯观察, CNV 为一略反光的圆形或椭圆形黄斑病变, 经常是小的局限性或位于中心凹处（图 6-40）。58% ~ 74% 的脉络膜新生血管直接侵犯中心凹, 其余亦距中心 100 ~ 300 μm。位于中心凹下的脉络膜新生血管膜是病理性近视的临床特点。

患眼眼轴长常大于正常人的 26.5%（轴长约 30.26 mm）, 还经常伴有广泛的后极部视网膜-脉络膜萎缩。

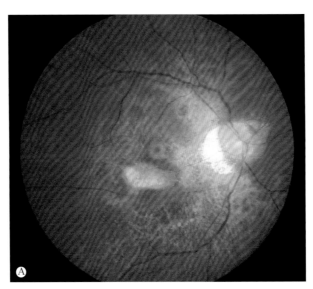

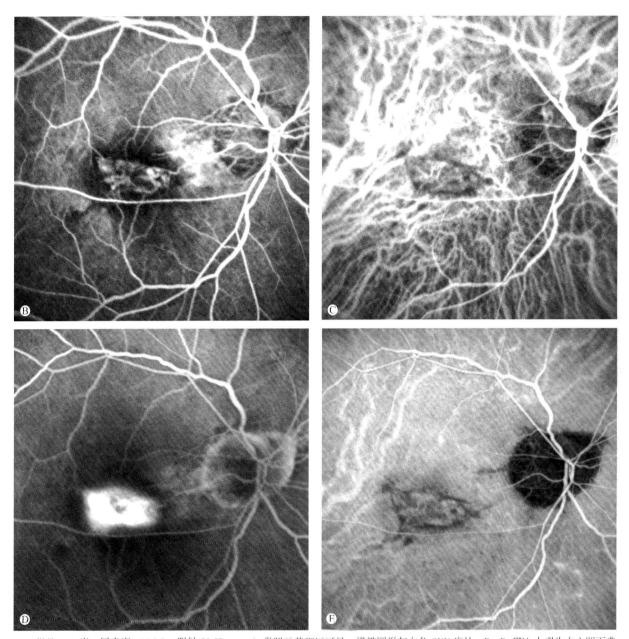

男性，56岁，屈光度 –14.0 D，眼轴 28.57 mm。A. 彩照示黄斑区可见一横椭圆形灰白色 CNV 病灶。B、D. FFA 表现为中心凹下典型性 CNV，造影早期于黄斑拱环内可见 CNV 网状强荧光灶，随造影时间延长，渐有染料渗漏，晚期呈片状强荧光。C、E. 同步 ICGA 示黄斑中心有一个约 1 PD 大小的 CNV 性横椭圆形弱荧光灶，晚期荧光稍增强，可见一横行弱荧光条带穿过，提示该 CNV 的形成可能跟漆裂纹有关

图 6-40　脉络膜新生血管 2

四、分期

Gass 指出新生血管形成有两个不同时期：1 期，急性出血性脱离；2 期，出血机化并有视网膜色素上皮细胞增殖，其细胞增殖可围绕每一脉络膜血管。

五、眼底血管造影改变

1. FFA

青年期近视中可出现很小的脉络膜新生血管丛，位于近中心凹区。造影早期显高荧光，以后出现染料渗漏，表明视网膜下新生血管的存在，但在整个造影过程中荧光增强不多，并只限于 CNV 的边缘。其原因可能与病理性近视脉络膜血流迟缓、脉络膜毛细血管严重循环紊乱有关。此外，脉络膜基质丧失、广泛的脉络膜变薄，还有些血管阻塞亦有影响。因为新生血管来自脉络膜，其渗漏取决于脉络膜血流动力学特征。在老年期近视，视网膜下新生血管膜较多渗漏，造影晚期染料超过早期显示的新生血管膜的边界。这种渗出扩大有可能与年龄相关性黄斑变性有关。有学者认为只有年龄小于 55 岁者才考虑为单纯近视性视网膜下新生血管膜。

2. ICGA

病理性近视引起的黄斑出血是导致视力严重下降较为常见的因素。黄斑出血常预示着 CNV 的形成，但有些学者观察到少数黄斑出血可自发吸收而不遗留明显病变，视力预后良好，而 CNV 性黄斑出血视力预后则较差，导致其出血的原因尚不十分清楚，有学者认为与漆裂纹的形成有关。根据出血性质的不同，分为以下两类：伴脉络膜新生血管的黄斑出血及不伴脉络膜新生血管的黄斑出血。

（1）伴脉络膜新生血管的黄斑出血：眼底彩色照相显示，黄斑区有小的斑片状深层出血，部分于出血内或其边缘可见小的深层青灰色病灶；FFA 显示，于小斑片状出血弱荧光内或其周围可见 CNV 性强荧光斑，此强荧光斑于动脉前期或动脉期出现，随后很快因染料渗漏而致边界欠清；ICGA 显示，视网膜下的 CNV 性强荧光斑较 FFA 清晰，并且造影在早、中、晚期 CNV 的形态大小无明显改变。

（2）不伴脉络膜新生血管的黄斑出血：眼底彩色照相显示，黄斑区有小的斑片状的深层出血，部分于后极部处可见黄白色的条带状漆裂纹；FFA 显示造影期间全部患眼于黄斑出血弱荧光内或其周围均未见 CNV 性荧光征象，在小斑片状出血弱荧光内或其边缘处可见一条或数条长短不一的漆裂纹形成，FFA 呈透见荧光，ICGA 显示造影中晚期于出血的下方出现一条状弱荧光。出血吸收后的 FFA 显示黄白色的漆裂纹变得更明显，范围增宽，也可出现新的漆裂纹。

伴 CNV 形成的黄斑出血，由于 CNV 常位于中心凹或邻近中心凹，视力预后往往较差。不伴 CNV 形成的黄斑出血，如果出血下的漆裂纹位于中心凹以外的部位或无明显漆裂纹形成的患眼，其视力预后良好；但如果漆裂纹恰好经过中心凹，则视力会受到一定程度的影响。FFA 结合 ICGA 能早期、准确地确定引起高度近视黄斑出血的这两种不同的形式。尽管 ICGA 能较好判别高度近视性黄斑出血下有无 CNV 存在及 CNV 的位置范围，但一些无明显出血和色素阻挡的患眼，FFA 可比 ICGA 更清楚显示出 CNV。一些较小的、通透性较差的 CNV，荧光素钠可渗漏出来，但 ICG 分子却难以渗漏。此外，有些病理性近视性 CNV 于 ICGA 早期可清楚显露，但晚期却消退。导致这些差异的原因与 CNV 的组织病理特性及相关的浆液血液性改变有关（如 CNV 大小、渗漏程度等）。

六、OCTA 改变

OCTA 是一种无创检查新技术，其无须造影剂即可详细显示视网膜和脉络膜微循环。CNV 可以看作外层视网膜内的海扇状或珊瑚状新生血管复合体，通常可在外视网膜（从外丛状层延伸到 Bruch 膜）和脉络膜毛细血管（RPE 下方约 20 μm 厚的区域）观测到 CNV 变化（图 6-41）。

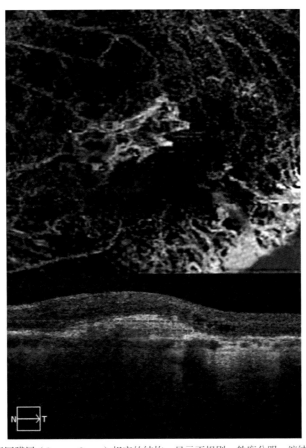

B 超扫描和 OCTA 显示外层视网膜层（3 mm×3 mm）相应的结构，显示不规则、轮廓分明、缠结的 CNV

图 6-41　病理性近视患者左眼 CNV 的结构 SD-OCT 图像

七、转归

在自然病程中，视网膜下新生血管膜因病变的不同时期而有其临床表现。

早期在黄斑中心由于血液的聚集，呈现一暗棕色斑点，但出血并不广泛，主要位于神经视网膜。视网膜脱离常很浅，很少有硬性渗出。以后有色素变性，成为一黄灰色圆或椭圆形微隆起病灶。当急性期过去，因为出血与渗出的吸收及习惯用偏中心注视，患者视力会有某些程度的好转。

日久，在大片视网膜－脉络膜变性区内，出现 RPE 增殖，位于视网膜下新生血管膜上，即 Fuchs 斑。其病理机制尚未明确。有些病变在黄斑增多色素外尚有广泛纤维增生与萎缩。中心纤维组织内包含黑色素、继发于血铁蛋白变性产物及黄色素等。晚期可有机化膜形成。

八、与其他近视性眼底病变关系

1. 与漆裂纹的关系

研究提示漆裂纹与脉络膜新生血管膜相关，漆裂纹的发病在有 CNV 的近视眼中高于无 CNV 者。有漆裂纹的近视眼中 82% 的病例发生 CNV；无可见的漆裂纹者 43% 发生 CNV。Bruch 膜破裂或萎缩区可先于 CNV 存在，但在萎缩区内很少注意到是否曾经有过 CNV。

2. 与退行性改变的关系

FFA 检查，在退行性改变的近视眼中 42% 的病例表现出活跃的视网膜下新生血管膜。很多新生血管膜不能被刺激形成典型的 Fuchs 斑，仍为无色素状，这些区域最终演变形成局限的萎缩瘢痕。

3. 与出血的关系

65% ~ 78% 的病例与出血相关。

第七节　视网膜-脉络膜改变（中晚期）——Fuchs 斑

Fuchs 斑（Fuchs spot）亦为病理性近视特征性表现，最早分别由 Förster（1862 年）及 Fuchs（1901 年）介绍，故亦称为 Förster-Fuchs 斑。Fuchs 斑与脉络膜出血引发的视网膜色素上皮增生有关。

一、发生机制

在有高度近视和进行性近视的患者中，眼睛后部容易发生退行性变化，其特征为苍白的、界限清楚的、曲面细胞的视网膜-脉络膜萎缩斑块。这些发生在中央和外周，并且大小与近视程度有关。其容易发生布鲁赫膜中，新生血管形成和黄斑出血导致色素瘢痕，称为 Förster-Fuchs 斑。这种抬高的、有色的圆形病变在黄斑出血被吸收后发展。Fuchs 斑主要是由 CNV 周围的 RPE 细胞增殖所致。侵袭性的新生血管和其结缔组织支架趋向于在脉络膜基底层内横向生长，并且往往与渗漏和出血有关。血管的变化会造成 RPE 的过度增殖，色素的吸收和移行也同时发生，还合并出血性改变。在眼后极部形成界限清楚的、高起的、黑色损害，后由黑色变为灰色，灰色是最常见的，并被认为是囊样退行性变的结果。这是由上方的神经感觉层视网膜脱离造成的。由于这一原因，灰色的 Fuchs 斑往往比更深色的大。最终会发展为新生血管膜纤维化的一系列形态学改变。

经过几年，Fuchs 斑会逐渐发生结构上的破坏，呈现微隆起的扁平病灶，此时的 Fuchs 斑边界变得很清晰，色素脱失。通常其表现为视盘萎缩灶周边围绕的晕环状改变。这一病变过程的最后是位于一大片视网膜-脉络膜退行性变中央的色素簇。发生于黄斑的 Fuchs 斑的唯一证据就是黄斑区存在一定数量的色素簇。发生于黄斑中心凹区域，则可造成最严重的视力损害。在组织学切片中，这些色素点是由色素密集的视网膜色素上皮细胞聚积形成的，厚度约为脉络膜厚度的 2/3。在 RPE 表面的 CNV 前可以看到胶状、无细胞核的硬性渗出。

在近视退行性变晚期，色素细胞（chromatophores）脱色素并消失。甚至弹力纤维会分解。最终，在受累区域可以看到脉络膜毛细血管、脉络膜基底层视网膜色素上皮细胞层和视网膜外层均被结缔组织取代。

二、发病率

近视度数越高，发病率越高。

Fuchs 斑在近视人群中 5% ~ 10% 的患者受累，近视度数均 ≥ − 5.0 D，眼轴 ≥ 26.5 mm。通常这些损害累及双眼，在 5 年内发生，44% 的眼最终受累。目前查到文献，Fuchs 斑多发生在青壮年时期，澳大利亚一项研究显示，其在老年人群中的发病率为 0.1%。

在一项纳入 1584 例高度近视患者的研究中，36.8% 存在方格状眼底，46.1% 的眼底有弥漫性萎缩，8.6% 存在斑片状萎缩，8.5% 的眼底有 Fuchs 斑。

三、临床特征

高度近视和病理性近视眼底后极部出现任何黑斑均可称为 Fuchs 斑（图 6−42）。典型者位于黄斑或其附近，其位置也可不在黄斑，甚或在视盘鼻侧。双侧近视眼者均可患病。

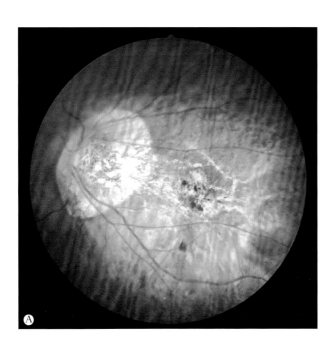

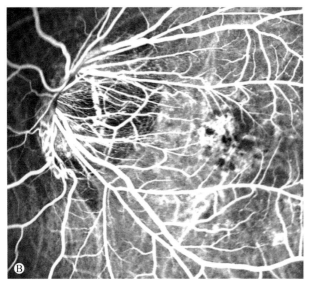
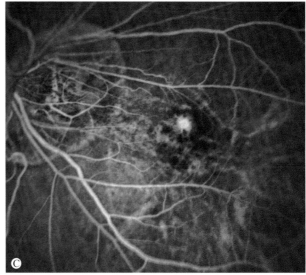

女性，30岁，屈光度−16.0 D。A.彩照示黄斑及周围漆裂纹形成，并可见一小片状黄白色瘢痕及片状色素增殖形成。B、C.FFA早期与黄斑拱环内可见一CNV性强荧光，未见染料渗漏，晚期可见纤维血管瘢痕染色，周围可见色素遮蔽荧光。提示该Fuchs斑由CNV出血、瘢痕化发展形成。

图6-42　Fuchs斑1

眼底检查可见黄斑区呈轻微隆起的圆形、椭圆形，或形状不规则的暗斑，色灰黑或灰绿，位于中心凹或其附近，为1/3～3/4 PD大小；边缘可见小的圆形出血或色素环；自觉视物变形、视力下降及中心暗点，似有薄纱遮住中央视线；病程缓慢，后渐趋稳定。早期因急性出血可形成出血性盘状脱离，晚期因出血吸收而有色素增生。

有的Fuchs斑表现为黄斑区有一黑色斑块，略小于视盘，圆形，边界清楚（图6-43）。有时黑色斑块可渐扩大，或可变为灰色或灰白色，斑块四周有萎缩带。有的Fuchs斑并无脉络膜明显改变，玻璃膜也未破坏。黑色斑点区内可有色素上皮增生，并伴有一种细胞性胶样渗出物，这种渗出物和增生的上皮形成一弧形隆起面。

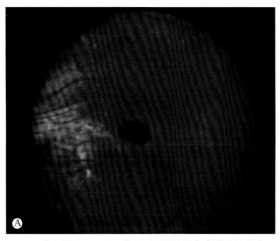
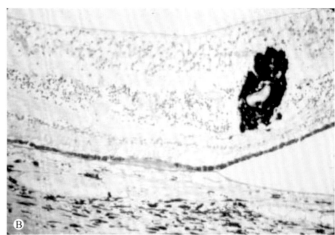

A.黄斑部Fuchs斑，黄斑区可见片状色素增殖灶形成。B.Fuchs斑组织切片所见

图6-43　Fuchs斑2

起病前视力即可能出现减退，但在整个病程中，视力有时亦可能趋向好转或稳定。有些情况下，其可随着病程延长而逐渐消退。

四、影像学检查

1. 眼底血管造影改变

FFA 可见一小的盘状变性灶。急性出血期出现色素上皮或神经上皮脱离，或两者均有脱离。CNV 在造影初期及中期最清晰，荧光渗漏呈颗粒状、绒球状或不规则花边状；后期扩散，边缘模糊不清。若有出血或色素，则见环形荧光遮盖区。出血吸收期造影可见色素堆积，遮挡荧光。后期瘢痕组织染料着色，白色机化斑可呈现假荧光。检眼镜下见到的新生血管病变要小于荧光造影所见范围。

Fuchs 斑曾被认为是玻璃膜（Bruch 膜）破裂及视网膜下新生血管所形成的黄斑盘状病变。在色素上皮增生区的四周，色素上皮细胞的色素较正常减少，有时缺如。Fuchs 认为这些改变与眼轴向后部伸展及眼球膨胀密切相关。另有学者认为 Fuchs 斑是一种色素堆积，而与出血无关。但大多数学者认为是黄斑区较为严重的出血结果。如吸收缓慢，最后会被渗出、机化物和色素块所代替。

最初 Förster 报告为黄斑出血，其后经 Fuchs 详细观察，认为黑斑是 RPE 细胞的增殖而非出血。长期病程中，Fuchs 斑附近常有出血。Fuchs 斑本身亦有变化，有时扩大或变为其他形态，甚至很不规则，或分解为散成的色素斑点，但从不完全消失，视力亦不能恢复正常。FFA 显示新生血管从脉络膜延伸至 RPE 下间隙，此与 Fuchs 斑有关。其原因可能受玻璃体后界膜破裂的影响，脉络膜毛细血管的牵扯亦可能为另一相关因素。

经 FFA 证实，Fuchs 斑是由黄斑出血，特别是视网膜下新生血管出血而成。

2. OCT 改变

OCT 扫描可以发现 Fuchs 斑与脉络膜出血及 CNV 有关联（图 6-44）。

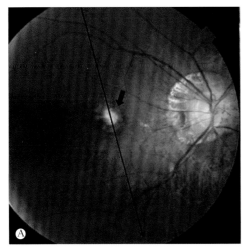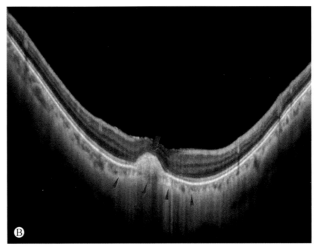

男性，67 岁，右眼眼底，眼轴长度为 27.05 mm。A. 在黄斑区（黑色箭头）观察到 Fuchs 斑；病变周围是方格状眼底；黑色长箭头显示 SS-OCT 检查的扫描线。B. 扫描 SS-OCT 图像在倾斜扫描中显示纤维化 CNV（红色箭头）。巩膜在病变处向后弯曲（红色箭头）

图 6-44　高度近视的眼底照片和 SS-OCT 图像（眼底呈方格状，Fuchs 斑点没有牵引变化）

五、分期

临床上根据眼底改变所见可将中晚期 Fuchs 斑分为 2 期。

1. 出血水肿期

黄斑区出血、水肿，色素上皮下和（或）视网膜神经上皮下出血性或浆液性盘状脱离。

2. 出血吸收期

出血缓慢吸收，瘢痕产生，色素堆积，形成暗斑。

六、与其他近视性眼底病变的关系

1. 与漆裂纹样病变密切相关

在有 Fuchs 斑的患者中，伴有漆裂纹样病变者常超过 55%。

2. 与视网膜-脉络膜萎缩的关系

Fuchs 斑眼中，有 84% 的病例出现视网膜-脉络膜萎缩（图 6-45）。

3. 与后葡萄肿的关系

Fuchs 斑眼中，有 43% 的病例出现后葡萄肿。

4. 与 CNV 的关系

CNV 是 Fuchs 斑形成的触发因素。Gass 指出 Fuchs 斑的形成可能与新生血管形成的两个不同时期有关：①急性出血性脱离；②出血机化并有视网膜色素上皮细胞增殖，其细胞增殖可围绕每一脉络膜血管。

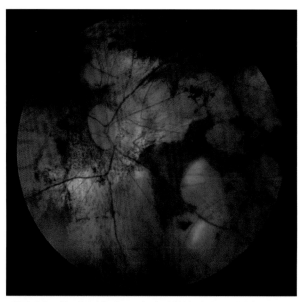

女性，46 岁，屈光度 −18.0 D。彩图示病理性近视晚期表现，视盘呈斜椭圆形，视盘周围及后极部可见大片状融合的脉络膜萎缩灶，透见其下巩膜，并可见局灶性色素增殖形成；视网膜血管变细

图 6-45　Fuchs 斑合并视网膜-脉络膜萎缩

（石一宁　刘晓冉　吴琨芳）

参考文献

［1］ CURTIN B J. The myopias：basic science and clinical management［M］. Philadelphia：Harper & Row，1985.

［2］ SHIMADA N，OHNO－MATSUI K，NISHIMUTA A，et al. Peripapillary changes detected by optical coherence tomography in eyes with high myopia［J］. Ophthalmology，2007，114（11）：2070－2076.

［3］ RUIZ－MEDRANO J，MONTERO J A，FLORES－MORENO I，et al. Myopic maculopathy：Current status and proposal for a new classification and grading system［J］. Prog Retin Eye Res，2019，69：80－115.

［4］ CHEN Q，HE J，HU G，et al. Morphological Characteristics and Risk Factors of Myopic Maculopathy in an Older High Myopia Population－Based on the New Classification System（ATN）［J］. Am J Ophthalmol，2019，208：356－366.

［5］ DU R，FANG Y，JONAS J B，et al. Clinical features of patchy chorioretinal atrophy in pathologic myopia［J］. Retina，2020，40（5）：951－959.

［6］ 石一宁，方严. 高度近视眼底改变与年龄和近视度数变化相关性分析［J］.中国中医眼科杂志，2010，20（3）：137－141.

［7］ 石一宁，方严，王云. 20岁以下学生高度近视眼底改变自然病程转归的观察［J］.临床眼科杂志，2010，18（1）：1－6.

［8］ 方严，石一宁，谢驰. 21～40岁中青年高度近视眼底改变及相关生物参数演变趋势［J］.临床眼科杂志，2010，18（2）：97－103.

［9］ OHNO－MATSUI K，IKUNO Y，LAI T，et al. Diagnosis and treatment guideline for myopic choroidal neovascularization due to pathologic myopia［J］. Prog Retin Eye Res，2018，63：92－106.

［10］ SAYANAGI K，IKUNO Y，UEMATSU S，et al. Features of the choriocapillaris in myopic maculopathy identified by optical coherence tomography angiography［J］. Br J Ophthalmol，2017，101（11）：1524－1529.

［11］ OHNO－MATSUI K. Pathologic Myopia［J］. Asia Pac J Ophthalmol（Phila），2016，5（6）：415－423.

［12］ JONAS J B，ANG M，CHO P，et al. IMI Prevention of Myopia and Its Progression［J］. Invest Ophthalmol Vis Sci，2021，62（5）：6.

［13］ OHNO－MATSUI K，KAWASAKI R，JONAS J B，et al. International photographic classification and grading system for myopic maculopathy［J］. Am J Ophthalmol，2015，159（5）：877－883.

［14］ HAYASHI K，OHNO－MATSUI K，SHIMADA N，et al. Long－term pattern of progression of myopic maculopathy：a natural history study［J］. Ophthalmology，2010，117（8）：1595－1611.

［15］ YOKOI T，JONAS J B，SHIMADA N，et al. Peripapillary Diffuse Chorioretinal Atrophy in Children as a Sign of Eventual Pathologic Myopia in Adults［J］. Ophthalmology，2016，123（8）：1783－1787.

［16］ SCHMIDT－ERFURTH U，KLIMSCHA S，WALDSTEIN S M，et al. A view of the current and future role of optical coherence tomography in the management of age－related macular degeneration［J］. Eye（Lond），2017，31（1）：26－44.

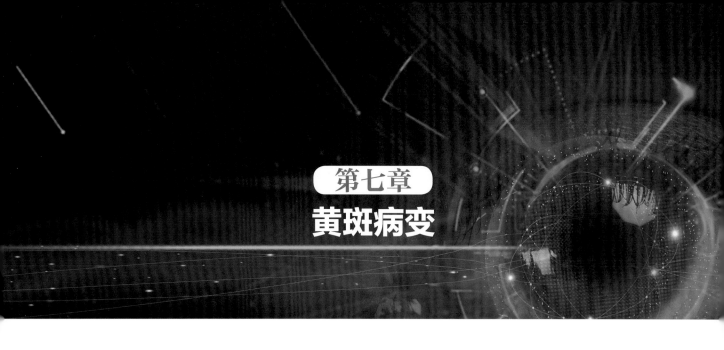

第七章
黄斑病变

病理性近视性黄斑病变表现多样,视功能受损明显,通常与年龄、性别、眼轴长度及屈光度明显相关。主要表现:黄斑色素紊乱、黄斑红变、黄斑局灶性萎缩、漆裂纹样病变、Fuchs 斑、黄斑出血、黄斑新生血管、近视牵引性黄斑病变(myopic traction maculopathy,MTM)。临床上,近视性黄斑病变的进展似乎有一种模式。它的范围从早期出现的镶嵌状眼底到逐渐发展的弥漫性萎缩和漆裂纹样病变,然后发展为斑片状萎缩。近视患者黄斑区有无病变及病变程度直接决定近视眼视功能的好坏。单纯性近视的黄斑区多可保持正常状态,但病理性近视则黄斑区多被累及,黄斑病变发生率较高。

病理性近视进展中发生黄斑区域 CNV 则可严重影响视力,多见于屈光度 > −10.0 D 及 30 岁左右的病理性近视患者。CNV 常于出血后发现,来自脉络膜毛细血管。CNV 通常在斑片状萎缩或漆裂纹区域附近发生。FFA 检查黄斑区可见车辐状或颗粒状 CNV 性染料渗漏。眼轴长 > 26.5 mm 者,CNV 可渐扩张累及到眼底后极部或更大区域。病理性近视的黄斑 CNV 可成为进一步发展其他病变(如 Fuchs 斑等)的基础,或本身即为其他病变的初期表现。

第一节　黄斑色素紊乱

人体视网膜后极部的黄斑区富含高浓度叶黄素和玉米黄素,称为黄斑色素。该区域视锥细胞最密集,可产生敏锐的形觉、光觉与色觉,受损将严重影响视力。黄斑色素可以先行有效地滤过短波长光,消灭氧自由基,减少光感受器细胞的光损伤。

黄斑色素密度(macular pigment optical density,MPOD)是对黄斑/色素密度的衡量,主要针对其黄斑色素光学密度,与其对光的吸收性及其可用于吸收光波的色素量有关。MPOD 检测可作为多种疾病的辅助诊断,并用于指导临床治疗。高度近视患者的 MPOD 值与其年龄、眼轴及分期相关,不同分期的患眼 MPOD 值有显著差异。随着眼底病变的进展,高度近视患眼的 MPOD 值会逐渐下降,这可能是影响高度近视患者视功能的原因之一。在高度近视患者中,黄斑病变是其主要并发症之一,故 MPOD 值对评估高度近视的疾病状态及黄斑功能有重要意义。

色素紊乱为黄斑部退行性变的早期表现，主要表现为黄斑区有不规则的色素沉着，以及弥漫性的色素上皮和脉络膜变薄，其下脉络膜大血管清晰可见，形成豹纹状眼底，这是病理性近视最早期可见的改变（图7-1）。豹纹状眼底为眼底后极部脉络膜大血管结构清晰可见的现象，表现为脉络膜血管结构与其间隙的色素区状似豹纹样纹理。目前认为，豹纹状眼底的形成主要由视网膜色素上皮细胞的流失、视网膜色素上皮透光性增加及脉络膜毛细血管灌注减少与脉络膜厚度变薄所致。

RPE 萎缩导致的整体性色素脱失表现出豹纹状眼底改变（图7-2）。

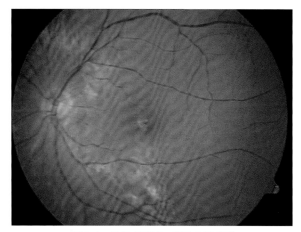

图 7-1 豹纹状眼底，黄斑色素紊乱

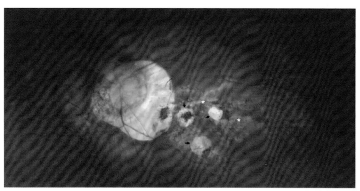

由于广泛的色素脱失，整个眼底呈现镶嵌状（豹纹状外观）。全部萎缩的区域没有明确的边缘（白色星号），边缘清晰的其他萎缩灶也很明显（黑色箭头）

图 7-2 RPE 改变 SLO 表现

第二节 黄斑红变

病理性近视的黄斑中心凹光反射及反射晕轮常消失，出现一种境界不清的深红色斑点（图7-3），此系代偿性扩张的脉络膜毛细血管丛透过变薄的组织所致，是一种扩张的脉络膜毛细血管丛状态，常易被误诊为中心性浆液性脉络膜-视网膜病变（central serous chorioretinopathy，CSC），应注意鉴别。

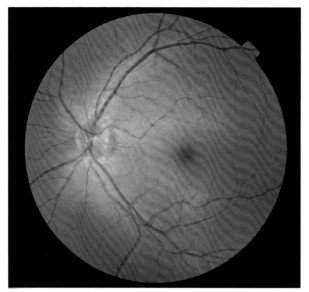

图 7-3　病理性近视黄斑红变

第三节　黄斑局灶性萎缩

　　某些病理性近视的黄斑区域可出现脉络膜血管闭塞，常出现单个或多灶性色素上皮和脉络膜毛细血管呈萎缩变性（局灶性萎缩），或表现为弥散性色素上皮和脉络膜毛细血管（弥散性萎缩），并伴有色素的迁移。随着年龄的增长，黄斑病变呈现弥漫性萎缩趋势明显；屈光度越大越易出现弥漫性萎缩，屈光度越小则眼底改变以豹纹状眼底改变居多；眼轴长度越长，越易出现 CNV 及黄斑部弥漫性萎缩。病理性近视晚期黄斑变性可在黄斑部及周围布以大小不等、形态各异的萎缩区（图 7-4）。

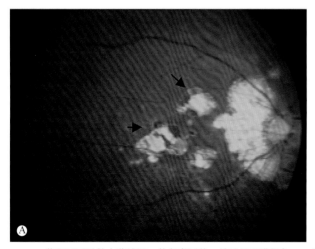
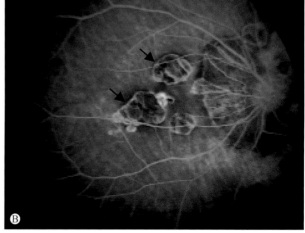

A.黄斑区可见数个萎缩区，伴色素沉着，并透见巩膜颜色。B.同一患者 FFA 表现，于萎缩区脉络膜中大血管清晰可见

图 7-4　黄斑区局灶性萎缩

第四节　漆裂纹样病变

　　漆裂纹样病变又称假性血管样条纹，发生率报道不一，高者达39%、较低为4.3%。漆裂纹样病变多发生在高度近视的进展期，其发生与病理性近视的眼轴明显变长有关。漆裂纹样病变经常随时间而发展，漆裂纹数量的增加是最常见的发展模式。巩膜变形，脉络膜变薄，毛细血管管腔变窄或消失，脉络膜微循环和视网膜血液循环障碍，加之后极部受到过度牵引，可使Bruch膜的弹力层发生机械性撕裂而形成。在没有CNV的情况下，新的漆裂纹形成可能与视网膜下出血有关。漆裂纹也经常与边缘或邻近区域CNV的形成有关。

　　漆裂纹样病变在眼底观察下，常表现为白色或淡黄色、粗细不均、不规则、粗糙的单个或多发的条纹，呈线状、网状或分枝状，主要发生在眼底的后极部或视盘的周围，总是累及双眼，对称。通过眼底自发荧光、ICGA和OCTA等可以检测到漆裂纹样病变（图7-5）。

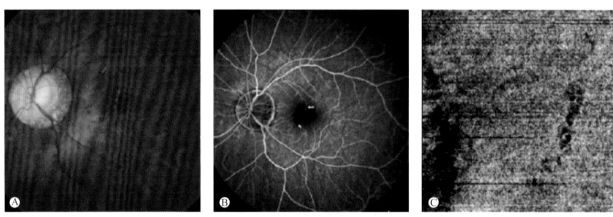

　　A.眼底图像显示，中央凹处有一条清晰的曲线状色素减退线，提示漆裂纹。B.FFA显示漆裂纹为高荧光线（白色箭头）。C.OCTA图像，显示由于缺乏流动，检测为缺乏去相关信号的区域，漆裂纹为一条黑色曲线

图7-5　黄斑漆裂纹样病变

　　小的漆裂纹样病变FFA显示条状透见荧光，大的漆裂纹FFA后期可染色，表明漆裂纹样病变是Bruch膜弹力层破裂、RPE萎缩及纤维充填破裂处所致。Brancato、Maddalelna分别对300眼及52眼病理性近视进行ICGA检查，显示漆裂纹样病变为弱荧光条索，其结构要比FFA显示得清晰，其数量和长度都大于后者，因此更具特征性（图7-6）。

　　漆裂纹样病变很少对视功能直接损害，但是其常伴发局灶性视网膜-脉络膜萎缩变性、出血及CNV，因此，漆裂纹样病变的出现往往意味着中心视力将有较差的预后。

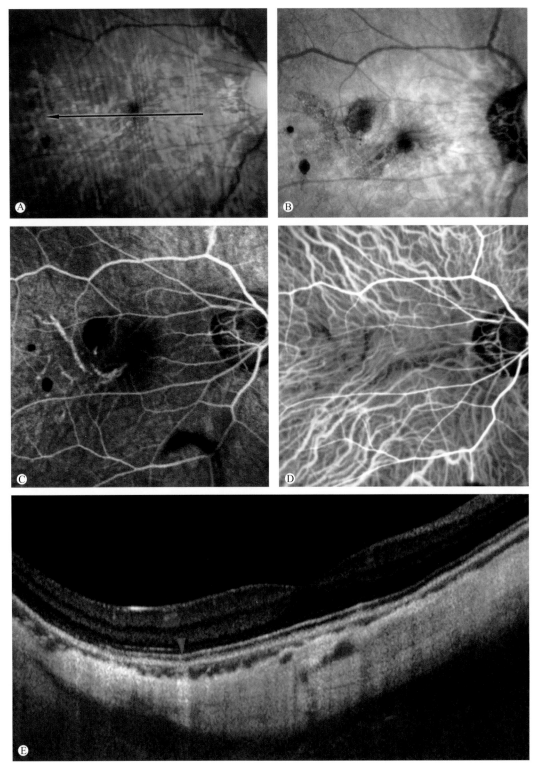

女性，19岁，病理性近视，屈光度 −21.0 D，眼轴 31.46 mm。A. 右眼底照片，眼底有几个出血点，漆裂纹位于中央凹的颞部；漆裂纹表现为黄斑区的黄色线状病变；黑色箭头指示 OCT 扫描线的方向。B. 眼底荧光显示漆裂纹为线性低自荧光线，出血为点状低自荧光点。C. FFA 显示漆裂纹部位的高荧光，由于出血阻断了荧光，出血呈现低荧光。D. ICGA 的晚期血管造影阶段显示漆裂纹部位荧光减弱。E. OCT 图像显示 RPE（箭头）的不连续性和光穿透深度的增加

图 7-6　病理性近视漆裂纹样病变

第五节　Fuchs 斑

　　Fuchs 斑是一种突起的、色素沉着的圆形或椭圆形病变，主要为黑色，但可能具有灰色、黄色、红色或绿色。它以 Ernst Fuchs 和 Carl Förster 的名字命名，前者在 1901 年描述了一种色素性病变，后者在 1862 年描述了视网膜新生血管。Fuchs 斑是由脉络膜出血导致的 RPE 增生引起的，主要是与病理性近视相关的变性和新生血管萎缩后形成的小瘢痕。病理性近视眼底后极部出现任何黑斑样改变均可称为 Fuchs 斑。Fuchs 斑多位于黄斑或其附近，病理性近视双侧眼底均可患病（图 7-7）。

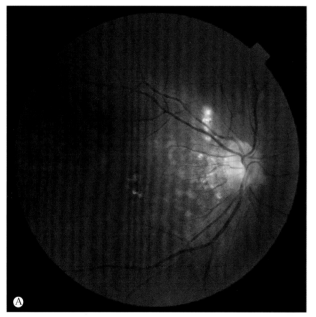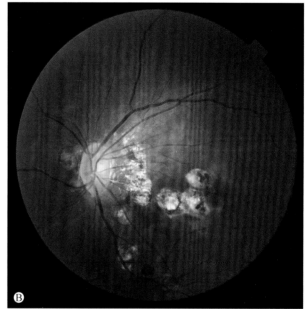

图 7-7　病理性近视双侧眼底黄斑及附近均见 Fuchs 斑

第六节　黄斑出血

　　黄斑出血（macular hemorrhage）在病理性近视中发生率可高达 4.5%，多见于 40 岁以上的病理性近视，为视网膜下和深层视网膜的出血（图 7-8、图 7-9）。如果出血通过 Bruch 膜和外界膜，则可引起色素的迁移和视网膜组织的严重破坏。

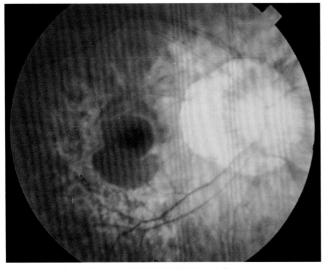

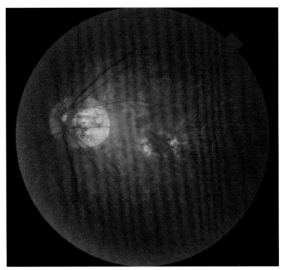

图 7-8 病理性近视黄斑大片出血

图 7-9 病理性近视黄斑出血呈条状

　　文峰等对 37 眼高度近视有黄斑出血的患者进行眼底彩色照相和 FFA 及 ICGA 检查发现，可引起高度近视黄斑出血的有两种病变，分为漆裂纹性黄斑出血和 CNV 性黄斑出血（图 7-10 ~ 图 7-12），两者均与漆裂纹形成相关，但各自的出血机制、病情进展及治疗方案差异较大。CNV 性黄斑出血是由 CNV 导致的黄斑出血，这种出血面积一般较小，出血也不浓厚。ICGA 可较 FFA 更清晰地显示高度近视黄斑出血呈高荧光的 CNV 的范围大小。由于 CNV 常位于黄斑中心凹或邻近中心凹，视力预后往往较差。不伴 CNV 的黄斑出血，是由于高度近视脉络膜毛细血管和 Bruch 膜的变性破裂所致，随时间的延长、出血的吸收、脉络膜毛细血管和 Bruch 膜破裂处的视网膜色素上皮萎缩及纤维组织增生充填，形成新的漆裂纹，因此又称为漆裂纹性黄斑出血。

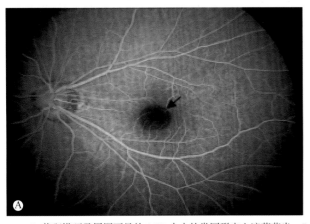

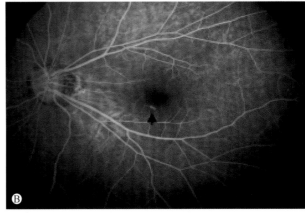

A. 黄斑拱环及周围可见约 1 PD 大小的类圆形出血遮蔽荧光。B. 出血吸收后，可见原出血部位有一条斜形漆裂纹，呈现透见荧光

图 7-10 漆裂纹性高度近视黄斑出血

OCTA 无须造影剂且快捷无创，现已被广泛应用。利用分频谱振幅去相干血管成像算法对视网膜和脉络膜各层微血管形态进行断层成像，多模式影像能够更清晰地观察到病理性近视黄斑区视网膜和脉络膜血管的异常改变。

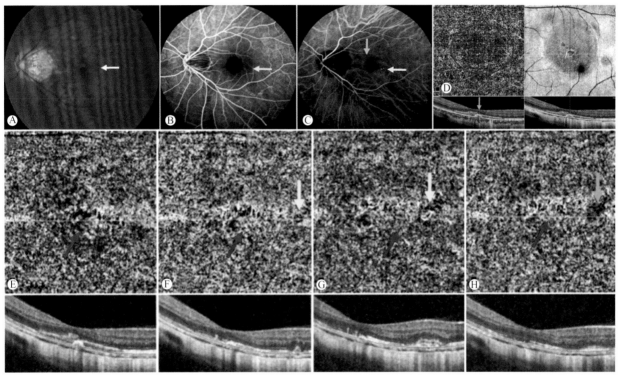

A．高度近视豹纹状改变，黄斑中心凹小片灰黑色病灶（白箭头）。B、C. FFA/ICGA 示出血呈遮蔽荧光（黄箭头）；ICGA 见漆裂纹样病变呈细条状低荧光（绿箭头）。D. OCTA 示黄斑中心脉络膜毛细血管反射被出血遮挡（红圈），未见明显 CNV 形成。E. OCTA 随访模式血流图可见黄斑区出血逐渐吸收，暴露出完整的漆裂纹样形态（红箭头）。F. 1 个月后黄斑中心凹颞侧细小 CNV 形成（黄箭头）。G. 观察 1 个月未进行眼内注药治疗后 CNV 面积逐渐增大（黄箭头）。H. 经 3 次眼内注药治疗后，CNV 病灶稳定且周围无明显水肿（绿箭头），原出血灶下方漆裂纹样病变并无明显变化

图 7-11　漆裂纹性黄斑出血并 CNV 性黄斑出血

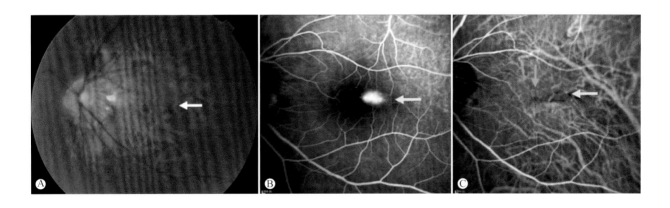

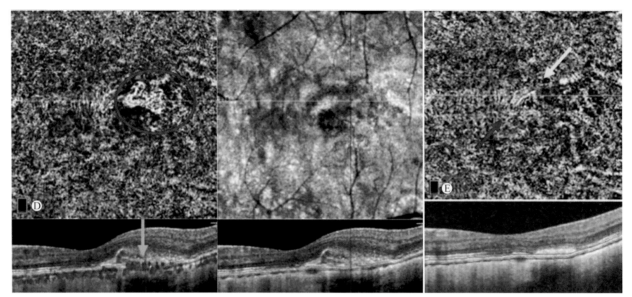

A. 高度近视豹纹状改变，黄斑中心凹颞上方小片灰黑色病灶（白箭头）。B、C. FFA 联合 ICGA 示 CNV 呈高荧光渗漏（黄箭头），周围出血呈遮蔽荧光；ICGA 见漆裂纹样病变呈细条状低荧光（绿箭头）。D. OCTA 外层视网膜及脉络膜毛细血管层血流图可见清晰的 CNV 形态（红圈），联合 B-scan 图像可见 CNV 突破 RPE 层，内部血流信号丰富（绿箭头）。E. OCTA 随访模式血流图可见经 3 次眼内注药治疗后 CNV 面积缩小（黄箭头），病灶周围未见水肿，鼻侧漆裂纹样病变呈星状（红箭头），形态未见明显变化

图 7-12 CNV 性黄斑出血

虽然 OCTA 可以检测新生血管的区域，但其临床应用仍有局限性。第一，OCTA 不能反映活动水平，即使在近视 CNV 的瘢痕期或萎缩期也能显示有血流的新血管。在这些阶段，FFA 显示无染料泄漏，OCT 显示无渗出。第二，在血液存在的情况下，信号可能会被掩盖。在这些情况下，OCTA 可能检测不到任何血流，但 FFA 可能显示渗漏。因此，临床医师是否可以单纯依靠 OCTA 来判断近视 CNV 活性进而指导治疗是有争议的。

第七节　黄斑新生血管

视网膜黄斑脉络膜新生血管（CNV）常发生于黄斑出血之后，血管来源于脉络膜的毛细血管，这些血管可以引起 RPE 的浆液性或出血性脱离，而后瘢痕组织进入视网膜下间隙，形成不规则的色素沉着，晚期形成 Fuchs 斑（图 7-13）。

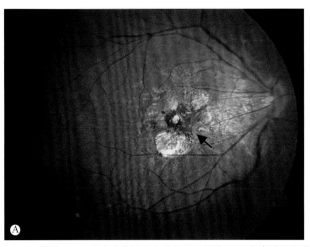
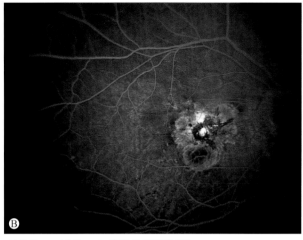

A. 可见 Fuchs 斑为黄斑区出血吸收后，导致 RPE 色素增殖形成，呈黑色。B. 可见 Fuchs 斑为色素遮蔽荧光

图 7-13　Fuchs 斑

CNV 形成机制：黄斑 CNV 的发展是中心视力丧失的常见原因之一。如果不加以治疗，可能会导致瘢痕形成，并伴有扩大性黄斑萎缩，导致在短至 5 年内不可逆的视力丧失。现已广泛开展 CNV 形成机制研究，目前已发现 VEGF、巨噬细胞极化状态和各种炎症因子的释放及部分疾病可能促进 CNV 生长，并发现 CNV 形成与氧化应激反应有关。CNV 形成也可能是部分疾病手术治疗的并发症，如糖尿病视网膜病变、中心性浆液性脉络膜–视网膜病变、近视性脉络膜新生血管和镰状细胞性视网膜病变等。这些疾病通常采用激光手术治疗，导致包括 Bruch 膜和（或）RPE 层受损，在修复过程中释放血管生成因子和增加炎症细胞，导致医源性 CNV 形成。

CNV 的形成是近视患者黄斑病变自然病程的转折点。出血和渗出可持续多年，通常伴有黄斑部黄色沉着物堆积。典型的近视眼 CNV 在 FFA 上表现为早期高荧光、晚期漏染的明确病变；然而，并不是所有的眼睛都有荧光素渗漏，如果有出血，可能会干扰 FFA。在这些病例中，ICGA 可以帮助区分 CNV 是否存在及 CNV 的位置，因为其提供了更多关于脉络膜循环的信息，以及漆裂纹的位置和范围。漆裂纹样病变被认为是近视 CNV 形成的重要危险因素。在患有近视性 CNV 的眼睛中，漆裂纹样病变的患病率很高，由于视觉上的限制，该患病率可能被低估了。

通过荧光眼底造影，尤其是 ICGA 较 FFA 更能清晰地观察到黄斑区有近视性 CNV，有的呈毛细血管拱环形损害（图 7-14）。CNV 可严重影响视力，多见于屈光度＞–11.0 D 的近视者，若眼轴长度＞26.5 mm，统计学显示 5% ～ 10% 并发 CNV。Hampton 等发现，超过半数的 CNV 在首诊发现时就已经累及中心凹区，几乎所有的 CNV 都位于距中心凹 100 ～ 300 μm 的范围，这成为病理性近视的主要临床特征。另外，他们还发现病理性近视的黄斑盘状病变与渗出型年龄相关性黄斑变性后期的盘状病变相似，但病理性近视者达到晚期视力的时间更早。视力的预后与 CNV 距中心凹的距离呈正相关，与病变的大小呈负相关。

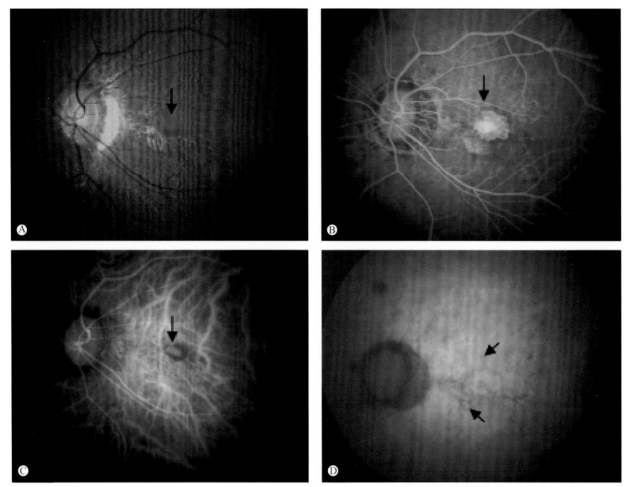

A. 可见灰白色 CNV 灶。B. FFA 可见边界清楚的 CNV 血管网。C. 为同一患者的早期 ICGA，黄斑中心可见边界清楚的 CNV 血管网，与彩照上灰白色灶形态吻合。D. 为晚期 ICGA，黄斑区数条漆裂纹显示为弱荧光

图 7-14　CNV 及漆裂纹

　　1998 年，Tokoro 将近视 CNV 分为活动期、瘢痕期和萎缩期 3 个阶段。在活动期，病变周围形成纤维血管膜，出血可能很明显。瘢痕阶段的特征是吸收出血和形成瘢痕损害（可能发展成所谓的色素沉着：Fuchs 斑）。随着时间的推移，CNV 退化，留下一个视网膜-脉络膜萎缩（chorioretinal atrophy，CRA）区域，这被定义为萎缩阶段（图 7-15）。

　　近视 CNV 的 3 个阶段分别与不同的临床特征相关。在活动期，近视性 CNV 患者常表现为中心视力（visual acuity，VA）快速恶化，可伴有中央暗点或变性。新生血管延伸至视网膜下间隙，检查时，CNV 典型表现为一小而平的灰色膜。CNV 的位置通常在中央凹下，但也可以在中央凹旁（较少出现在中央凹外）。更罕见的是，视盘周围 CNV 可发生，呈三角形或椭圆形。呈现的 VA 取决于 CNV 的位置；据 Verteporfin 光动力治疗研究组报道，中央凹下位置与 VA 介于 20/40 和 20/100 之间。在瘢痕期，渗出物似乎减少了，这可能导致视力的暂时改善或稳定。病变可发展为边界色素沉着和 Fuchs 斑。在萎缩阶段，视力进一步恶化，最终可能导致法定失明。

在患有病理性近视的眼睛中，视力有时已经因其他病理而受损，患者往往不会注意到新发生的近视CNV。因此，及时治疗和识别症状非常重要。

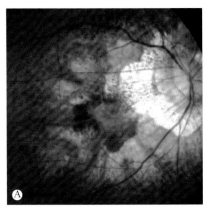 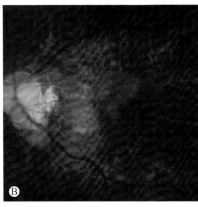 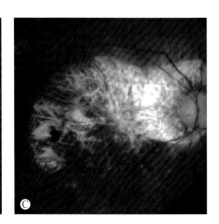

眼底图像显示近视 CNV 的活跃期（A）、瘢痕期（B）和萎缩期（C）

图 7-15　CNV 的进展

第八节　近视牵引性黄斑病变

一、概述

2004 年 Panozzo 和 Mercant 两位学者首次提出近视牵引性黄斑病变（MTM）的概念。MTM 是近视性黄斑病变中的一类，由牵引性因素引起进展缓慢且形式多样的黄斑区损伤，发病率可达到病理性近视患者的7.3% ~ 34.4%，其主要表现有黄斑区视网膜劈裂（macular retinoschisis，MRS）、中心凹视网膜脱离（foveal retinal detachment，FRD）及伴或不伴黄斑裂孔视网膜脱离（macular hole associated retinal detachment，MHRD），OCT 是观察 MTM 严重程度的重要途径。MTM 的发病机制比较复杂，与多种因素相关。随着OCT 技术的不断发展，研究者对 MTM 的报道日渐增多，不断更新分级方法，为临床诊疗提供了帮助。MTM 多数患眼保持解剖结构稳定，少数患眼发生进展，偶见自发缓解，进展风险随病变程度加重而增加，严重 MTM 患眼需要更频繁的随访和更及时的干预。目前 MTM 的治疗方式主要以手术为主，包括玻璃体切除联合内界膜（ILM）剥除术和后巩膜加固术等，新的治疗方式（如激光后玻璃体牵引松解、酶促玻璃体溶解和后巩膜交联等）也开始受到关注，手术时机和手术方式的选择有待进一步阐明。

二、病因及发病机制

MTM 的发病机制较为复杂，与其相关的因素较多，可大致分为一般因素和眼球壁因素。一般因素包括性别、年龄、眼轴、病程及屈光度等。Lin 等报道女性群体的发病率和 5 年进展率分别为 1.30% 和45.00%，明显高于男性群体的 0.71% 和 20.00%。随着年龄的增长、眼轴的增长、屈光度的增大、病程的持续进展，高度近视患者发生黄斑病变的概率逐渐升高，其中屈光度可作为病理性近视黄斑病变强有力的单个预测因子。眼球壁因素包括巩膜因素和玻璃体视网膜因素，两者在牵引过程中共同发挥作用，前者包括伸展的巩膜和后葡萄肿，后者包括玻璃体黄斑牵拉、玻璃体皮质、视网膜前膜（epiretinal membranes，ERM）、ILM 及视网膜血管因素。

巩膜的延展和后葡萄肿的形成可对视网膜产生离心性牵引力。视网膜血管因素在 MTM 形成过程中的作用主要体现在两个方面。其一，是视网膜血管僵化导致其顺应性下降，在近视眼眼球扩张过程中会对内层视网膜产生向内的牵引力，主要表现为视网膜微皱褶的形成；其二，是玻璃体与视网膜血管粘连产生牵拉效应。与血管僵化相比，这种牵拉效应在 MTM 形成过程中发挥更重要的作用。高度近视由于玻璃体与黄斑中心凹粘连较周围紧密，在玻璃体后脱离的过程中可在黄斑前后产生牵拉力，导致 MTM 的产生。

MTM 新分级方法提出视网膜受到的内外两个方向的牵拉力是 MTM 主要的致病因素（图 7-16）。内向牵拉力主要包括由不全的玻璃体后脱离、玻璃体牵拉等产生的纵向牵引力，以及由视网膜前膜、僵硬的 ILM、硬化的视网膜血管等产生的切线方向牵引力。在 MRS 患眼的 ILM 中，Ⅳ型胶原纤维含量较少，导致 ILM 硬度增加。僵硬的 ILM 会产生切向的牵引力促使 MRS 发生，但当 ILM 断裂时，劈裂可好转。外向牵拉力包括眼轴进行性增长、后葡萄肿和脉络膜萎缩等。后葡萄肿和不规则的眼球扩张是促进 MTM 发生和发展的重要原因。86% 的近视性 MRS 患眼伴有后葡萄肿。近期研究报道，具有圆顶状黄斑结构的 MTM 患者，相比无此结构的患者，其中心凹劈裂发生率更低，但中心凹外劈裂发生率更高，提示圆顶状黄斑结构可能减少玻璃体对黄斑中心凹区域的牵引力，对中心凹劈裂具有保护作用，但同时增加了对中心凹外区域的垂直牵引力，促进了中心凹外劈裂的形成。除此以外，有研究指出视网膜血流灌注增加也可以减少 MRS 的发生。

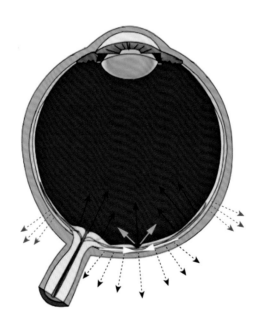

白色箭头：向心力，维持视网膜和中心凹的形态，不同的离心力倾向于分离或拉伸视网膜和视网膜中央凹。黑色箭头：指向眼前段的离心垂直力。深灰色箭头、灰色虚线：离心切向力，指向眼球外侧壁和外侧眼眶。黑色虚线：离心垂直力，指向后眼眶

图 7-16　病理性近视视网膜受力示意

三、临床特征

MTM 是一组缓慢发生的退行性改变，疾病早期患者视力改变并不明显，可长期保持稳定，随着病情的进展，往往会出现视力下降和视物变形等症状，一旦出现黄斑裂孔甚至 MHRD，将严重损害患者的视功能。MTM 主要表现有黄斑囊样变性、MRS、FRD、MH 和 MHRD。OCT 检查对疾病的分级、视功能的影响程度和手术时机的选择具有重要作用。

1. 黄斑囊样变性

病理性近视常出现玻璃体液化、玻璃体后脱离。当玻璃体后脱离不完全时，因其与黄斑部粘连，牵拉黄斑部，易发生黄斑囊样改变。而当病理性近视度数小于 −8.0 D 时，常伴有后葡萄肿，使黄斑区域视网膜、脉络膜组织变薄，脉络膜毛细血管减少和消失，加重黄斑区视网膜组织退行性变性、萎缩或发生囊样改变。

2. MRS

MRS 是指在巩膜后葡萄肿的范围内，由于受到牵引和血管及 ILM 的僵化导致的顺应性下降，内层视网膜不能适应外层的曲率，导致视网膜神经感觉层间的分离，是 MTM 初始阶段的表现。MRS 是视网膜神经上皮间分离，可见于先天性和获得性视网膜病变，在眼底常规检查中不易观察到。随着 OCT 检查技术的不断更新及应用，可准确判断劈裂的层次和病理进展，同时对 MRS 的诊断、随访及手术治疗黄斑结构及视功能恢复的评估具有重要作用（图 7−17、图 7−18）。OCT 检查可看到劈裂的特征性表现，视网膜神经上皮层被分为内外两层，两层间见桥状连接，在柱状反射色素上皮前可见细的中等度反射附着（图 7−19）。Benhamou 等在 OCT 检查中观察到劈裂处视网膜增厚，视网膜内出现低反射的空隙，低反射空隙位于视网膜感光细胞层，形成薄的视网膜外层与厚的内层，称外层劈裂。MRS 主要为外层劈裂。相反，低反射空隙位于视网膜内层，出现薄的视网膜内层与厚的外层时，称为内层劈裂（图 7−20）。两种劈裂也可同时存在。除劈裂外，不少病例还伴有黄斑层间裂孔及全层孔、黄斑区视网膜脱离（图 7−21）、黄斑前膜、玻璃体视网膜牵引等病变。在自然进展的过程中，MRS 的视网膜结构可以在不影响视力的前提下保持长时间稳定，但仍有 11.6% ~ 28.6% 的患眼会向 FRD 和 MH 进展。而且，劈裂越广泛的高度近视眼，发生进展的情况往往越普遍。2016 年，Cheng 等对 50 例高度近视伴有 MRS 的患者进行前瞻性研究，发现整个黄斑区劈裂的患者视力较差，其中央视网膜厚度大，并常伴有光感受器脱离和椭圆体带破裂等微结构的异常。

MRS 的临床特点是中心视力缓慢下降而不被察觉，下降的程度差异很大，部分患者可以在多年内保存比较好的中心视力，一般在 0.3 ~ 0.5，少数患者视力可达 0.8 ~ 0.9。随着病变的发展，患者主要以视物漂浮感、视力下降、视物变形、视野缺损等主要表现就诊。黄斑劈裂对视力的影响超出了许多临床医师的想象。有学者分析认为，视力维持的原因在于感光细胞还可以从脉络膜得到一定的养分。只要未出现裂孔，玻璃体液没有进入视网膜劈裂囊腔内，营养运输就可以继续维持。

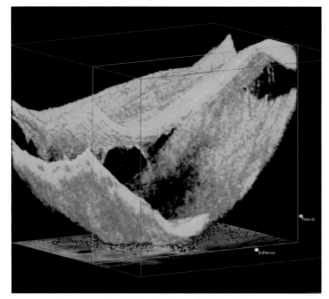

图 7-17 病理性近视黄斑视网膜劈裂三维 OCT 图

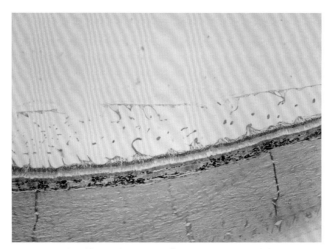

图 7-18 病理性近视黄斑区视网膜劈裂光镜图（HE 染色 ×100）

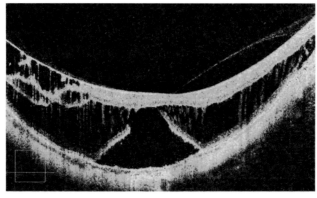

OCT 显示黄斑视网膜外层和内层均见层间分离，可见桥状连接，中心凹局限性脱离、且伴玻璃体牵拉

图 7-19 病理性近视黄斑劈裂

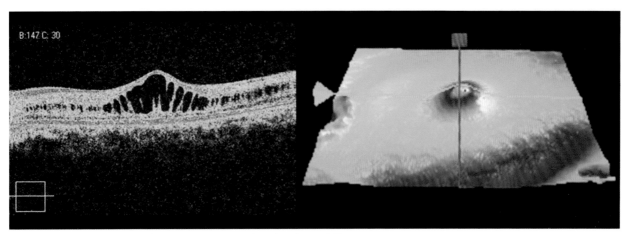

OCT 显示黄斑区神经上皮隆起，层间见多个低反射腔隙，多见于内核层

图 7-20 病理性近视黄斑劈裂

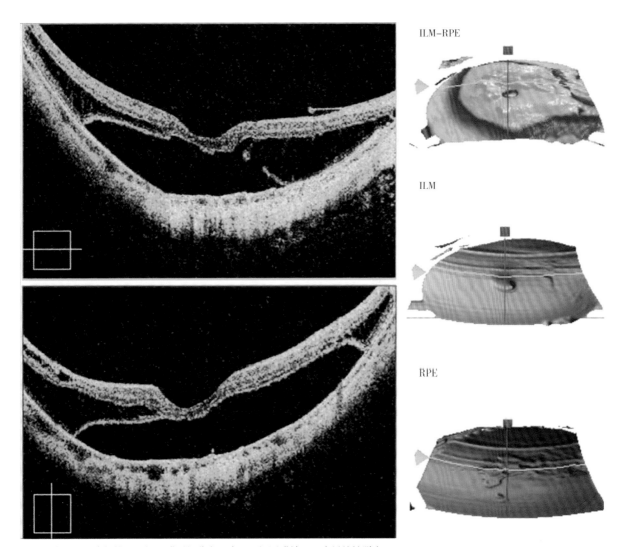

OCT 水平和垂直扫描显示视网膜层间分离，中心凹视网膜神经上皮局灶性脱离

图 7-21 病理性近视黄斑视网膜劈裂

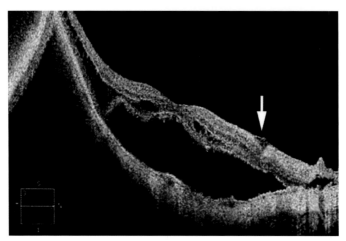

3. FRD

FRD 是指在黄斑中心凹处视网膜神经上皮层和视网膜色素上皮层的分离，在高度近视眼中的发生率为 9.0%。Shimada 等研究发现，作用于内层视网膜的牵引力通过劈裂间的柱状结构传递作用于外层视网膜逐渐出现外层板层裂孔和小范围的视网膜脱离，继续发展后成为 FRD，ILM 脱离被认为是视网膜内层强大牵引力的标志（图 7-22）。

中心凹视网膜脱离 OCT 图像，黄斑中心凹处视网膜神经上皮层和视网膜色素上皮层分离，黄斑与视盘之间有内界膜脱离（白色箭头）

图 7-22　黄斑 FRD

4. MH

MH 在病理性近视中的发生率为 6.3% ~ 8.4%，其形成过程有三种表现：其一，正常视网膜直接发展为全层 MH；其二，正常视网膜经由视网膜劈裂、外层板层裂孔及中心凹视网膜脱离发展为全层 MH；其三，正常视网膜经由视网膜劈裂和内层板层裂孔发展为全层板层裂孔。

黄斑裂孔的发生机制可能是：①解剖学上，黄斑部的视网膜与玻璃体皮质粘连紧密，玻璃体液化浓缩造成不完全后脱离对黄斑的前后方向与切线方向的牵引；②视网膜 ILM 表面肌成纤维细胞收缩牵拉，黄斑裂孔持续扩大；③高度近视眼眼轴拉长伴后葡萄肿使后极部视网膜不能附着于巩膜壁，视网膜-脉络膜组织萎缩，尤其是视网膜色素上皮萎缩，脉络膜毛细血管减少或消失，甚至透见巩膜而呈"白底"，使视网膜黏附力降低，加重了视网膜组织退行性变性或萎缩，促进了黄斑裂孔的形成。

病理性近视 MH 的整个眼底呈退行性改变，病程久，表现为视网膜变性或萎缩，尤其在周边视网膜，此类慢性病变更突出。在高度近视眼的后段，裂孔的形成常发生在黄斑或其他比较少见的部位（如近视盘区），偶尔也会累及后葡萄肿边缘（图 7-23）。在非近视眼中，圆形裂孔常见，其与年龄、视血管病变、炎症、变性、视网膜外层膜（机化膜）形成、外伤、青光眼等有关。在病理性近视眼中，圆形裂孔的发生率并无明显增高，如出现，常意味着穿孔的可能性较大。临床上病理性近视黄斑裂孔为圆形或椭圆形，大小为 1/4 ~ 1/2 PD，萎缩而形成裂孔边缘光滑，一般无盖膜。由囊样变性牵引所致裂孔，边缘呈锯齿状常有盖膜（图 7-24）。近视盘裂孔很罕见，通常位于视网膜血管附近的视盘边缘鼻下象限，偶尔可在病理性近视中发生。

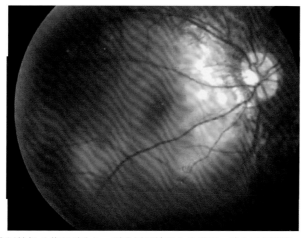

黄斑中心凹视网膜神经上皮全层缺损（黄斑裂孔），裂孔周围神经上皮增厚，其内可见囊腔

图 7-23　近视性黄斑裂孔眼底照相图

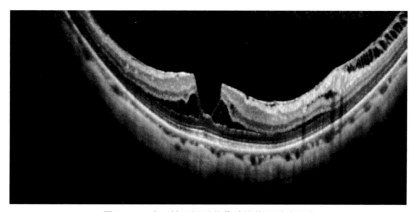

图 7-24　病理性近视后葡萄肿伴黄斑裂孔形成

5. MHRD

MHRD 一般是指因高度近视 MH 导致的视网膜脱离，在病理性近视患者中发生率较高，MTM 是其发病的主要原因之一。而 MHRD 又是病理性近视致盲的重要原因。病理性近视 MHRD 患者视力严重下降，手术效果差，术后易复发，为患者带来巨大的生理和心理负担。如今，对于病理性近视 MHRD 治疗方式的报道日渐增多，为临床治疗带来希望。

四、分级

2013 年，Shimada 等根据黄斑劈裂的范围和位置将其分为 S0 ~ S4 级（图 7-25）：S0，未见劈裂；S1，以黄斑中心凹外劈裂；S2，仅累及中心凹的黄斑劈裂；S3，劈裂累及中心凹但未累及整个黄斑；S4，劈裂累及整个黄斑。该分级仅考虑到外层破裂，内层劈裂并未纳入考虑。

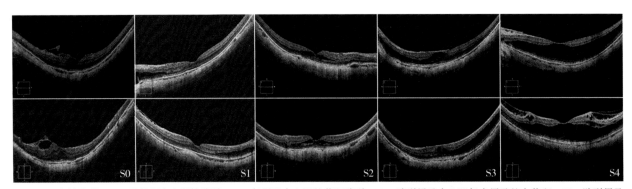

S0：未见劈裂；S1：以黄斑中心凹外劈裂；S2：仅累及中心凹的黄斑劈裂；S3：劈裂累及中心凹但未累及整个黄斑；S4：劈裂累及整个黄斑。上方为水平扫描，下方为垂直扫描

图 7-25　基于 OCT 图像 S0 ~ S4 分级

2019 年，Ruiz-Medrano 等提出了近视性黄斑病变萎缩、牵拉和新生血管（ATN）新分类系统，从 A（萎缩）、T（牵拉）和 N（新生血管）三方面对近视性黄斑病变的形态进行了系统性评估。该分类方法在 Shimada 等分级基础上纳入了黄斑中心凹状态的评估，将 MTM 分为 T0 ~ T5 级（图 7-26）：T0，无黄斑劈裂；T1，内层或外层中心凹劈裂；T2，内层和外层中心凹劈裂；T3，中心凹脱离；T4，黄斑裂孔；T5，黄斑裂孔性视网膜脱离。

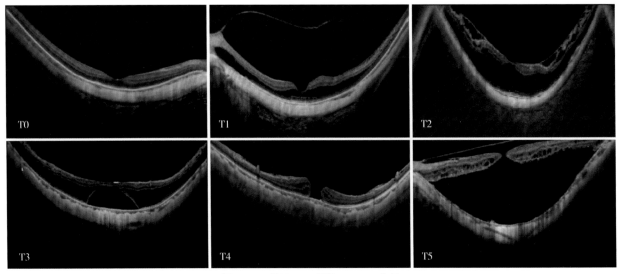

图 7-26　基于 OCT 图像 T0 ~ T5 分级

2021 年，Parolini 等根据 MTM 患者 OCT 图像及其演变过程提出近视牵引性黄斑病变新分级系统（myopic traction maculopathy staging system，MSS），新分级系统纳入了视网膜和中心凹两类形态结构，按视网膜模式（代表垂直于视网膜牵引力）分为 4 级（表 7-1，图 7-27、图 7-28），根据牵引力方向将其分为两个维度，分别考虑垂直方向作用力及切向作用力，有黄斑前膜另用"+"表示。该分型可对 ATN 分型做很好的补充。

新的分级方法更准确地定义了 MTM 发展过程中各个阶段黄斑形态的改变，为临床医师提供了该病的病程及演变等相关信息，有助于更好地随访；同时建立了统一的分类标准，可用于国际多中心研究结果的比较，但这些新分类方法还缺乏大样本量的临床研究随访和功能上的评估。

表 7-1　近视牵引性黄斑病变 MSS 新分级系统

进展模式	分级	眼底表现
视网膜模式	1 级	内层或外层黄斑劈裂
	2 级	以外层劈裂为主
	3 级	黄斑劈裂伴黄斑区视网膜脱离
	4 级	完全黄斑区视网膜脱离
中心凹模式	a 级	正常中心凹
	b 级	内核层黄斑裂孔
	c 级	全层黄斑裂孔

注：MSS 为黄斑病变分期系统。

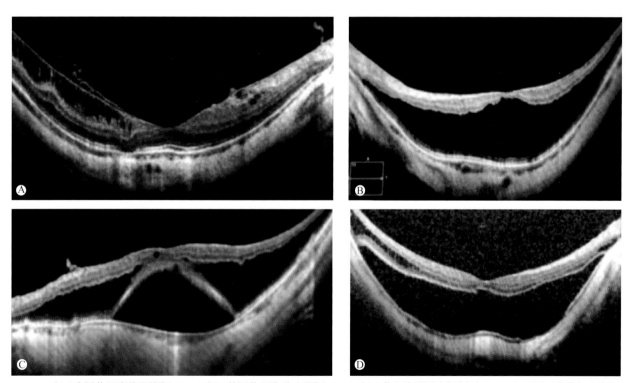

A. 1 级（内层黄斑劈裂无裂孔）；B. 2 级（外层黄斑劈裂无裂孔）；C. 3 级（黄斑劈裂视网膜脱离）；D. 4 级（视网膜脱离无裂孔）

图 7-27　基于 OCT 图像 MSS 分级系统（视网膜模式）

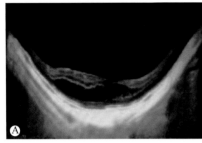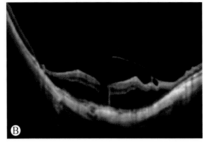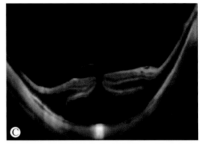

A. a 级（外层黄斑劈裂无裂孔）；B. b 级（外层黄斑劈裂伴内核层裂孔）；C. c 级（视网膜脱离伴全层黄斑裂孔）

图 7-28　基于 OCT 图像 MSS 分级系统（中心凹模式）

五、病程转归及治疗

MTM 为一种缓慢进展的视网膜退行性改变，病程相对较长，随访期间多数患眼保持解剖结构和视力的稳定，少数患眼则发生进展，OCT 表现为病变加重或出现新的病变类型。据较大样本量的自然病程研究统计，MTM 进展率为 11.7%～28.6%。例如，正常组织出现新的病变、MRS 高度增加、MH 或 MHRD、板层 MH 加深或转为全层 MH 和 MHRD 等，少数患者见自发缓解，可能与牵引力自发松解使得视网膜张力缓解有关，表现为完全性玻璃体后脱离、玻璃体黄斑牵拉自发松解、ILM 自发破裂或脱离变平复等。MRS、MH 和 MHRD 是 MTM 不同进展阶段的不同表现，三者可独立存在也可合并出现，其中 MRS 是最常见的病变。

了解 MTM 的自然病程对确定手术时机、制订治疗方案具有重要的作用。一般来说，MRS 范围越广进展越快，可考虑手术治疗。当 MTM 从 T1 或 T2 进入 T3 时，视力出现显著下降。在临床工作中，T3 可作为手术指征。当 MRS 有明显黄斑前膜或部分玻璃体皮质牵拉时（玻璃体黄斑牵引），视力恶化的风险增加，此时行手术干预也是合理的。MH 是手术预后差的危险因素，因此，在 MH 形成之前及时进行手术干预，可能会改善视力预后，若出现了 MH 或 MHRD，必须进行手术治疗。

目前 MTM 的手术治疗主要是解除眼球壁内向牵引力和外向牵引力，包括玻璃体切除手术（pars plana vitrectomy，PPV）、黄斑扣带手术、后巩膜加固手术（posterior scleral reinforcement，PSR）及后巩膜收缩手术（posterior scleral contraction，PSC），可根据病情选择手术方式。

1. PPV

PPV 是目前治疗 MTM 的只要手术方式，可有效解除 MTM 患者后部玻璃体、视网膜表面残留的玻璃体后皮质、视网膜前膜，甚至是 ILM，促使视网膜解剖结构恢复，视力显著改善。相比液体填充，PPV 联合气体填充可以加快视网膜复位的速度，获得较好的视力提升，为气体提供了一个相对干燥的接触环境，长时间地冲压黄斑区视网膜，可促进视网膜下液的吸收，利于氧和代谢物的输送，尽早恢复解剖结构。此外，PPV 联合 ILM 剥除术，不仅可以清除视网膜前表面的异常结构、解除黄斑区牵引，还可使视网膜更好地顺应后极部的延伸，获得较好的治疗效果。对病理性近视患者而言，视网膜-脉络膜萎缩、内界膜薄在剥除过程中难以分辨，极易发生医源性损伤，因此有学者提出 ILM 的改良手术方式，如保留中心凹内界膜剥除和内界膜瓣翻转术等，对 MTM 治疗更具有优势。

2. 黄斑扣带手术

黄斑扣带手术最早于 1957 年由 Schepens 等提出，该技术可单独或联合 PPV 用于治疗 MTM。黄斑扣带手术是将植入物置于黄斑部的巩膜外，局部加压后极部巩膜，缩短眼轴长度，从而解除后葡萄肿和减少因眼球壁扩张引起的视网膜外向牵引力。多项研究结果支持黄斑扣带手术可安全有效治疗病理性近视所致的 RD、MS 及 MH，手术后视网膜复位率可达 81.8% ~ 100.0%，MH 闭合率可达 40.0% ~ 93.9%，同时能缩短眼轴，提高患者视力（图 7-29）。

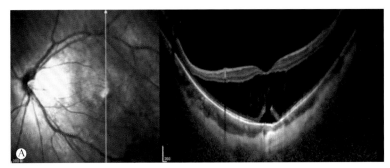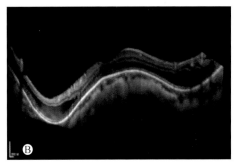

A. MTM 术前 OCT 图像；B. 接受黄斑扣带术后 12 个月图像，视网膜复位

图 7-29　黄斑扣带手术前后

黄斑扣带手术对于 MRS 有较好的治疗效果。既往对 MTM T3 级患者行前瞻性队列研究，结果显示，与 PPV 组相比，黄斑扣带手术组单次手术成功率更高，视网膜复位率达 100%，劈裂缓解率达 75%，87.5% 的患者视力较术前明显提高，而且减少了手术中医源性 MH 及手术后 MH 的形成；术后随访，患者视力稳定，无严重并发症发生。

3. PSR

PSR 又称巩膜后兜带术、后巩膜支撑术或后巩膜加强术，于 1930 年由 Shevelev 首次提出，是应用异体或自体的生物材料或人工合成材料加固眼球后极部巩膜，稳定眼轴长度，以阻止或缓解后巩膜持续性扩张，以期阻止或缓解近视发展的一种手术。PSR 可重塑后极部巩膜形态，纠正视网膜和已经扩张的巩膜之间的不对称，让视网膜色素上皮细胞与视网膜神经感觉层更紧密连接，加固原本比较薄弱的两层，既是预防性手术，也是治疗性手术。He 等报道 20 例 MTM 患者的 32 眼，使用京尼平交联供体巩膜进行 PSR 治疗，随访时为（17.80 ± 8.74）个月，结果显示眼轴长度轴减少量为（1.64 ± 0.85）mm，中心凹原发性复位达 93.75%，未发生视网膜脱离、玻璃体积血等严重并发症，显示出较好的治疗效果。

4. PSC

随着手术方式和加固材料的不断改进，改进的手术能够使后巩膜固定且产生一定的收缩，称之为 PSC。该手术通过拉紧条带缩短眼轴长度，解除视网膜平面的垂直方向力，减轻 MRS 和 MRHD 的牵引力，有效改善 MTM 患者视力和解剖结构。Pan 等对使用京尼平交联巩膜作为 PSC 材料的 29 例 MTM 患者的临床疗效进行了评估，结果显示手术后 MTM 患者视网膜复位率为 78.1%，MH 闭合率为 56.3%，手术后视力显著提高，且无严重并发症发生。PSC治疗不同阶段的MTM安全有效，早期通过PSC干预将有更显著的视力获益。

（朱少进　崔　腾　方　严）

参考文献

[1] 文峰，吴德正，姜利斌，等.单纯型高度近视黄斑出血的眼底特征分析[J].中国实用眼科杂志，2002，20（2）：111-113.

[2] 文峰，吴德正，吴乐正.高度近视性黄斑出血的荧光素眼底血管造影和靛青绿血管造影分析[J].中华眼科杂志，1998，34：267-269.

[3] 李士清，文峰，吴为菊.高度近视黄斑病变分类及眼底血管造影特征分析[J].眼科新进展，2007，27：113-115.

[4] 李海涛，文峰，吴德正，等.漆样裂纹性高度近视黄斑出血的眼底特征及视力预后[J].眼科研究，2003，21：622-623.

[5] SAYANAGI K, IKUNO Y, TANO Y. Different fundus autofluorescence patterns of retinoschisis and macular hole retinal detachment in high myopia [J]. Am J Ophthalmol, 2007, 144（2）: 299-301.

[6] OHNO-MATSUI K, YOSHIDA T, FUTAGAMI S, et al. Patchy atrophy and lacquer cracks predispose to the development of choroidal neovascularisation in pathological myopia [J]. Br J Ophthalmol, 2003, 87（5）: 570-573.

[7] WEI Y H, YANG C M, CHEN M S, et al. Peripapillary intrachoroidal cavitation in high myopia: reappraisal [J]. Eye（Lond）, 2009, 23（1）: 141-144.

[8] SAYANAGI K, IKUNO Y, SOGA K, et al. Choroidal vascular hypofluorescence in indocyanine green angiography of high myopia [J]. Br J Ophthalmol, 2009, 93（12）: 1687-1690.

[9] LAI T Y, FAN D S, LAI W W, et al. Peripheral and posterior pole retinal lesions in association with high myopia: a cross-sectional community-based study in Hong Kong [J]. Eye（Lond）, 2008, 22（2）: 209-213.

[10] SHIMADA N, OHNO-MATSUI K, NISHIMUTA A, et al. Peripapillary changes detected by optical coherence tomography in eyes with high myopia [J]. Ophthalmology, 2007, 114（11）: 2070-2076.

[11] YIP L W, AU EONG K G. Recurrent subretinal haemorrhages and progressive lacquer cracks in a high myope [J]. Acta Ophthalmol Scand, 2003, 81（6）: 646-647.

[12] BABA T, OHNO-MATSUI K, FUTAGAMI S, et al. Prevalence and characteristics of foveal retinal detachment without macular hole in high myopia [J]. Am J Ophthalmol, 2003, 135（3）: 338-342.

[13] BABA T, OHNO-MATSUI K, YOSHIDA T, et al. Optical coherence tomography of choroidal neovascularization in high myopia [J]. Acta Ophthalmol Scand, 2002, 80（1）: 82-87.

[14] OHNO-MATSUI K, ITO M, TOKORO T. Subretinal bleeding without choroidal neovascularization in pathologic myopia [J]. Retina, 1996, 16（3）: 196-202.

[15] 齐越，郝洁，张悦，等.高度近视眼黄斑色素光密度的研究[J].北京医学，2021，43（11）：1110-1112.

[16] 朱媛，朱娟，杜善双.病理性近视黄斑病变危险因素研究[J].陕西医学杂志，2019，48（8）：1017-1020.

［17］朱晓红，赵玥，姚进.病理性近视黄斑出血的 OCTA 影像特征［J］.国际眼科杂志，2022，22（4）：673－676.

［18］OHNO－MATSUI K，IKUNO Y，LAI T，et al. Diagnosis and treatment guideline for myopic choroidal neovascularization due to pathologic myopia［J］. Prog Retin Eye Res，2018，63：92－106.

［19］谢金华，宋硕，熊亚妮，等.眼脉络膜新生血管动物模型及其与临床发病机制相关性研究［J］.中国新药杂志，2022，31（23）：2369－2376.

［20］CHEUNG C，ARNOLD J J，HOLZ F G，et al. Myopic Choroidal Neovascularization：Review，Guidance，and Consensus Statement on Management［J］. Ophthalmology，2017，124（11）：1690－1711.

［21］KUMAR A，CHAWLA R，KUMAWAT D，et al. Insight into high myopia and the macula［J］. Indian J Ophthalmol，2017，65（2）：85－91.

［22］XU X，FANG Y，URAMOTO K，et al. Clinical featues of lacquer cracks in eyes with pathologic myopia［J］. Retina，2019，39（7）：1265－1277.

［23］BENHAMOU N，MASSIN P，HAOUCHINE B，et al. Macular retinoschisis in highly myopic eyes［J］. Am J Ophthalmol，2002，133（6）：794－800.

［24］张弓，张小猛.高度近视黄斑劈裂的研究进展［J］.中国眼耳鼻喉科杂志，2019，19（5）：366－369.

［25］CHEBIL A，BEN ACHOUR B，CHAKER N，et al. Factors linked to foveoschisis in high myopia［J］. J Fr Ophtalmol，2014，37（2）：138－142.

［26］PANOZZO G，MERCANTI A. Optical coherence tomography findings in myopic traction maculopathy［J］. Arch Ophthalmol，2004，122（10）：1455－1460.

［27］ELNAHRY A G，KHAFAGY M M，ESMAT S M，et al. Prevalence and Associations of Posterior Segment Manifestations in a Cohort of Egyptian Patients with Pathological Myopia［J］. Curr Eye Res，2019，44（9）：955－962.

［28］MATSUMURA S，SABANAYAGAM C，WONG C W，et al. Characteristics of myopic traction maculopathy in myopic Singaporean adults［J］. Br J Ophthalmol，2021，105（4）：531－537.

［29］SHIMADA N，TANAKA Y，TOKORO T，et al. Natural course of myopic traction maculopathy and factors associated with progression or resolution［J］. Am J Ophthalmol，2013，156（5）：948－957.

［30］RUIZ－MEDRANO J，MONTERO J A，FLORES－MORENO I，et al. Myopic maculopathy：Current status and proposal for a new classification and grading system（ATN）［J］. Prog Retin Eye Res，2019，69：80－115.

［31］PAROLINI B，PALMIERI M，FINZI A，et al. The new Myopic Traction Maculopathy Staging System［J］. Eur J Ophthalmol，2021，31（3）：1299－1312.

［32］FENG J，WANG R，YU J，et al. Association between Different grades of myopic tractional maculopathy and OCT－based macular scleral deformation［J］. J Clin Med，2022，11（6）：1599.

［33］FUJIMOTO M，HANGAI M，SUDA K，et al. Features associated with foveal retinal detachment in myopic macular retinoschisis［J］. Am J Ophthalmol，2010，150（6）：863－870.

［34］CHENG C，TEO K，TAN C S，et al. Myopic retinoschisis in asians：structural features and determinants of visual acuity and prognostic factors for progression［J］. Retina，2016，36（4）：717－726.

［35］HE Q，WANG X，SHI Q，et al. Posterior scleral reinforcement for the treatment of myopic traction maculopathy［J］. BMC Ophthalmol，2022，22（1）：273.

［36］ZHU S，XUE A，LI H，et al. Posterior scleral contraction to treat myopic traction maculopathy at different stages［J］. Am J Transl Res，2022，14（1）：389－395.

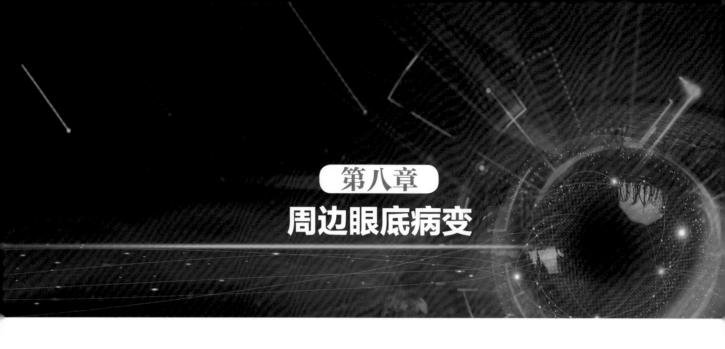

第八章
周边眼底病变

第一节 概述

周边眼底病变（peripheral retinal changes）是病理性近视除黄斑区外另一主要眼底改变，主要表现有眼底周边弥漫性脉络膜退行性病灶、带状脉络膜退行性病灶及视网膜囊样变性等。变性亦可分为非压迫白变性、非压迫黑变性、色素变性、铺路石样变性及格子样变性。格子样变性常与视网膜撕裂和孔源性视网膜脱离相关，而非压迫白变性、铺路石样变性和色素变性通常是良性的。郭希让等观察发现，变性近视的周边眼底视网膜退行性变的发生率为38.7%，为一般人的10倍；发生率与年龄无关，与屈光度显著相关；病变分布以颞侧居多，主要表现为格子样变性（12.3%）、霜样变性（23.1%）、牵引灶（8.4%）、囊样变性（5.0%）及裂孔（2.5%）等。

周边眼底病变亦是眼轴延长的结果，并随眼轴的进一步延长不断发展，只是早期不直接影响中心视力，故多不被发现。但周边视网膜-脉络膜病变亦有很大危害性，这是由于：①发生率高，一般报道为＞50%，甚至高达70%，亦可见于中、低度近视；②早期病理性近视虽无明显异常表现，但用间接检眼镜检查即可发现有20%以上的患者周边视网膜已有变性病灶；③病变范围多数较大，至少累及1~2个象限；④明显影响周边视力-视野；⑤多种病变与合并症同时存在；⑥周边部变性常可导致视网膜裂孔和脱离。

而在对亚洲青少年高度近视眼底周边视网膜病变的研究中得出：高度近视里，格子样变性和非压迫白变性是最常见的周围视网膜病变，而且往往在同一只眼睛中发现多个病变。在高度近视中，眼轴长度的增加与格子样变性和视网膜裂孔的风险增加有关。另一份印度研究显示，在53%的研究组中，格子样变性是最常见的周边视网膜病变，其次是非压迫白变性和视网膜-脉络膜萎缩。他们发现周边视网膜变性与年龄、眼轴增加和近视严重程度之间存在显著的正相关。

第二节　弥漫性或局限性色素变性

在近视眼周围眼底病变的多种类型中，色素变性（pigmentary degeneration）是被研究最少的。研究发现，随眼轴增加发生色素变性的比例也增加，眼轴为 21 mm 时的无患病率，而最长眼轴时的患病率为 75%；年龄较小也是这些病变的重要因素，因为在年轻时患病率为 66%，而大于 40 岁的患病率为 64%；另外血管、炎症、毒素对色素变性的发生也有重要作用。尽管发生频率很高，但这种视网膜周围的变化研究和了解相对较少。典型色素沉着的眼底改变是最重要的致病因素。视网膜色素上皮（retinal pigment epithelium，RPE）的移行及增生，生化刺激及视网膜牵拉，而部分由色素上皮的发育异常引起。色素变性常表现为双眼发病，无性别差异。另有研究发现，在男性近视人群中色素变性罹患率升高。

色素变性眼底表现为在最周边部发现不同色素沉着，从眼底的细微弥散的沉着演变成大的色素团块，下缘可从边缘延伸至视盘边缘，边界通常不清，邻近边缘有一些相对无色素区（图 8-1、图 8-2）。在年轻患者中有轻度的与白色变性并存的趋势，而在大于 40 岁的人群中，最常见的是与格子样变性共存。当并发白色变性时（Rutwin 和 Schgepns 命名的中重度视网膜-脉络膜变性），病变常发生在颞侧周边部，尤其是颞上方。在视网膜血管的终末分支的前支常可发现局限性的色素沉着，呈线性分布（沿视网膜血管周围至赤道），一些块状色素沉着呈双侧及家族性（图 8-3）。

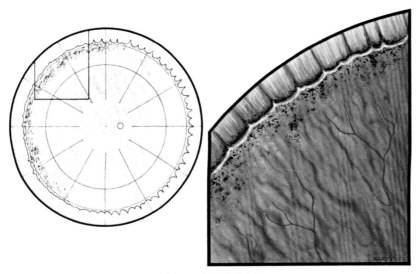

图 8-1　色素变性示意

周边视网膜变性随着年龄及眼轴的增长而逐渐增加。Karlin 在 1437 只近视的眼睛中发现，6% 的年轻患者和 41% 的 40 岁及以上患者的眼睛出现了这种现象。一份关于中国成年人高度近视的研究发现，最常见的视网膜周围病变是色素变性（51.2%）（图 8-4、图 8-5）。眼球轴长、年龄与色素变性发生呈正相关。随着时间的推移，格子样变性可能变得越来越色素化，并且变得与色素变性难以区分。

视网膜色素变性可与视网膜裂孔及撕裂相关。在 Everetts 的研究中，有 32% 的视网膜脱离伴色素变性患者具有视网膜裂孔，这种病变本质上是一种良性病变，而其致病率可能更多地归在这些色素变性区内色素样格子及灶状视网膜−脉络膜色素沉着，因为两种病变都易形成视网膜裂孔。

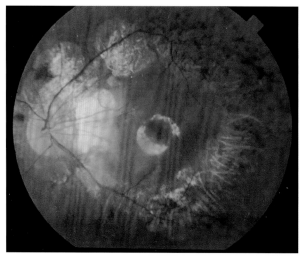

图 8-2　病理性近视后葡萄肿，广泛脉络膜萎缩，弥散的色素团块沉着

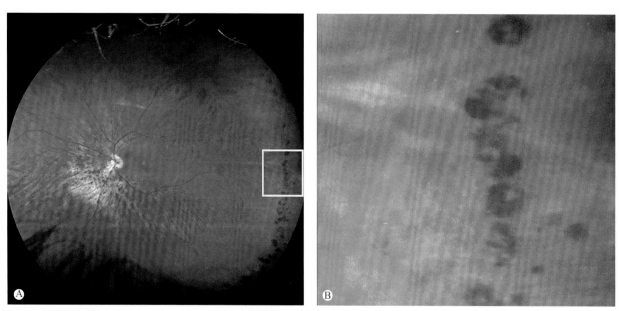

A. 颞侧周边部视网膜色素变性；B. 为 A 图中白色矩形的放大图，色素变性区周围有亮黄白色圆点

图 8-3　周边视网膜色素变性伴色素增殖

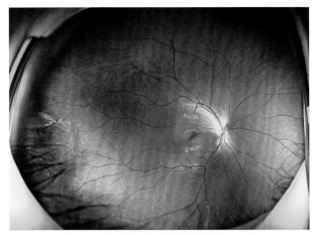

图 8-4　颞侧周边部局灶性视网膜色素变性

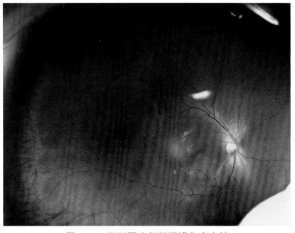

图 8-5　颞侧周边部视网膜色素变性

第三节　非压迫白变性及非压迫黑变性

一、非压迫白变性

非压迫白变性（white without pressure）是指在视网膜周边部片状的黑白色区域，其可环形大面积进展，形态可以呈平坦或沙丘样隆起，不规则分布于整个周边部，但点状变化也可见，尤其在玻璃体基底部及视网膜锯齿缘颞侧，特别是下方，最易被累及。这些病变在表现平坦时，可在赤道后甚至是后极部视网膜血管弓处见到它们常被闪光的黄白点及细线覆盖，与格子样变性、视网膜劈裂及雪花状变性相同（图 8-6）。

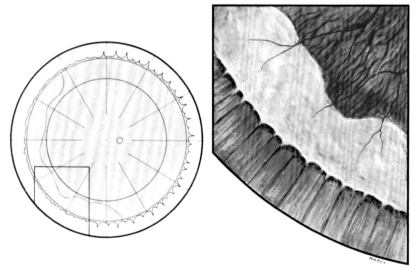

图 8-6　非压迫白变性示意

非压迫白变性这种白色到灰色的混浊部分掩盖了正常脉络膜血管的颜色和形态，就像蒙着"半透明面纱"一样。非压迫白变性的白色区域可以呈现不同的形状和位置，此区域可呈弥漫性，边界不清，或有明显的边界，但边缘突然过渡到正常脉络膜区域（图 8-7 ～ 图 8-9）。

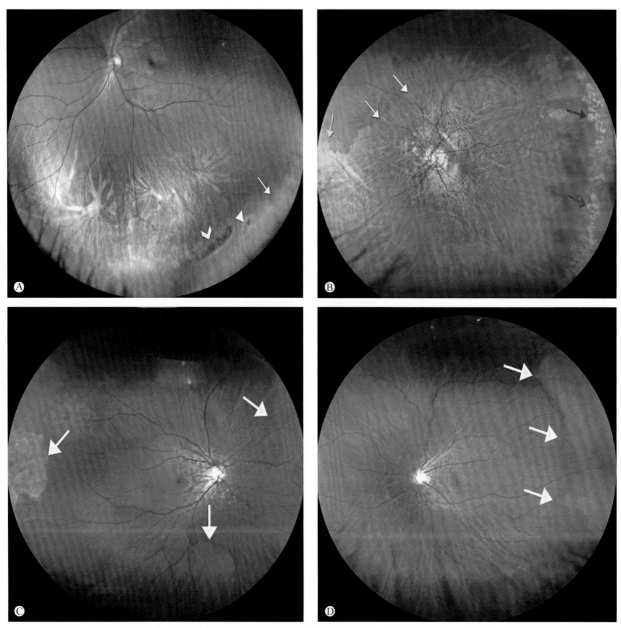

　A.白色箭头：非压迫白变性表现为锯齿缘后局灶性斑块，被闪光的黄白点覆盖，边界相对不清；V 形箭头：格子样变性伴色素沉着；白三角：萎缩性视网膜裂孔。B.锯齿缘后大片非压迫白变性区域，向后延伸到赤道部（白色箭头），边界清晰，突然转向正常脉络膜区；红色箭头：铺路石样变性。C、D.白色箭头：双眼底多发非压迫白变性

图 8-7　不同形状和位置的非压迫白变性

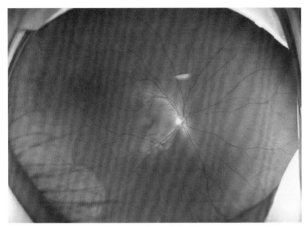

图 8-8　非压迫白变性

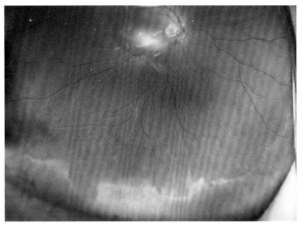

图 8-9　非压迫白变性及霜样变性

　　Schepens 首先报道了这种不常见的眼底图像，白色变性几乎都见于玻璃体变性及小的视网膜裂孔周边，还见于视网膜脱离的受累视网膜，大部分学者认为这是非压迫白变性的进展状态。

　　现已证实这种病变与 4 岁以下的患者之间的惊人联系，所有眼轴大于 33 mm 的患者都有这种变化。非压迫白变性在 20 岁以下患者中占 36%，20 ~ 40 岁的患者约占 35%，40 岁以上的患者发生率明显降低，约 9.5%，这种急剧下降提示这种病变可能随着时间而改变。另外，非压迫白变性在黑色人种和早产儿中的发生率呈增长趋势。

　　非压迫白变性区域趋向于孤立眼底表现，但多可见与格子样变性并发，特别是在年轻人，其格子样变性通常位于非压迫白变性区域的后缘，也有少数位于非压迫白变性区域内并与其后缘相平行。

　　这种周围性的改变本质上是一种良性病变，然而，如在视网膜劈裂中出现小圆形孔，可在这些区域导致视网膜脱离，这些脱离进展较慢，并会有黏性视网膜下液体的出现。

　　非压迫白变性在有色人种中也更容易出现。Pierro 等评估了 513 例（513 眼）眼轴长度大于 24 mm、平均年龄为 48 岁的患者，发现非压迫白变性的患病率为 22.8%；他们还发现，非压迫白变性在年轻患者中明显更常见。Bansal 和 Hubbard 对 30 名 10 岁以下高度近视儿童的 54 只眼睛进行了评估，发现 11% 的眼睛出现非压迫白变性。Lam 等评估了 213 例中国高度近视患者（213 眼），平均年龄为 33.5 岁，平均眼轴长度为 26.69 mm，发现非压迫白变性的患病率为 31%。这种病变被视为另一种病变类型的早期阶段，或者病变可以随着时间的推移而改变或消退，这就可以解释年轻患者中非压迫白变性发生率较高的原因。

　　许多学者认为非压迫白变性是压迫白变性的高级形式，压迫白变性常见于老年人眼底，总是在格子样变性区域和视网膜小裂孔周围，也常见于部分陈旧性视网膜脱离者或单侧孔源性视网膜脱离的无症状对侧眼。

二、非压迫黑变性

　　非压迫黑变性（dark without pressure）为眼底中一片均匀棕色区域，周围有一圈苍白的视网膜晕环，这些病变伴有闪光点，同时大小、形状、位置和方向各不相同（图 8-10）。

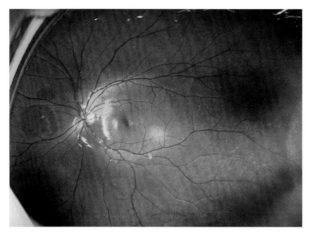

图 8-10 非压迫黑变性

　　这些病变大多是短暂性的。荧光素血管造影在这些区域未发现任何血管异常。与非压迫白变性一样，这些深色病变也会随着时间的推移而消退。与非压迫白变性不同，这些深色病变通常发生在视网膜后极部或中周部附近，并与玻璃体的性质和状态无关。

第四节　铺路石样变性

　　铺路石样变性（pavingstone degeneration）为分散的视网膜-脉络膜萎缩性的黄孔状边缘的视网膜-脉络膜变性、鹅卵石样变性。这种现象通常指铺路石样变性，由 Mehger schwickerath 命名。Denders于 1855 年首先描述这个病变，后来 Rehsteiner 也提出了这种临床特征（图 8-11）。

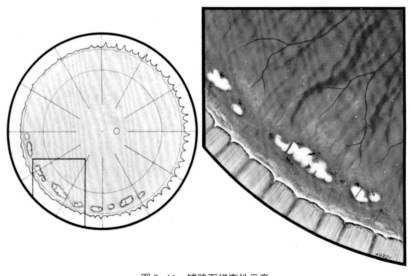

图 8-11 铺路石样变性示意

铺路石样变性是周围视网膜的一种良性病变，38%~57%是双侧的，这种变性无明显性别差异，尽管有一项研究发现男性发生率约为女性的3倍。这些病变罹患率与眼球长轴的增加及年龄的增长有明显的相关性，年轻人发生率小于1%，而在大于40岁的人群中发生率约为40%；尸检中大于20岁人群中约27%可出现这样的病变；临床中大于60岁以上普通人群中，30%的人可出现这种病变。

铺路石样变性典型的表现为小的、扁平、环状、黄白色的区域，局限于后缘的一个或两个视盘直径，这些大小可从0.1视盘直径至1.0视盘直径，可单发或成团，也可呈线状，并有不规则的扇形边缘，在边缘可见不等量的色素，并可见到大的、开放的脉络膜血管在这些区域后通过，视网膜下象限，特别是颞侧最常被累及（图8-12~图8-14）。

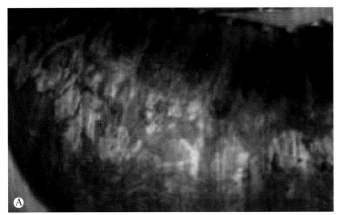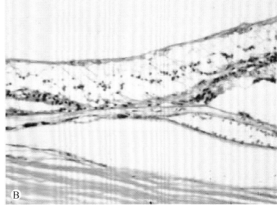

A.周边视网膜一片有色素边缘的、圆形或类圆形、大小不一的多发性萎缩病灶，呈铺路石样改变。B.视网膜外层萎缩，内层视网膜与脉络膜粘连，两侧可见病灶与正常视网膜界限清楚

图8-12　铺路石样变性

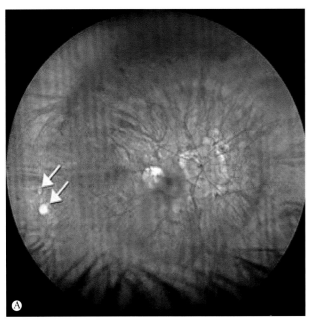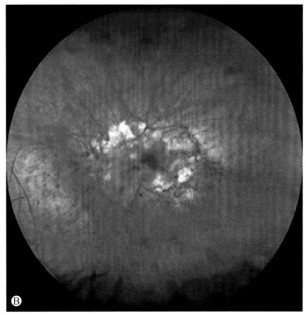

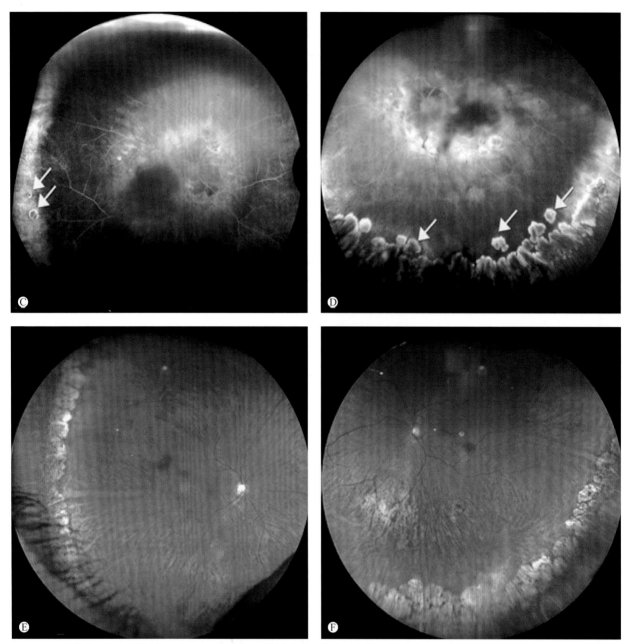

A、C.白箭头：铺路石样变性，表现为两个小的、界限清晰的、扁平、圆形的脱色素白色区域，可透见其下脉络膜大血管，FFA上表现为窗样缺损强荧光，透过RPE局灶性缺损可见脉络膜大血管。B、D.白箭头：铺路石样变性，下方周边部多个病灶融合，FFA上表现为窗样缺损强荧光。E、F.双眼铺路石样变性表现为颞侧（右眼）和下方（左眼）周边部多个病灶融合

图8-13　双侧铺路石样变性的超广角眼底彩色照片及荧光素血管造影（晚期）

210

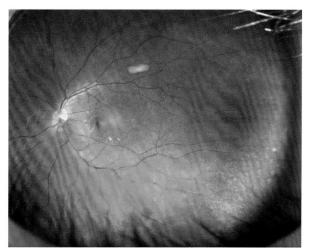

图 8-14　左眼颞侧周边部可见铺路石样变性

其原因为血管性及视网膜变薄，且有视杆、视锥细胞缺失，脉络膜毛细血管的缺失，特别是在病变的中心，并可出现视网膜感光部分与其下的组织粘连，而这些粘连通常有助于限制视网膜脱离的进展，无玻璃样改变与其有关，RPE 在病变边缘缺乏。铺路石样变性组织光镜图见图 8-12B。铺路石变性的发病机制尚不清楚。O'Malley 推测血管的病因可能参与其中，由于病变的部位局限于视网膜绒毛膜部分病变，下方绒毛膜的组织学外观改变、无胶质细胞增生、纤维化或炎性浸润，绒毛膜的解剖结构与基本病变的大小和形状一致。而高度近视眼球的机械拉伸可引起血管损伤，并发展成视网膜下或视网膜-脉络膜缺血性萎缩。

铺路石变性与视网膜裂孔无显著相关性，考虑到它的患病率和组织学特征，对这种相对良性的变性过程进行预防性治疗是不恰当的，实际上 Meyer-Schwickerath 认为，对于这些区域的治疗甚至可能是有害的，会导致视网膜收缩，甚至产生视网膜裂孔。

第五节　格子样变性

格子样变性（lattice degeneration）是近视眼周边视网膜最重要的眼底病变，是一种视网膜玻璃体变性，与视网膜裂孔及视网膜脱离关系密切。格子样变性在尸检中有 6%，在无症状眼中有 7%。Gambiaggui 发现，在正常眼中发生率为 4.5%，在近视眼中约为 19%。加拿大的一项研究发现，高度近视眼中，格子样变性约占 22%，11% 的眼球长轴大于 26 mm 者具有格子样变性，近视眼的发生率较高，眼底血管荧光造影揭示受累的视网膜缺乏浸润，病变后极视网膜血管阻塞。Tolentino 在严重或晚期的病例中发现，受影响的视网膜显示由血管闭塞导致的灌注不良或缺失，视网膜和脉络膜循环无荧光素渗漏。Gonin 于 1904 年前后描述了格子样变性：为赤道或赤道周围的线形或螺旋形区域，呈环形且边界清楚，伴有不同程度的色素沉着。这是因为增生进入视网膜色素上皮而产生广泛的色素沉着（图 8-15）。

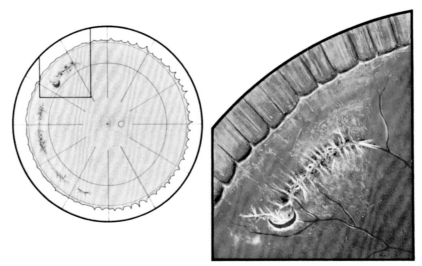

图 8-15　格子样变性示意

　　格子样变性不随年龄增长而进行性增加，且无性别差异，常为双侧，多发生在患眼颞侧 1 点至 6 点区域。格子样变性在其他周围变性病变中较常见。与年轻人、白色变性相关，或与中年人、白色变性及色素变性相关，40 岁以上人群常与铺路石样变性并发。

　　格子样变性呈多发性，在 20 ～ 29 岁，平均数量为 4 ～ 5 个；而到 60 岁或更老时，降为 2 个。单眼高度近视伴有双眼格子样变性意味着近视眼有一定的遗传性。而线性非色素病变具有闪光霜样表现，命名为"蜗牛样轨迹"。其被认为是格子样变性的变种，因为蜗牛样轨迹和格子样变性位于眼底相同的部位，有持续透明的液化及玻璃体视网膜粘连，并可发生视网膜裂孔。蜗牛样轨迹边界通常不像典型的格子样变性那样离散，在其表面存在微小的、闪烁的黄白色斑点是诊断的必要条件。格子样变性与蜗牛样轨迹有相似之处，常侵及双眼。而 Aaberg 和 Stevens 指出，这些病变在典型的格子样变性中并不常见，并缺乏格子样变性中所示的色素及白线。而且它们较格子样少见，但却易致视网膜脱离。

　　蜗牛样轨迹可能构成一种独立的病变，但在临床中仍被归于格子样变性，因为只在 9% ～ 12% 的眼中发现，80% 的格子样变性可出现不同程度的蜗牛样轨迹的白色斑点外观。蜗牛样轨迹的外观经常与格子样变性的其他经典特征相结合，如产生圆形萎缩孔、马蹄形撕裂等（图 8-15）。近来认为蜗牛轨迹变性是格子样变性的一种变异或早期表现。在格子样变性发生早期，视网膜变薄，其上的玻璃体液化，玻璃体的不规则纤维聚集。随病变发展，玻璃体粘连变得更为明显，在病变内可见圆孔，在部分病变中可见白色相互交织的条纹。这些增厚或玻璃体样的视网膜血管呈典型的格子样或栅栏样变化，活组织显微镜检查常发现在这些区域表面或附近出现黄白斑点，格子样变性可圆环形增大，新的病变也可形成，特别是在年轻人（图 8-16、图 8-17）。

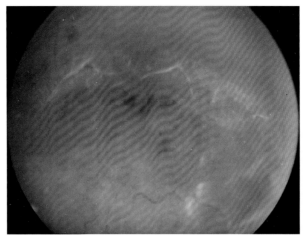

图 8-16　格子样变性病变区域形成圆孔及色素团

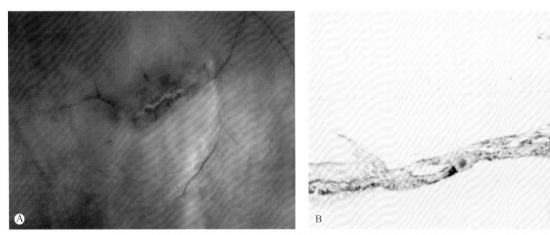

A.可见内视网膜变薄，已闭塞或带有白鞘的末梢血管呈交错排列成网格状的白色线条；病灶内有源于视网膜色素上皮的色素团分布。B.该处内界膜不连续，内层视网膜萎缩

图 8-17　格子样变性病理改变

　　格子样变性不仅在病变区域形成圆孔，而且易在后缘及病变终端撕裂。在以往研究中，大部分视网膜裂孔的患眼具有格子样变性，这些裂孔常致视网膜脱离，格子样变性的视网膜及裂孔导致撕裂较视网膜脱离更常见。视网膜脱离在年轻人病理性近视中较视网膜裂孔少见，而因撕裂所致的视网膜脱离在老年人中更易发现。在格子样变性中，诱发于萎缩裂孔的视网膜脱离较因牵拉裂孔所致的视网膜脱离有更为良性的过程。一项日本研究提示，萎缩性孔隙样脱离，通常是进展较慢的浅视网膜脱离的隐性发作，界限的形成在这些病例中并不常见，有圆孔的格子样变性的视网膜脱离风险约占 1/90。因此，视网膜脱离被认为是格子样变性的常见后遗症。在对视网膜脱离人群的大量研究中提示，视网膜脱离患者有格子样变性的比例较高，部分文献研究显示其比例分别为 20%、29%、30% 和 38.5%；在视网膜脱离手术或视网膜裂孔的预防性手术人群中，格子样变性的发生率为 31%，甚至为 65%。长轴测量提示，轴径越长，格子样变性发生率越高。

格子样变性引起视网膜脱离的危险性随着变性病灶数量的增多而增高。Straatsma 指出，颞上象限的病灶发生视网膜脱离的危险性高，但观察的病例较少。日本学者对 265 例单眼患有视网膜脱离，其对侧眼有格子样变性但没有裂孔的病例进行了随访观察，结果表明，颞下象限发生视网膜脱离的危险性最高（81.2%），但是该组病例一半以上一眼中只有一个变性灶，尚不能说明各个象限的格子样变性发生视网膜脱离的危险性。盐见洋子等分析指出，伴有视网膜脱离的格子样变性在颞侧为多。本研究为了分析同一条件下各个象限发生视网膜脱离的危险性，选择对 4 个象限均有变性灶的病例进行分析，结果表明，在颞上象限格子样变性发生视网膜脱离的危险性最高；格子样变性的圆孔发生视网膜脱离的危险性以颞上和颞下象限为高，但与鼻侧象限相比，其间没有统计学差异；马蹄形裂孔在颞上象限发生视网膜脱离的危险性最高。

格子样变性被认为是病理性近视中异常玻璃体视网膜病变最重要的临床指标。虽然其是外周病变中最不常见的，但已知其与视网膜裂孔密切相关，是孔源性视网膜脱离的前兆。

格子样变性的形状、位置和方向是有其特点的，通常表现为明显划分的椭圆区、圆形或线性区域，平行于锯齿缘，并位于赤道或赤道前。许多特征可以单独发现，也可以整体出现，以一个或多个特征可以在个体病变中占主导地位。格子样变性特征为局部圆形、椭圆形或线状视网膜变薄区域并伴有色素沉着，具闪闪发光的黄白色表面斑，圆形、椭圆形或线状白色斑块，小萎缩圆孔约占25%。在这些病变中可以看到不同数量的色素，可能是由视网膜色素上皮细胞增殖到视网膜内部所致（图 8-18 ~ 图 8-20）。

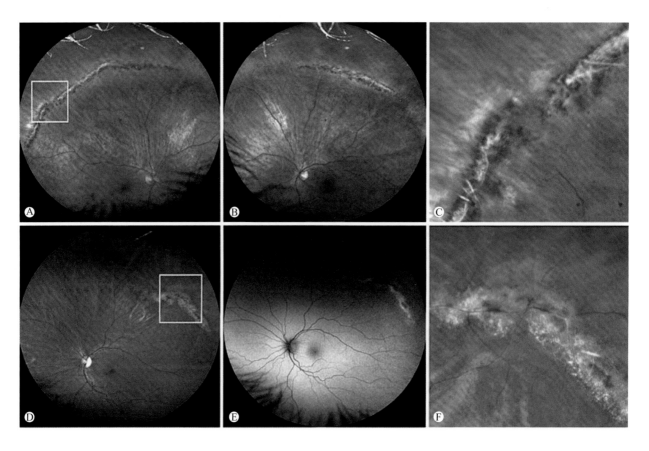

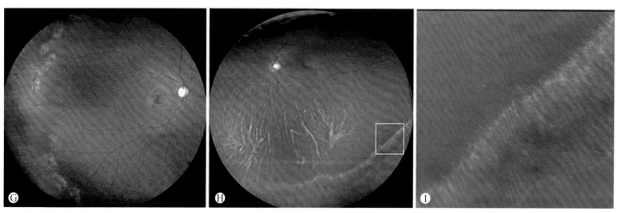

　　赤道部或赤道部前椭圆形、圆形或线形区域，环形分布平行于锯齿缘，边界清楚，伴有不同程度的色素沉着。A、B.男性，65岁，双眼格子样变性。C.A图中白色矩形的放大图，可见线形变性区域内视网膜变薄，伴色素沉着，与视网膜血管相对应的分支白线，以及白色萎缩、亮白黄色表面斑点和上覆视网膜血管鞘。D、E.女性，29岁，格子样变性在眼底自发荧光像上表现为高自发荧光。F.D图中白色矩形的放大图，可见表面亮白黄色斑点，圆形白色斑块，中度色素沉着，上覆视网膜血管鞘。G.女性，34岁，多发格子样病变伴白色斑块，亮白色斑点，无色素沉着。H.女性，31岁，格子样变性表现为蜗牛样轨迹特征。I.H图中白色矩形的放大图，可见表面离散分布的黄白色斑点

图8-18　格子样变性的各种临床表现

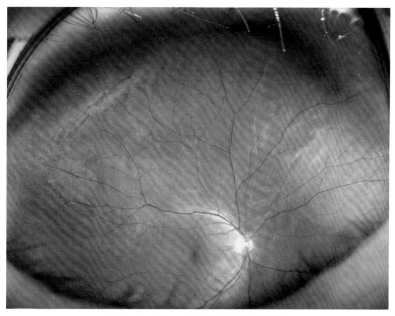

图8-19　颞上方周边部可见格子样变性

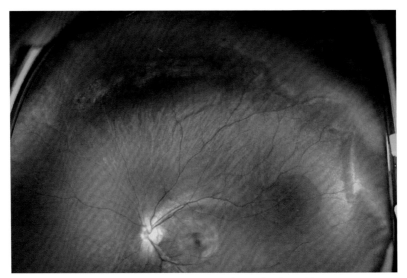

图 8-20　周边部可见格子样变性和蜗牛样轨迹特征

　　格子样变性与玻璃体凝胶液化和病变边缘玻璃体视网膜粘连密切相关。玻璃体后脱离对这些区域的玻璃体牵引通常是视网膜撕裂的原因。格子样变性的大小可以从一个小的孤立病变发展到广泛的病变，几乎覆盖整个视网膜周边。

第六节　囊样变性

　　病理性近视眼周边眼底的囊样改变有三种：囊样变性、后天性视网膜劈裂和睫状体扁平部囊肿。

一、囊样变性

　　在新生儿时期，锯齿缘偏后 0.25 ~ 0.5 DD 的带状区内常发生轻度的囊样变性，此区视网膜呈乳白色，绕有 1 ~ 3 排小囊腔，其上方的色素上皮明显加深，呈颗粒状。视网膜受囊样变性的影响而变厚，并且透明度较差，囊腔内壁很薄，从中央部分可看到红色脉络膜反光，壁的周边部分不甚透明，囊样变性成簇表现为透明小红点群。

　　囊样变性区上面的玻璃体仍是清晰的，只要囊腔内壁完整，受累视网膜的内表面就是光滑的。囊壁破裂常发生在较大的囊性病灶和年轻患者，当单个囊内壁破裂时，很像一个视网膜小裂孔，其相应玻璃体常见于半透明浮瓣或一群浮游的灰白色颗粒，罕见在破裂囊腔附近发生视网膜脱离，因为其只影响囊腔内层，外层仍保持完整，囊样变性下方的色素上皮并没有改变，但在老年人可合并其他改变。

　　临床上，所有年龄组都存在不同程度的囊样变性，而变性的程度随着不同个体、不同眼甚至同一眼球的不同径线而变化。囊样变性在颞侧较鼻明显，特别是严重的变性或伴有后天性视网膜劈裂时，一般同一个体的两眼变性程度相同，90%以上的变性程度随年龄而逐渐增加，特别是40岁以后的女性，常表现为较严重的囊样变性（图8-21）。

视网膜周围囊性变性最显著的特征是视网膜下血管，当从邻近未受累的视网膜追踪时，在整个网状病变中形成细分支。在典型的囊样变性中，只有较大的血管可见。囊样病变的第二个鉴别特征是背景密度和颜色。在网状囊样变性中，树状浅表血管处可见灰色实质外观，掩盖更深的视网膜色素上皮。当仔细观察时，典型囊样变性的囊样陷窝共同提供了一个更透明的介质，通过其可以更容易地看到视网膜色素上皮（图8-22）。

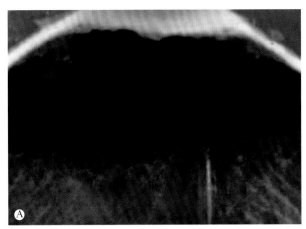 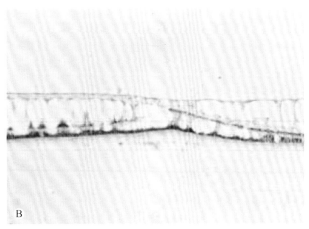

A.可见边缘清楚，呈圆形或类圆形，暗褐色周边部视网膜病灶。B.示其病理表现为视网膜内核层与外丛状层之间的囊性空腔

图8-21　囊样变性病理改变

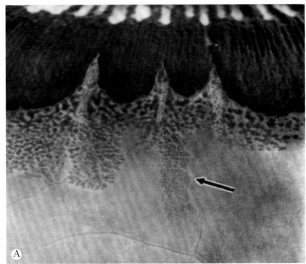 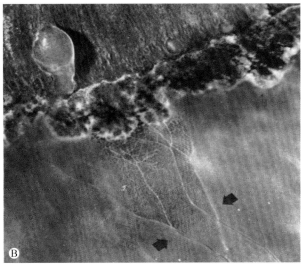

A.可见网状囊样变性的四边形病灶，受血管限制（箭头所指）。B.网状囊样变性，突然被分支血管所分割（箭头）。前面为锯齿缘，有一条融合的典型囊样带，伴视网膜色素变性

图8-22　囊样变性特征

二、后天性视网膜劈裂

这是囊样变性的最严重阶段，囊样变性的每个囊腔的间隔破裂，一般不累及 40 岁以下的人。20% 40 岁的人表现为早期变化，常为双侧，女性明显多于男性，除去早期病例，40 岁以上人群的平均晚期发生率降到 7%，从这一点可以很明显地看出，常发生在正常眼的早期视网膜劈裂与可导致严重病理改变的进行性视网膜劈裂两者之间并没有明显界限。视网膜劈裂的初期总是位于锯齿缘附近，内层隆起、透明而光滑，有时可见灰白色胶质组织的撕脱条索突入囊腔内，由此向前观察，见内层埋于视网膜外层，劈裂与锯齿缘之间隔以一条囊样变性区（图 8-23、图 8-24）。

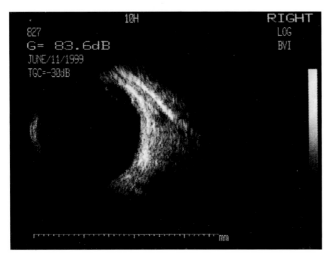
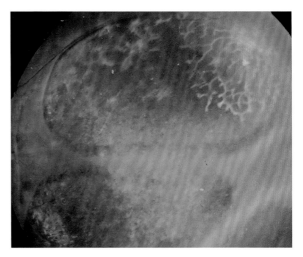

图 8-23　病理性近视眼视网膜劈裂 B 型超声声像图　　　　图 8-24　周边视网膜变性，视网膜劈裂，外层形成裂孔

视网膜劈裂的内面是透明的，而含血管处和灰白色雪花颗粒处则不透明，后者是内层视网膜或玻璃体皮质变性的结果，是视网膜劈裂两层连接的胶质柱的残余物，这些胶质柱的内侧与玻璃体皮质紧密黏着。多数视网膜劈裂首先出现在颞下象限，早期的内层血管可呈铜丝状，有白鞘形成或闭塞，晚期的血管多有白鞘，雪花状颗粒很多；早期的病变位于极周边部，没有视野缺损，晚期的劈裂内面有特殊的光泽，压迫巩膜时更为明显。

三、睫状体扁平部囊肿

睫状体扁平部囊肿是指位于色素上皮与非色素上皮之间的清亮囊样间隙，一般呈椭圆形的小囊肿，大小在 0.25 ~ 2.5 DD，比视网膜脱离中的囊肿小，后者多为圆形，光滑且呈扩张状，而正常眼中的囊肿常位于颞侧，呈半膨胀状，因为内壁松弛、不透明，其下面的色素上皮形态无法透见。

第七节　视网膜裂孔及撕裂

在普通人群中视网膜裂孔并不少见，尸检研究发现，相当多的眼具有这种缺陷。Okan 发现 2.4% 的眼（4.9% 人群）的视网膜受累，Bonik 和 Buoter 报道 6.8% 的眼（8.7% 人群）出现视网膜裂孔。而 Foos 和 Allen 发现 10.6% 的眼有裂孔，Matthew 对于急性玻璃体后脱离患者人群的临床研究发现裂孔占 5.2%（图 8-25）。

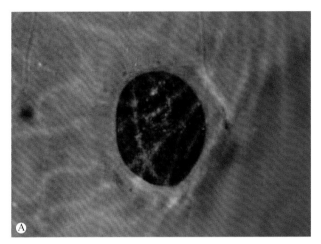
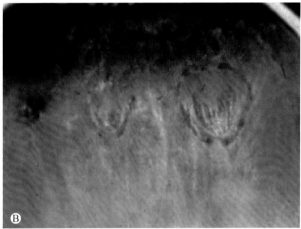
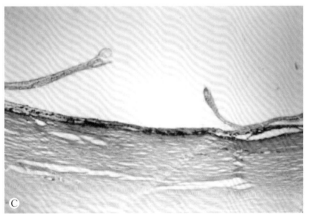

A、B.示视网膜圆孔及马蹄孔。C.可见色素上皮层和视网膜感觉层脱离，裂孔边缘视网膜组织圆钝

图 8-25　视网膜裂孔特征及病理改变

近视眼中的视网膜裂孔更易在颞侧发生。在近视眼中常见的周围眼底四种改变中，除铺路石样改变，余下的都可引起裂孔。正如此前所述，格子样变性区域经常在其内发生裂孔，并在其后缘及终端发生撕裂，撕裂亦可在色素变性中见到。有症状的裂孔（闪光幻觉玻璃体样悬浮物，烟状视觉）通常与

视网膜牵拉有关，这些裂孔可为马蹄状也可为覆盖、撕脱的盖（图8-26、图8-27）。一项研究发现，前者为后者的6倍，这类具有症状的有裂孔眼约1/4会发展为视网膜脱离。

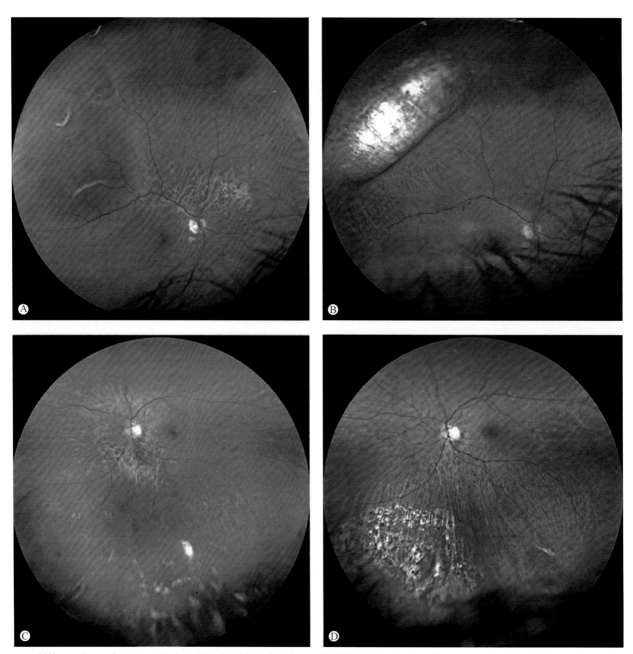

男性，58岁，A.右眼颞上方两个马蹄形裂孔伴视网膜脱离；B.放射状巩膜扣带术和冷冻治疗1个月后，视网膜平伏。女性，41岁，C.左眼鼻下方三个马蹄形裂孔伴视网膜脱离，尽管有预防性激光治疗；D.玻璃体切除、气体填充和眼内激光治疗后1个月，视网膜平伏

图8-26 2例高度近视患者视网膜脱离的眼底彩色照

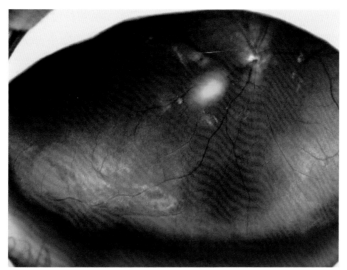

图 8-27　右眼颞下方可见格子样变性及裂孔

　　Hyams 和 Neumann 发现在 332 例无症状的近视眼中有 37 例具有视网膜裂孔，经分析发现 48 个裂孔，13 个马蹄状撕裂、35 个圆孔（9 个有撕脱），这些裂孔与年龄、近视度相关。在 Tullobin 的研究中，451 例患视网膜脱离，344 例近视眼及 172 个非近视眼中发现圆孔，37 个非近视眼及 185 个近视眼中发现撕裂，近视眼与非近视眼中撕裂发生比例为 5∶1，孔的发生为 2∶1，提示在这种情况下，周围的视网膜中存在更为严重的视网膜 – 脉络膜病变。

　　另外，视网膜的裂孔与眼轴的增加有关，在一项研究发现，眼轴在 22 ～ 29 mm 中约 2% 的可见轴线大于这个水平，约 11% 的眼睛受累。

　　巨大的视网膜撕裂是指一个或多个视网膜象限的撕裂，同时伴有玻璃体后脱离，这是一种十分罕见病变，约占所有视网膜脱离的 0.5%，同时伴有视网膜脱离并发症，其预后不良，增殖性玻璃体视网膜病变发生率高，复发率也很高。已确定的诱发因素包括高度近视、外伤、遗传性玻璃体视网膜病变等。有巨大视网膜撕裂的患者，尤其是非创伤性视网膜撕裂的患者，其另一眼发生巨大视网膜撕裂（11.3%）和视网膜脱离（高达 36%）的风险更高。因此，建议对患眼进行 360° 激光预防治疗，即使暂时没有前瞻性或病例对照研究证实该手术的益处。

　　巨大的视网膜撕裂达到或超过一个象限，提示与近视相关。Novtou 和 Kansk 等分别发现 83% 和 71% 的巨大撕裂的患者为近视眼，而且在后者的研究中发现近视度数大于–20.0 D 的患眼有 20% 可出现巨大撕裂。

　　视网膜连续性的全层断裂称为视网膜裂孔，可以为视网膜孔洞或视网膜撕裂，这两种类型的视网膜裂孔的标志不同，因为其具有不同的形态特征、致病机制和不同的视网膜脱离风险。视网膜孔洞与视网膜 – 脉络膜退行性改变有关，而视网膜撕裂则由视网膜受损区域玻璃体粘连或视网膜周围牵拉所致。

　　视网膜裂孔的患病率在组织病理学和临床研究中有所不同，这些变化可能是由取样差异产生的，因为视网膜裂孔的发生率随着年龄和眼轴长度的增加而增加。Lam 等评估了 213 例高度近视的中国患者（213 眼），平均年龄为 33.5 岁，平均眼轴长度为 26.69 mm，其发现视网膜裂孔的患病率为 7.5%。在研究中，眼轴长度小于 30 mm 的眼视网膜裂孔发生率为 6.4%，眼轴长度大于 30 mm 的眼视网膜裂孔发生率增加至 30%。视网膜裂孔一般最先被发现在视网膜的上半部分和颞上部分。

（张兴兵　方　严）

参考文献

［1］ CURTIN B J. The myopias：basic science and clinical management［M］. Philadelphia：Harper & Row，1985.

［2］ BYER N E. Lattice degeneration of the retina［J］. Surv Ophthalmol，1979，23（4）：213-248.

［3］ SHUKLA M，AHUJA O P. A possible relationship between lattice and snail track degenerations of the retina［J］. Am J Ophthalmol，1981，92（4）：482-485.

［4］ WILKINSON C P. Evidence-based analysis of prophylactic treatment of asymptomatic retinal breaks and lattice degeneration［J］. Ophthalmology，2000，107（1）：12-18.

［5］ SEMES L P. Lattice degeneration of the retina and retinal detachment［J］. Optom Clin，1992，2（3）：71-91.

［6］ 张文一，白海青，出田秀尚，等. 不同象限格子样变性发生视网膜脱离的危险性［J］. 中国实用眼科杂志，2004，22（3）：200-202.

［7］ 荻野诚周. 网膜剥离眼に见る格子状变性巢の数［J］. 日眼会志，1981，85：254-257.

［8］ STRAATSMA B R，ALLEN R A. Lattice degeneration of the retina［J］. Trans Am Acad Ophthalmol Otolaryngol，1962，66：600-613.

［9］ 冲波聪，松村美代，石乡冈均，等. 网膜剥离眼他眼の网膜裂孔を伴わない网膜格子状变性の予后ついて［J］. 日眼会志，1980，84：63-68.

［10］石一宁，宋国玲，李妮娜. 高度近视视网膜脱离高危眼的赤道区预防性广泛视网膜光凝术疗效评估［J］. 中国实用眼科杂志，2005，23：1314-1316.

［11］SIGELMAN J. Vitreous base classification of retinal tears：clinical application［J］. Surv Ophthalmol，1980，25（2）：59-70.

［12］ANG G S，TOWNEND J，LOIS N. Interventions for prevention of giant retinal tear in the fellow eye［J］. Cochrane Database Syst Rev，2012，2012（2）：CD006909.

［13］CHEN D Z，KOH V，TAN M，et al. Peripheral retinal changes in highly myopic young Asian eyes［J］. Acta Ophthalmol，2018，96（7）：e846-851.

［14］KHATWANI N，MAKHIJA S，AHUJA A. Clinical profile and distribution of peripheral retinal changes in myopic population in a hospital-based study in North India［J］. Indian J Ophthalmol，2022，70（4）：1280-1285.

［15］ZHANG T，ZUO Y，WEI Y，et al. The Prevalence and Associations of Peripheral Retinopathy：Baseline Study of Guangzhou Office Computer Workers［J］. J Ophthalmol，2018，2018：2358690.

［16］LAM D S，FAN D S，CHAN W M，et al. Prevalence and characteristics of peripheral retinal degeneration in Chinese adults with high myopia：a cross-sectional prevalence survey［J］. Optom Vis Sci，2005，82（4）：235-238.

［17］NAGPAL K C，GOLDBERG M F，ASDOURIAN G，et al. Dark-without-pressure fundus lesions［J］. Br J Ophthalmol，1975，59（9）：476-479.

［18］FLORES PIMENTEL M A，DUNCAN J L，DE ALBA CAMPOMANES A G，et al. Dark without pressure retinal changes in a paediatric age group［J］. Eye（Lond），2021，35（4）：1221-1227.

［19］NAGPAL K C，HUAMONTE F，CONSTANTARAS A，et al. Migratory white-without-pressure retinal lesions［J］. Arch Ophthalmol，1976，94（4）：576-579.

［20］WILKINSON C P. Interventions for asymptomatic retinal breaks and lattice degeneration for preventing retinal detachment［J］. Cochrane Database Syst Rev，2014，9：CD003170.

［21］FOOS R Y，FEMAN S S. Reticular cystoid degeneration of the peripheral retina［J］. Am J Ophthalmol，1970，69（3）：392-403.

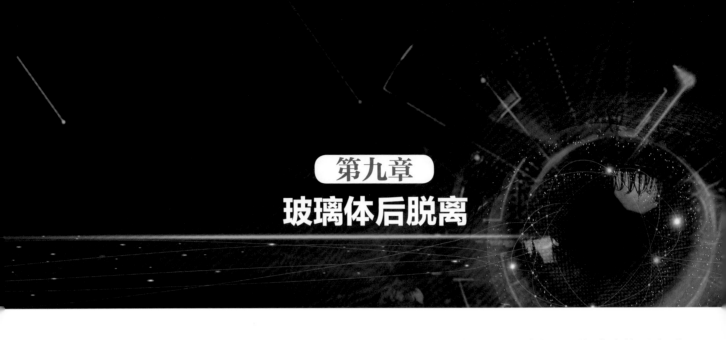

第九章 玻璃体后脱离

玻璃体后脱离（posterior vitreous detachment，PVD）又称玻璃体后界膜脱离，是指玻璃体后皮质（posterior vitreous cortex，PVC）与视网膜内界膜（internal limiting membrane，ILM）之间的分离。PVD是高度近视和病理性近视眼玻璃体最常见的病理性改变，由于玻璃体与视网膜的解剖联系，其与各种视网膜疾病的发生、发展及预后关系密切，尤其是在高度近视和病理性近视时，玻璃体液化等结构的改变使其与 PVD 的发生高度相关。

第一节 玻璃体和视网膜界面的结构

玻璃体是位于晶状体后囊、悬韧带、睫状体和视网膜之间无色透明的胶状物质，是一种特殊的细胞外基质。玻璃体的主要成分是水，约占98%，其余为有形成分，主要有胶原、透明质酸（hyaluronan），这些结构具有互补功能，相互之间通过交互作用构成了玻璃体的凝胶样特性，这些特性对于维持玻璃体的生理结构起到了重要的作用。玻璃体内胶原由多种类型组成，包括Ⅱ型、Ⅴ型、Ⅵ型、Ⅸ型和Ⅺ型胶原，其中Ⅱ型胶原为玻璃体内主要的胶原成分。Ⅱ型胶原呈共价结合包绕Ⅴ型、Ⅺ型胶原形成主要的胶原细纤维；Ⅵ型胶原构成玻璃体内另一种胶原细纤维；Ⅸ型胶原则以蛋白多糖的形式存在，通常分布并以桥状连接于主胶原细纤维表面。胶原纤维（collagen fiber）构成了玻璃体松散的网状空间结构。其在玻璃体腔中分布不均匀，在玻璃体基底部密度最高，其次为玻璃体后皮质，再次为前玻璃体皮质，在玻璃体中央密度最低。透明质酸是一种糖胺聚糖，其可以维持玻璃体的黏质状态，具有很强的吸水性，高度水化的透明质酸可形成一种高度缠绕的开放螺旋结构，充填于玻璃体胶原纤维之间的网状结构中，他们之间靠不十分明确的非化学键联系，共同维持玻璃体的稳定性和黏弹性，这样既有利于透明质酸的释出，又能在胶原体塌陷、玻璃体液化时，使胶原之间保持分开状态而不至于凝集。玻璃体内透明质酸的分布也不均匀，在玻璃体后皮质中较多，在中央及前皮质中较少。玻璃体中的大分子物质还有非胶原蛋白、玻璃体细胞、氨基葡聚糖（glucosaminoglycan）、硫酸软骨素（chondroitin sulfate）及其他耦合物，共同维持玻璃体正常的三维结构。

玻璃体视网膜界面由玻璃体后皮质和视网膜内界面构成。玻璃体后皮质厚 100 ～ 110 μm，主要由致密的Ⅱ型胶原细纤维构成，视盘上无玻璃体后皮质，黄斑区玻璃体后皮质较细薄。视网膜内界面主要由

Ⅳ型胶原和糖蛋白构成，其本质是视网膜 Müller 细胞的基底膜，厚 1 ~ 2 μm，前膜光滑，后面由视网膜胶质细胞的不规则表面构成。在超显微镜下，视网膜内界面的组成成分还有Ⅰ型胶原、黏连蛋白、纤维连接蛋白及其他糖耦合物。Ⅳ型胶原由 Müller 细胞衍生，外面被覆层粘连蛋白，纤维连接蛋白则主要分布在血管周围，层粘连蛋白和胶原黏连蛋白在锯齿缘分布很薄，后部逐渐增厚，二者与糖耦合物共同起连接聚合玻璃体后皮质及视网膜内界膜胶原细纤维的作用。正常的玻璃体皮质（vitreous cortex）与视网膜内界面之间主要靠胶原细纤维的粘连而贴合在一起，其紧密程度与胶原的浓度和走行方向有关。另外，玻璃体皮质与视网膜之间大分子的相互作用力也起一定作用。这些大分子物质主要包括视网膜表面的层粘连蛋白、纤维黏蛋白、硫酸软骨素。玻璃体视网膜界面有着极其重要的生理、病理学意义，许多玻璃体视网膜疾病与此界面有关，PVD 则是此界面上最常见的病变。

第二节　病理性近视的玻璃体改变

病理性近视时玻璃体发生退行性变化，玻璃体胶原纤维的正常网架结构被破坏，玻璃体内出现条索并形成液化、腔隙，这是玻璃体内的胶原纤维及透明质酸减少的结果。有文献报道，高度近视眼眼球玻璃体内的胶原及透明质酸浓度比非近视眼低 30%，尤其以玻璃体腔中央部更为显著。透明质酸强大的吸水功能有利于保持正常玻璃体的胶胨状态，其减少可导致玻璃体液化与混浊。胶原纤维和透明质酸的减少还可以降低其支撑玻璃体的功能，引起玻璃体液化和玻璃体纤维变性等生物化学特性改变。玻璃体液化过程中，胶原纤维聚集在残余的凝胶中，留下一个无胶原纤维的液化玻璃体腔隙，胶原纤维则聚集成平行束状纤维束，纤维束的收缩也可导致 PVD 的发生（图 9-1）。

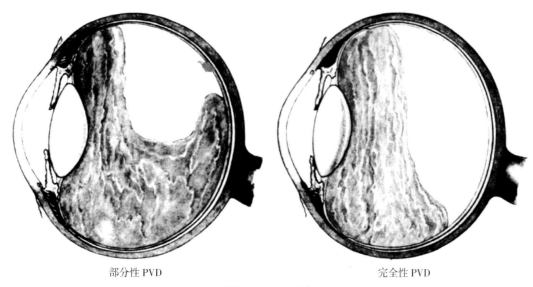

部分性 PVD　　　　　　　　　　完全性 PVD

图 9-1　PVD 示意

玻璃体后劈裂（posterior vitreous schisis，PVS）是一种特殊形态的 PVD，由于玻璃体后界面与视网膜存在着范围广泛的病理性粘连，玻璃体脱离后，增厚的玻璃体后皮质仍广泛附着于视网膜上。这一类型的 PVD 初始时，在玻璃体后皮质中间出现一条与视网膜平行的缝隙，以后缝隙逐渐扩大形成一个空腔，最后残留少部分玻璃体后皮质与视网膜粘连，其余脱向玻璃体腔。因此，这种 PVD 实际上是玻璃体的层间分离（图 9-2）。

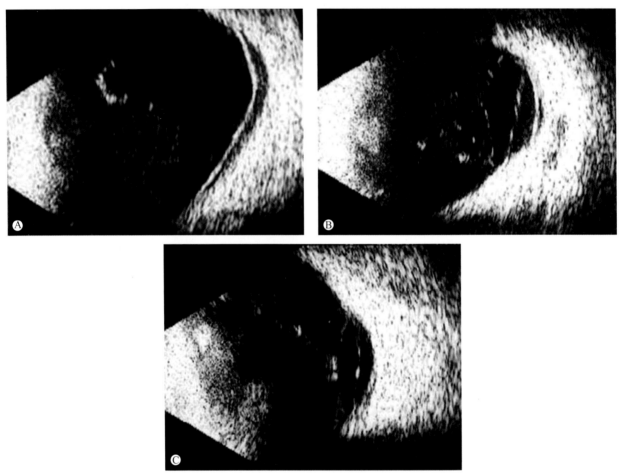

A.病理性近视眼 PVD 合并视网膜脱离及黄斑裂孔；颞下子午线纵向 B 超扫描显示 PVD，后极部视网膜脱离波及赤道部，玻璃体后的透声区与视网膜下液体的低反射率形成鲜明对比；后运动试验阳性。B.病理性近视眼 PVD 合并 PVS，视网膜脱离及黄斑裂孔；颞下方子午线纵向 B 超扫描可见自左向右的玻璃体膜，分别对应于玻璃体腔的前后方，后者与视网膜内层部分脱离；玻璃体无回声而视网膜前出现低回声区。C.病理性近视眼 PVD 合并 PVS，视网膜脱离及黄斑裂孔。垂直位 B 超可见视网膜浅层脱离和亚临床黄斑裂孔

图 9-2　PVD 合并 PVS

后皮质前玻璃体囊袋（posterior precortical vitreous pockets，PPVP）是玻璃体中的关键结构，是黄斑区前面的液化陷窝，生理上存在于成年人的玻璃体中。其前缘是玻璃体凝胶，后缘是附着在视网膜上的一层薄薄的玻璃体皮质。在 PPVP 和 Cloquite 管之间存在连接通道，这表明房水流入黄斑前间隙。研究表明，高度近视与正常眼睛的 PPVP 相比更大，PPVP 在水平和垂直方向上的不均匀扩张可能伴随着近视的进展，并随着 PPVP 垂直距离的减小，玻璃体对视网膜的作用力迅速而横向地作用于视网

膜，这可能是玻璃体视网膜界面具有切向张力的一个重要原因，从而会导致黄斑裂孔或视网膜劈裂的发生（图9-3）。PPVP不是一个有外膜的袋子，而是一个液化的空间。裂隙灯生物显微镜很难观察到透明PPVP的整个结构。曲安奈德（Triamcinolone acetonide，TA）辅助玻璃体手术可清楚地显示PPVP（图9-4）。

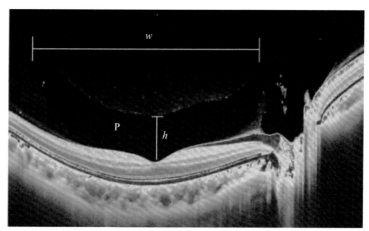

P：皮质前玻璃体囊袋；h：高；w：宽

图9-3　后皮质前玻璃体囊袋（PPVP）的OCT图像

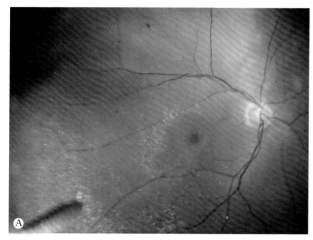 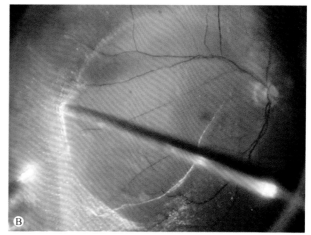

图9-4　曲安奈德染色下的玻璃体手术

病理性近视患者玻璃体液化的年龄较正常人早，且发生PVD的残留皮质发生率较高，故病理性近视患者比正常人更易发生与PVD相关的视网膜病变，其中包括视网膜裂孔、孔源性视网膜脱离、玻璃体积血、黄斑裂孔和黄斑牵引综合征等（图9-5、图9-6）。

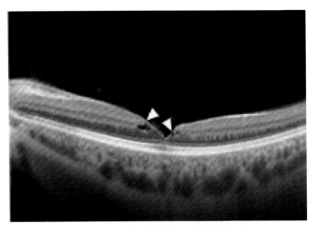

图 9-5　PVD 合并黄斑囊样水肿的 OCT 图像，
可见黄斑中心凹囊样水肿

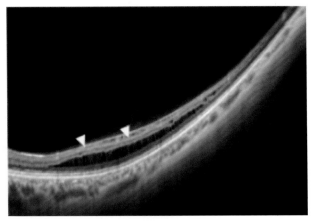

图 9-6　PVD 合并视网膜劈裂的 OCT 图像，可见视网膜
劈裂明显，玻璃体后皮质模糊隐见

　　病理性近视眼玻璃体除发生液化、空腔、混浊、凝缩等退行性变化外，还会发生不同程度的玻璃体后脱离。玻璃体各个部位的临界面均可发生脱离，但以 PVD 最常见。PVD 的发生与视网膜脱离、黄斑裂孔形成高度相关。

第三节　玻璃体后脱离的发病机制与病程进展

一、PVD 发生的相关因素

　　PVD 是由多种原因相互作用的一个极其复杂的动态过程，学术界对其具体病因及发病机制的研究还没有完全阐明。目前的研究证实，年龄、高度近视眼的屈光度、眼轴长度和性别等因素均与 PVD 的发生有着密切的关系。有研究结果显示，30 岁以下的年轻人正常眼几乎不发生 PVD，50 岁以上的个体 PVD 的发生率增加至 50%，超过 69 岁的人群中 PVD 发生率达到 63%。高度近视眼，尤其是病理性近视眼明显影响 PVD 的发生，且不同年龄、不同度数均会造成不同影响。Michels 报道，屈光度小于 -6.0 D 的近视眼的发病率小于 6.5%，大于 -6.0 D 会增至 13%。高度近视患者的 PVD 发病年龄比非高度近视患者早，其眼轴长度与 PVD 分期呈显著正相关，且高度近视患者比非高度近视患者更易发生与 PVD 相关的视网膜病变。女性较男性发生 PVD 的年龄更早，可能与女性玻璃体内透明质酸浓度明显低于男性有关。

　　此外，炎症、创伤、手术、无晶状体眼及一些眼底疾病［如增生性糖尿病视网膜病变（proliferative diabetic retinopathy，PDR）、视网膜脱离、黄斑病变等］均能对 PVD 的发生形成一定的影响。

二、PVD 的发生机制

临床和基础研究表明，PVD 的形成主要取决于 3 个必要条件：①玻璃体发生液化改变；②视网膜内界膜增厚，使其与玻璃体细纤维之间的黏附力减弱；③玻璃体胶原细纤维聚集成玻璃体纤维束，纤维束的收缩导致 PVD 的发生。玻璃体液化的确切机制尚不清楚，但玻璃体液化的潜在分子机制可能与大分子凝集有关，这些大分子物质包括硫酸软骨素、氨基葡聚糖、IX型胶原、蛋白多糖等。胶原细纤维是玻璃体凝胶的基本成分。这些大分子物质交叉连接、规则分布和延伸在胶原细纤维的表面，呈桥状连接于邻近的胶原细纤维上。硫酸软骨素作为中介分子在交叉连接中起到关键的作用。玻璃体细纤维借此分开，用以维持玻璃体的凝胶状态。对上述过程的任何改变均能引起玻璃体凝胶结构发生液化。PVD 的程度随液化玻璃体量的增加而增加，玻璃体液化的量越多，发生 PVD 的概率越高。液化的玻璃体通过视盘前皮质缺损进入后玻璃体与视网膜界面，液化经眼球运动扩大了已经弱化了的玻璃体后皮质与视网膜内界面的联系，再加上透明质酸浓度下降及聚集成束的胶原纤维的收缩牵引，将玻璃体拉向后方，造成 PVD，并可能出现塌陷现象。细胞外基质的变化、玻璃体后皮质中玻璃体细胞结构和性能的变化及内界膜的增厚，均可导致玻璃体视网膜之间黏附力的减弱。PVD 发生的另一个重要原因是眼轴的增长，眼轴增长可发生于任何年龄的近视眼，尤其是高度近视眼及病理性近视眼。眼轴增长是导致近视度数增加的重要解剖因素，随着眼轴增长，病理性近视 PVD 的发生率也相应增加，玻璃体液化与玻璃体混浊的发生率也增加，但不同轴长的高度近视眼之间并没有明显的差距。Akiba 等指出，正视眼的 PVD 一般发生在 50 岁以后，但如果眼轴长为 30mm，其 PVD 的发生率为 60.7%；并且认为近视度数大于 -10.25 D 的眼，其 PVD 的发生比 -6.0 ～ -10.0 D 的眼更早。

三、PVD 的病程进展

完全性 PVD 时，玻璃体后界膜与视网膜内界膜分离的范围是从后极部至玻璃体基底部；部分性 PVD 时，玻璃体后界膜与视网膜内界膜分离的某一范围局限性分离，如局限于后极部或赤道部，其变异较大。在 PVD 的进程发展中，其结局主要取决于玻璃体牵引力的大小及玻璃体与视网膜之间的粘连程度，可出现以下情况。

（1）玻璃体后界膜与视网膜内界膜未分离，但存在持续的牵引，可导致视网膜从水肿渗出到牵引性视网膜脱离不同程度的变化。

（2）玻璃体后界膜残留在视网膜内界膜上，导致视网膜前膜的形成。

（3）玻璃体后界膜和视网膜内界膜完全分离，可阻止视网膜病变向玻璃体内发展。

（4）视网膜内界膜撕脱，可导致 Müller 细胞和神经胶质细胞的增殖。

（5）视网膜内层撕脱可形成板层裂孔。

（6）神经上皮撕脱可形成视网膜全层裂孔。

PVD 的过程被描述为以下几个阶段：0 期，没有 PVD，玻璃体完全附着；1 期，玻璃体与黄斑部分分离，但中间仍完全附着；2 期，玻璃体与中心凹部分分离，但仍附着在中心凹；3 期，玻璃体与黄斑完全分离，但仍附着在视神经上；4 期，完全性 PVD，玻璃体与黄斑和视神经完全分离（图 9-7）。

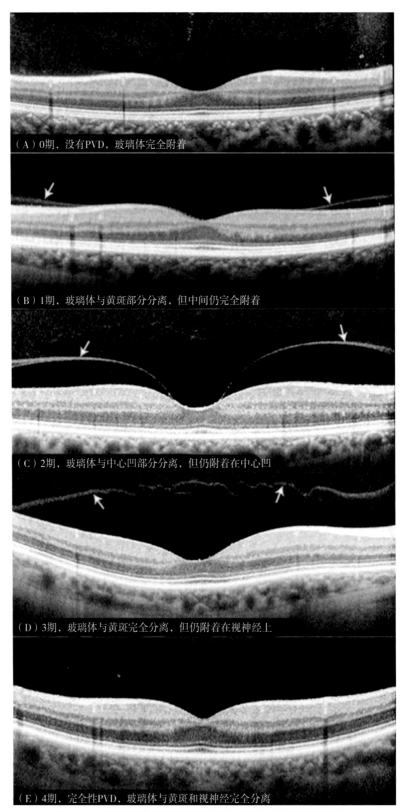

（A）0期，没有PVD，玻璃体完全附着

（B）1期，玻璃体与黄斑部分分离，但中间仍完全附着

（C）2期，玻璃体与中心凹部分分离，但仍附着在中心凹

（D）3期，玻璃体与黄斑完全分离，但仍附着在视神经上

（E）4期，完全性PVD，玻璃体与黄斑和视神经完全分离

图 9-7　OCT 显示玻璃体后脱离的分期（箭头表示玻璃体后脱离）

第四节 玻璃体后脱离的分类和临床特征

一、PVD 分类

PVD 的分类目前尚无一个规范的标准。最初 Tolentino 等基于玻璃体后皮质是否脱离及玻璃体是否塌陷将 PVD 分为 3 类：漏斗状 PVD、吊床状 PVD 及 PVD 伴皮质撕裂。还有根据 PVD 的原因分为 2 类：无细胞介导的源于年龄增大、老化的正常眼的 PVD，病理状态下细胞参与介导的 PVD，多见于近视眼度数增高和病理性近视眼改变介导的液化程度增加，以及外伤、糖尿病、葡萄膜炎、玻璃体后出血、手术等。Takahashi 等基于赤道后玻璃体后界膜相对于视网膜的位置将 PVD 分为 3 类：①无 PVD；②不完全性 PVD；③完全性 PVD。Eisner 等根据黄斑前玻璃体后界膜有无破口，将 PVD 分成两种：①裂孔性 PVD，通常为完全性 PVD 伴有玻璃体塌陷，与年龄相关，先有明显玻璃体液化，最终黄斑前玻璃体后界膜破裂，液化的玻璃体可通过裂孔进入后界膜与视网膜内界膜之间的间隙，导致 PVD 并分离之；②非裂孔性 PVD，为完全性单纯 PVD，见于年轻患者，与玻璃体液化无关，常与玻璃体炎症、出血或整个玻璃体的收缩有关。液化的玻璃体穿过完整的玻璃体皮质引起缓慢的 PVD，糖尿病患者的 PVD 通常是非裂孔性的。不完全性裂孔性 PVD 伴有持续性玻璃体视网膜粘连和非裂孔性 PVD 易引起并发症。

而 Kakehashi 等根据玻璃体是否塌陷及玻璃体后皮质是否增厚将 PVD 分为 4 类，这是一种与临床联系较为密切的分类方法，是按 PVD 的形态学变化进行分类，下面展开介绍。

（一）完全性 PVD 伴有玻璃体塌陷

玻璃体凝胶出现液化伴有轻度收缩，同时玻璃体视网膜粘连减弱，因此当眼球转动时，玻璃体腔中脱离的玻璃体可以出现连续不断的运动。此类型中，玻璃体后皮质呈典型的反曲状（S 形），与视网膜内界膜的间隙较大。当患者取坐位时，可见 Weiss 环在玻璃体后皮质上。多见于年龄相关性生理病变及高度近视和病理性近视（图 9-8）。

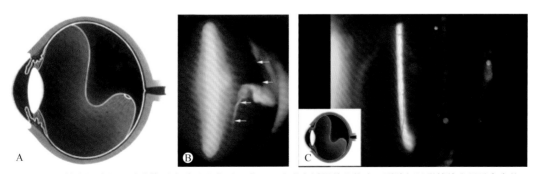

A. 完全性 PVD（伴有塌陷），玻璃体后皮质呈现典型 S 形。B. 患者主诉眼前飞蚊症，裂隙灯显微镜检查显示完全的 PVD，玻璃体凝胶轻度收缩，伴随着眼球运动，玻璃体后皮质（箭头）平稳地振荡，呈波浪状。C. 正常眼完全性 PVD（伴有塌陷），可以很容易地观察到随眼球运动的玻璃体后皮质

图 9-8 完全性 PVD 伴有玻璃体塌陷

（二）完全性 PVD 不伴有玻璃体塌陷

玻璃体凝胶多无明显液化，因此脱离的玻璃体运动有限，PVD 的发生源于玻璃体胶原纤维收缩。玻璃体收缩比较晚，玻璃体腔空间呈现清晰状，玻璃体后皮质呈凸弧状，与视网膜内界膜间隙有限，其上可见 Weiss 环（图 9-9）。

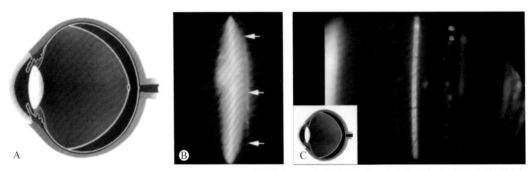

A. 完全性 PVD（无塌陷），玻璃体后皮质呈凸弧状，与视网膜浅分离。B. 葡萄膜炎患者，玻璃体后皮质（箭头）从视网膜上浅脱离。C. 完全性 PVD（无塌陷）伴全视网膜光凝后 DR，视网膜前方可见浅层脱离的玻璃体后皮质

图 9-9 完全性 PVD 不伴有玻璃体塌陷

（三）部分性 PVD 伴有玻璃体后皮质增厚

脱离的玻璃体后皮质增厚（thickenedposterior vitreous cortex，TPVC）并呈紧绷状态被固定于粘连处（玻璃体基底部、视盘、视网膜血管拱环、视网膜新生血管、黄斑等任意两处）（图 9-10）。多与 PDR 有关，细胞移位及增生加强了玻璃体后皮质与视网膜内界膜的局部联系，同时血液成分的慢性渗漏导致玻璃体收缩、玻璃体后皮质增厚呈拉紧状态。

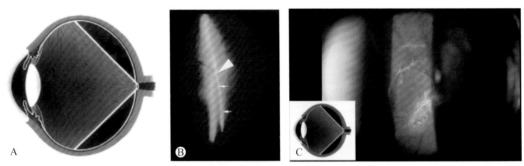

A. 部分性 PVD 伴有玻璃体后皮质增厚（TPVC），伴随着眼球运动表现微小运动。B. 在 PDR 的患者中，通过间接检眼镜检查眼底发现牵拉性视网膜脱离，裂隙灯显微镜检查显示玻璃体后皮质浓缩，玻璃体牵拉而产生视网膜脱离。C. 部分性 PVD 伴有玻璃体后皮质增厚（TPVC），在 PDR 的患者中，沿视网膜血管弓可见新生血管增生性组织，即使在眼球运动后，包括新生血管增殖组织在内的玻璃体后皮质也不能移动

图 9-10 部分性 PVD 伴有玻璃体后皮质增厚

（四）部分性 PVD 不伴有玻璃体后皮质增厚

脱离的玻璃体后皮质不增厚（图 9-11、图 9-12），可视为第 I 型的前期，也可视为另一类型的年龄相关性玻璃体生理改变，多见于无视网膜疾病的老年人。其又包括以下两种情况：玻璃体后皮质松弛

地悬于两个未脱离部位；玻璃体后皮质缺损、被撕脱且粘连于黄斑。后者远较前者常见，且易被误诊为完全性 PVD。

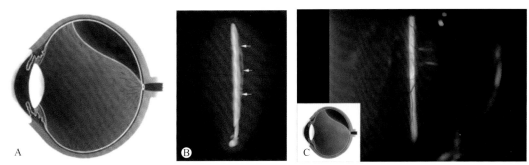

A. 部分性 PVD 不伴有玻璃体后皮质增厚（TPVC），伴随着眼球运动，呈现一定的移动性。B. 患者右眼前有闪光感，经间接检眼镜检查眼底未发现视网膜疾病，裂隙灯显微镜检查显示在患者右眼的上象限呈现局限性的 PVD，玻璃体凝胶中度液化，玻璃体后皮质（箭头）未收缩，光滑地、波浪样移动。C. 正常眼的部分性 PVD，可以在上方观察到可移动的 PVD

图 9-11　部分性 PVD 不伴有玻璃体后皮质增厚 1

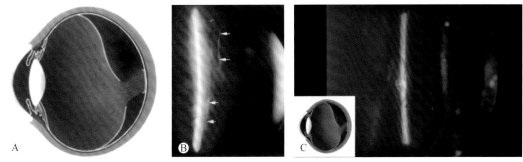

A. 另一种 PVD 不伴有玻璃体后皮质增厚（TPVC），玻璃体凝胶通过玻璃体后皮质圆形缺损区域与黄斑区相连。B. 患者主诉眼前飞蚊症，经间接检眼镜检查眼底未发现视网膜疾病，裂隙灯显微镜检查显示除黄斑区域外出现完全 PVD，玻璃体凝胶通过玻璃体后皮质的圆形缺损区域与黄斑区域相连，当眼球运动时，玻璃体后皮质（箭头）不浓缩，呈光滑波浪样运动。C. 尽管大部分玻璃体从视网膜上脱离，但玻璃体凝胶仍通过玻璃体后皮质圆形缺损区域附着在黄斑区视网膜上

图 9-12　部分性 PVD 不伴有玻璃体后皮质增厚 2

　　完全性 PVD 伴有玻璃体塌陷的发生与年龄高度相关，其特点是：玻璃体凝胶出现液化，玻璃体轻微地收缩，玻璃体视网膜的界面粘连减弱。高度近视也与此型 PVD 有关，高度近视眼及病理性近视眼时，弥漫性视网膜-脉络膜萎缩将导致玻璃体液化发生，同时玻璃体视网膜之间的粘连也减弱。

　　完全性 PVD 不伴有玻璃体塌陷被认为与葡萄膜炎和视网膜中央静脉阻塞相关。这几种疾病发生时，血液成分和炎症细胞的增加将诱导玻璃体凝胶收缩，因为患者比较年轻，玻璃体凝胶并没有表现更多的液化，玻璃体皱缩将诱导伴有轻微玻璃体液化的 PVD 产生，出现无塌陷型完全性 PVD。

　　部分性 PVD 伴有 TPVC 型通常被发现与 PDR 相关，该病发生时视盘和视网膜中新生血管生长进入玻璃体皮质中，玻璃体的细胞迁移和成纤维的增生将产生强大的黏附力，血液成分的慢性渗漏将导致玻璃体的收缩。特别是玻璃体视网膜的强黏附力和玻璃体收缩同时发生将会产生这种类型的 PVD。临床上，确认这种类型 PVD 非常重要，在 PDR 中，其是导致牵拉性视网膜脱离的前提。

部分性 PVD 不伴有 TPVC 型主要出现在没有视网膜疾病的患者中，其可能是完全塌陷型或是与年龄相关的玻璃体改变的一个过渡阶段，因为完全塌陷型和此型患者年龄上的差距不太显著。目前的研究认为，部分性 PVD 不伴有玻璃体后皮质增厚（TPVC）分为两种，分别是玻璃体后皮质没有紧绷感、玻璃体凝胶通过玻璃体后皮质的圆形缺损区域与黄斑区相连，后者很容易被误诊为一个完全性的 PVD，除非仔细检查后极部眼底。这种类型比前者更为常见，必须被正确诊断，因为这种 PVD 改变是导致黄斑裂孔、黄斑前膜的一个重要因素。

二、PVD 临床特征

PVD 典型的临床症状是患者眼前出现漂浮物感和（或）闪光，患者会主诉眼前有黑点飞舞。随着 PVD 的发展进程，黑点飘动会不断增加。患者主诉这些症状时，不能笼统诊断为"玻璃体混浊"，而忽略 PVD 的发生，应散瞳详细检查眼底，以早期发现 PVD 的并发症并予以及时处理。当玻璃体后界膜突然从视盘周缘上撕脱后，可有大量黑点、黑块、黑片在眼前"飞舞"，部分患者（50%）会出现闪光感，检眼镜下可见油滴状或线条状液化物和均匀混浊物飘荡，出现 PVD 后可看到从视盘上分离的后界膜形成一个飘动、半透明、类环形增厚圈，即 Weiss 环（Weiss ring），见图 9-13。这是由于附着于视盘边缘结构较致密的玻璃体与视盘周缘分离而形成的。随着疾病发展，Weiss 环可变成半月形或不规则形，也可聚缩成一个不透明团块。其组织标本在电镜下观察 Weiss 环主要由纤维星形胶质细胞及胶原组成。

随着 PVD 的发展，可出现视网膜劈裂、视网膜裂孔及视网膜脱离、黄斑裂孔及黄斑区非孔源性视网膜脱离等一些改变，并有其相应的临床表现。

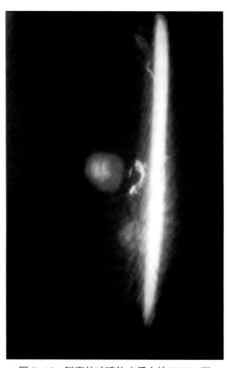

图 9-13　脱离的玻璃体皮质中的 Weiss 环

第五节　玻璃体后脱离检查方法

一、直接检眼镜或间接检眼镜检查

患者取坐位，充分散瞳后，调节屈光度，在视盘前方仔细观察可见一圆形或椭圆形的混浊环（Weiss 环）。

二、裂隙灯前置镜检查

直接用裂隙灯显微镜检查，仅可见前 1/3 玻璃体。裂隙灯加前置镜或接触镜后可以观察后 2/3 玻璃体，可直接看到脱离的玻璃体后界膜和玻璃体后间隙（脱离的玻璃体后界膜与视网膜之间存在的一透亮间隙），眼球转动时玻璃体后界膜随之出现飘浮运动，并可分清玻璃体后界膜与视盘或视网膜有无粘连，以及玻璃体后界膜向前脱离的范围（图 9-14）。如 PVD 伴有少量玻璃体积血，此种积血通常位于下方视网膜表面并呈弧线形分布，是下方玻璃体后界膜向前脱离的边界。Weiss 环在有的病例中显示薄而透明，不易观察，但在裂隙灯接触镜下配合眼球运动时均能见到。早期呈圆形位于视盘前，随着玻璃体后界膜增厚及 PVD 范围的扩大，此环变成椭圆形并逐渐远离视盘，PVD 形成日久后，此环可增生变形成一不透明团块（图 9-15）。

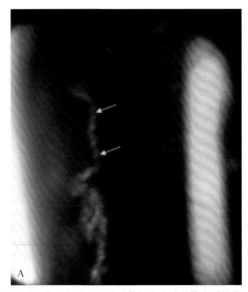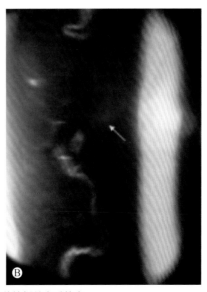

A. 黄斑前面可见玻璃体后皮质。B. 玻璃体凝胶从玻璃体皮质的黄斑前缺损处向后挤出

图 9-14　玻璃体后脱离的裂隙灯生物显微镜检查

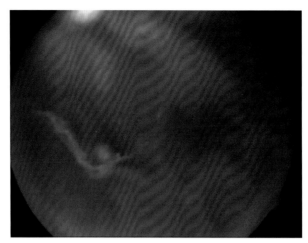

图 9-15　PVD 晚期玻璃体中可见不透明团块（Weiss 环）

PVD 的确认必须满足以下 3 点：视盘正上方见玻璃体后界膜上有一个浓缩的圆形或类圆形环；在黄斑部前方发现的膜必须能向鼻侧追踪到视盘处有紧密附着；黄斑局部的分离中必须有假盖膜或盖膜的形成。

三、B 型超声检查

检查时仪器调至高灵敏度，如有 PVD 存在，玻璃体后界膜呈现一条很细的柔软光带，后运动明显，犹如绸带飘动或虫体蠕动。PVD 光带与球壁完全不相连为完全性 PVD，若与球壁视盘部位或其他部位相连为不完全性 PVD（图 9-16）。

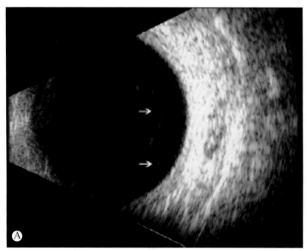
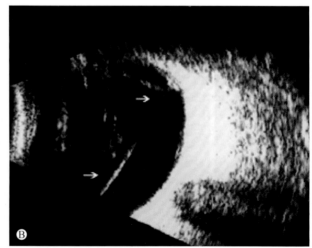

A. 完全性 PVD；B. 不完全性 PVD，V 形带状回声尖端与视网膜相连

图 9-16　PVD B 型超声检查所见

四、OCT 检查

OCT 通常用于黄斑及视网膜疾病的相关检查，同时可提供有关 PVD 状态的信息，并指导术前计划。例如，术前 PVD 的状态可能会影响在视网膜脱离时巩膜扣带术或玻璃体切割术的选择。如今，临床常用的 OCT 主要有以下两种：光谱域光学相干层析成像（spectral-domain optical coherence tomography，SD-OCT）及扫描源光学相干层析成像（swept source optical coherence tomography，SS-OCT）。SS-OCT 于 2012 年开始应用于临床，其扫描速度是 SD-OCT 的 2 倍，产生的图像也更为清晰。SS-OCT 检查技术的诞生为玻璃体的研究作出了巨大的贡献，其是第一个在体内显示 PPVP 完整结构的眼科诊断技术。因此，在 PVD 的诊断和研究中，OCT 是一项必不可少的检查方式。SD-OCT 和 SS-OCT 的图像比较见图 9-17。

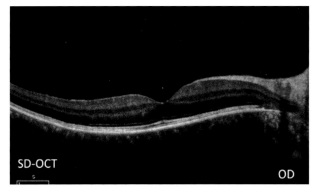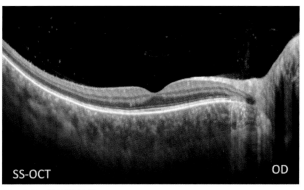

图 9-17　SD-OCT 和 SS-OCT 的图像比较

五、CT、MRI 检查

对玻璃体混浊或其他屈光间质混浊进行超声检查时，也可结合 CT、MRI 检查，以了解 PVD 的发生情况。

第六节　玻璃体后脱离的并发症

一、视网膜裂孔

急性 PVD 被认为是发生视网膜裂孔的危险因素。PVD 所致视网膜裂孔的发生率为 8% ~ 46%。急性 PVD 发生时，异常玻璃体视网膜粘连区的快速牵拉可致视网膜撕裂。绝大多数为视网膜全层裂孔，表现为带瓣的撕裂孔或带盖的圆孔；少数为视网膜板层裂孔。79% ~ 100% 位于上方象限赤道部，但有时也可位于周边部。周边裂孔有时很难被发现，但有 4 个易见特征可预示裂孔的存在：①玻璃体内出现中等量至大量细胞；②患者自觉眼前出现弥漫的小黑点飘动；③显而易见的视网膜前或玻璃体积血；④前段玻璃体内出现色素颗粒。急性 PVD 也可发生迟发性视网膜裂孔，其机制可能是：①玻璃体基底部或其他先前存在的玻璃体视网膜粘连区的慢性牵拉；②不完全性 PVD 逐渐变成完全性 PVD；③数周或数月后 PVD 活动度逐渐变大，有助于迟发裂孔的形成。迟发裂孔出现的标志是原有 PVD 症状进一步加重。应告诫急性 PVD 患者今后症状有任何变化，均应立即就诊并仔细检查眼底。值得注意的是，当视网膜裂孔存在时，可仅有漂浮物感而没有闪光，闪光只预示视网膜上存在牵引。大约 11% 的患者一眼出现PVD 后，另一眼 2 年内亦发生 PVD，并且两眼的表现一致，因而一眼急性 PVD 出现并发症者，另一眼出现 PVD 时也应及时检查。病理性近视眼发生 PVD 后，其高度动荡的后脱离对周边部视网膜产生牵拉作用是造成视网膜裂孔及视网膜脱离的主要原因。由于高度近视及增龄，脉络膜毛细血管逐渐萎缩其至消失，引起视网膜继发性萎缩，同时玻璃体也发生液化等退行性变化及后脱离。液化的玻璃体通过视网膜退行性变形成视网膜裂孔或通过被玻璃体牵拉撕裂的马蹄形裂孔流到视网膜神经上皮层和色素层之间，造成视网膜脱离。尽管正视眼或远视眼中，随年龄增大可有少数人存在 PVD，但由于周边视网膜无明显退行性改变，通常 PVD 的程度较轻，后脱离的玻璃体活动度也较小，因此视网膜脱离的发生率不高（图 9-18）。

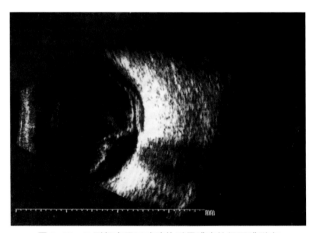

图 9-18　B 型超声显示玻璃体后界膜牵拉视网膜脱离

二、玻璃体积血

PVD 发生时可撕裂视网膜血管导致出血在玻璃体腔内积聚。据统计，64%～100% 急性 PVD 引起玻璃体积血者同时伴有视网膜裂孔，只有 5%～6% 不伴。如有视网膜血管撕脱（avulsed retinal vessel syndrome）可引起复发性玻璃体积血。此种玻璃体积血的量一般不多，少量积血通常位于下方脱离的玻璃体后界膜与视网膜交汇处，呈弧线形分布，可作为下方 PVD 前边界的标志。玻璃体后界膜前积血时，B 超显示脱离的后界膜前可见弥漫弱回声或不规则条状回声，后运动阳性；玻璃体后界膜下积血时，在脱离的后界膜回声带与球壁间存在大量弱回声细小光点，后运动阳性（视网膜前"血池"）。玻璃体积血伴有的视网膜裂孔常被漏诊，应仔细检查眼底，尽早发现裂孔，及时治疗（图 9-19）。

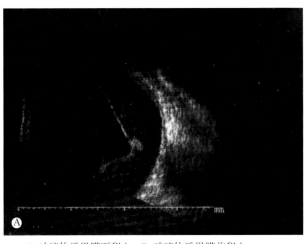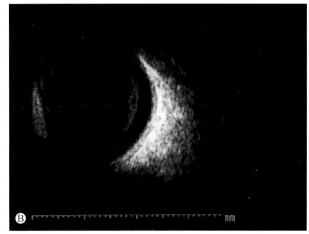

A. 玻璃体后界膜下积血；B. 玻璃体后界膜前积血

图 9-19　玻璃体积血 B 型超声检查所见

三、视网膜出血

　　玻璃体与视网膜在视盘、黄斑区、玻璃体基底部和视网膜大血管处粘连紧密。玻璃体后界膜从这些粘连部位撕下可致视网膜小血管破裂。常见的出血有：视盘旁大片出血、沿视盘边缘少量出血、视盘旁少量条纹状出血和黄斑区少量出血。此种出血量都比较少，一般不需要治疗，吸收后视功能不受影响。

四、黄斑前膜

　　黄斑前膜主要是完全性玻璃体后脱离发生后，残留在视网膜上的玻璃体后皮质与 Müller 细胞共同作用的结果，其主要成分是胶原纤维成分及成纤维细胞。11.3% ~ 45.7% 的高度近视患者有黄斑前膜。PVD 形成黄斑前膜的可能机制是，不完全 PVD 玻璃体后界膜与黄斑部视网膜内界膜粘连，在牵引力作用下分离导致视网膜内界膜破裂，来自视网膜的胶质细胞移行至视网膜内表面并增殖所致。这种细胞增殖也可发生于炎症、视网膜血管闭塞、视网膜裂孔和脱离，原因不明者称为特发性黄斑前膜。Wiznia 发现有特发性黄斑前膜的 78 眼中，74 眼（95%）初次检查时即有 PVD，而在急性 PVD 的 34 眼中，3 眼（9%）初次检查（症状出现后 0 ~ 7 天）发现黄斑前膜，18 个月后增至 14 眼（41%），足见 PVD 在特发性黄斑前膜的形成中起着重要作用。如黄斑前膜形成后尚无 PVD 发生，PVD 发生时可连同黄斑前膜一并撕下，称为黄斑前膜自动脱落（图 9-20、图 9-21）。黄斑前膜的附着使内界膜顺应性降低，内界膜对视网膜产生牵拉作用增加，加之其本身收缩牵拉黄斑促进了近视牵拉性黄斑病变的产生和发展。

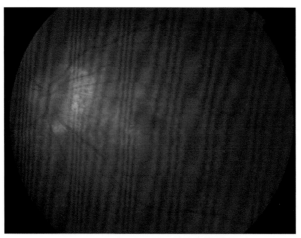

图 9-20　病理性近视后极部黄斑前膜

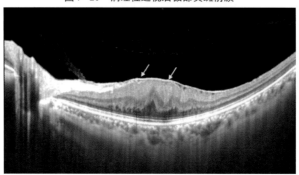

图 9-21　黄斑前膜 SS-OCT 显示后皮质前玻璃体袋（PPVP）增厚的后壁（箭头）即为黄斑前膜

五、近视牵拉性黄斑病变

近视牵拉性黄斑病变（myopic traction maculopathy，MTM）的发病机制目前尚不明确。正常情况下玻璃体在黄斑部与视网膜紧密附着，PVD 时如在黄斑部视网膜残留有玻璃体后皮质，可形成视网膜切线方向或垂直方向的牵拉，尤其是在不完全性 PVD 发生时。这种牵拉能导致玻璃体黄斑牵拉综合征（vitreomacular traction syndrome，VMT），或称 MTM。MTM 包括玻璃体黄斑牵拉、黄斑劈裂（macular schisis，MS）、黄斑裂孔（macular holes，MH）及黄斑裂孔继发视网膜脱离（macular hole-induced retinal detachment，MHRD）。根据 ATN 国际分型中 MTM 的分级标准，可分为 T0 ~ T5 共 6 个等级：T0，无黄斑劈裂；T1，内层或外层黄斑劈裂；T2，内层和外层黄斑中心凹劈裂；T3，黄斑中心凹脱离；T4，全层黄斑裂孔；T5，黄斑裂孔伴视网膜脱离。有报道称不完全性 PVD 导致的玻璃体黄斑牵拉可能是 MTM 发生的主要原因。Takahashi 等认为不完全性 PVD 引发 MTM 的主要原因是由于玻璃体后皮质在血管旁的牵拉，其作用甚至大于玻璃体后皮质在黄斑中心凹的牵拉。另有研究提出 MTM 的发病机制可能是玻璃体黄斑牵拉、玻璃体皮质残留、内界膜顺应性降低及视网膜前膜多因素导致。玻璃体黄斑牵拉多发生于黄斑中心凹周围，少见于中心凹区。有时粘连可使黄斑异位、隆起，还可见视网膜血管渗漏及黄斑水肿，无黄斑水肿时，还可发生黄斑囊样变性。OCT 检查显示黄斑部视网膜隆起抬高，出现劈裂或裂孔。基于超宽带（ultra wide field，UWF）OCT 设备扫描的研究还发现，玻璃体皮质牵引可抬高视网膜血管，在这些区域可发现血管旁异常（如血管旁视网膜囊肿和血管旁板层孔），推测玻璃体对视网膜血管的牵引可能导致血管旁病变，从而使血管通透性增强，加速某些细胞聚集，最终导致牵引处病变增强（图9-22、图9-23）。

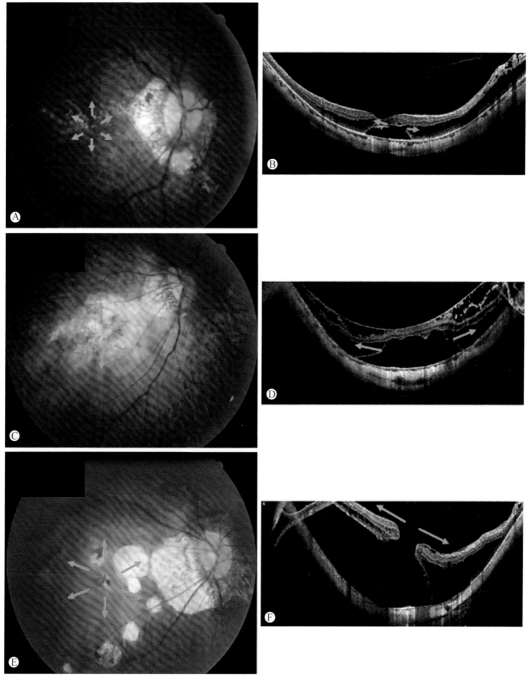

A、B.黄斑板层裂孔和黄斑中心凹脱离。C、D.大的黄斑板层孔和黄斑中心凹脱离。E、F.全层黄斑裂孔和视网膜脱离。绿色箭头示黄斑上的切向牵引可能促进板层黄斑裂孔形成全层黄斑裂孔

图9-22 不同程度MTM的眼底图像及OCT扫描图像

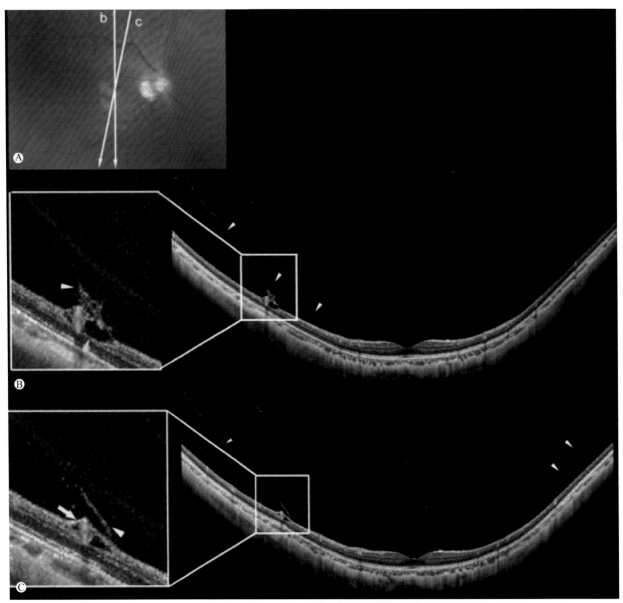

A. 高度近视右眼底照片，屈光度 −9.3 D，眼轴 28.25 mm、可见高度近视特征性眼底改变。B. 显示不完全 PVD（白色箭头），可见连接玻璃体后表面和视网膜血管的中等反射性桥接组织（黄色箭头）；在粘连部位，视网膜血管被向前抬起，可见血管旁视网膜囊肿（淡蓝色箭头）。C. 显示不完全 PVD（白色箭头）；可见中等反射性的桥接组织连接玻璃体和视网膜血管（黄色箭头），粘连部位可见血管微皱褶（黄色箭头）

图 9-23 超宽带（UWF）OCT 图像

Gastaud 等观察了 PVD 在 MTM 中的作用，并指出部分性 PVD 及玻璃体黄斑粘连是本病的基本特征，视网膜胶质细胞的移位和增殖发生于玻璃体后皮质表面。

六、黄斑劈裂和中心凹脱离

MS 是 MTM 最早期的临床表现，可进展为全层黄斑裂孔和黄斑中心凹视网膜脱离等眼底病变，导致严重的视力下降。利用 OCT 检查，在病理性近视眼中可发现黄斑部视网膜劈裂和中心凹视网膜脱离，有研究认为是黄斑裂孔形成的早期改变（图9-24）。Wu等通过对124眼的多项研究认为，年龄的增长、眼球的延长和后葡萄肿的扩大可能是MS发生的机制。他们推测，MS的视网膜层分离可能是由于巩膜进行性扩张引起的向内牵引，以及对视网膜内层和视网膜血管拉伸的相对阻力叠加所致。虽然眼球延长已被证明与年龄增加有关，但高度近视眼睛的眼轴长度往往在30岁之前稳定下来，而MS的发病时间要晚得多，通常在50岁之后。因此，MS的改变更有可能是由于不完全或异常PVD，并伴有附着于视网膜上的玻璃体皮质收缩。

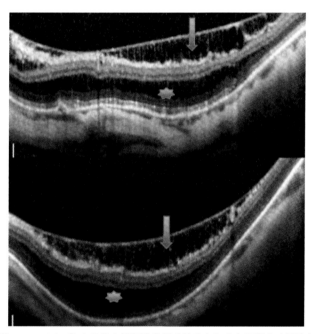

图9-24　OCT检查示黄斑视网膜劈裂（箭头）和中心凹脱离（星号）

七、黄斑裂孔和黄斑裂孔继发性视网膜脱离

PVD在特发性黄斑裂孔形成中的作用众说不一。Gass提出玻璃体牵引是裂孔形成的关键，得到众多支持。Gass报道12%的特发性黄斑裂孔眼伴有PVD。以往报道特发性黄斑裂孔眼PVD发现率高的原因有二：① PVD定义和诊断标准不一，有学者把后部玻璃体液化腔或玻璃体广泛液化误认为PVD；② PVD可发生在黄斑裂孔形成至发现期间，黄斑裂孔形成后再检查有无PVD并评价其在黄斑裂孔形成中的作用是欠妥的。Akiba通过10年随访观察发现特发性黄斑裂孔眼伴有PVD的发生率为22.58%，因而绝大多数特发性黄斑裂孔眼不伴PVD发生。另外，当存在MTM时，MS被认为是导致黄斑裂孔和黄斑裂孔继发性视网膜脱离（MHRD）的重要影响因素。来自黄斑中心凹前未脱离玻璃体垂直和切线方向的牵拉力可能在裂孔的形成中起着重要作用（图9-25）。

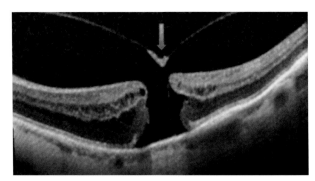

图 9-25　OCT 检查示不完全 PVD（箭头）伴全层黄斑裂孔

八、视网膜新生血管

临床观察发现，在糖尿病患者中，完全性 PVD 多发生于老年人，其增生性病变也参与 PVD 形成。年轻患者合并完全性 PVD 多与光凝治疗有关，PDR 行全视网膜光凝后原先无 PVD 者，光凝后 PVD 的发生率明显增加，评价全视网膜光凝效果的一个重要指标是激光光凝术后有无完全性 PVD 发生。小于 40 岁的糖尿病患者中，绝大多数眼无 PVD，因而 2 型糖尿病患者较 1 型糖尿病患者 PDR 的发生率高。部分性 PVD 多见于 PDR 或与糖尿病的病程有关。糖尿病患者可因高血糖、血液成分等对玻璃体胶原纤维的影响而致玻璃体变性、液化及部分性 PVD 形成，这种现象又被称为玻璃体的"早熟"。DR 病变如发生完全性 PVD，则视网膜或视盘新生血管形成的机会极少，PDR 的玻璃体后界膜自发或经手术与视网膜新生血管分离后，新生血管可以退化。

PDR 发生不完全性 PVD，并伴有对视网膜新生血管的牵拉是导致玻璃体积血和牵引性视网膜脱离的最主要因素。完全性 PVD 可预防缺血性视网膜病变。视网膜新生血管发生的确切机制尚不清楚，其原因可能是玻璃体与视网膜的粘连可作为新生血管生长的支架。病理上也证实 PDR 玻璃体皮质纤维与视网膜增生组织相互连接或包裹于增生组织中，完全性 PVD 后此种支架消失。因而定期检查糖尿病患者的玻璃体状况对预示 PVD 的发生和发展具有重要意义。

视网膜分支静脉阻塞如发生完全性 PVD，即使视网膜存在大片无灌注区，新生血管出现的机会也很少。

九、黄斑囊样水肿和视盘水肿

PVD 发生后玻璃体后界膜对黄斑区的直接牵拉可致黄斑囊样水肿（cystoid macular edema，CME）。当不完全性 PVD 变为完全性 PVD 后，牵拉消失，黄斑囊样水肿可缓解至消退。Hikichi 等在观察玻璃体黄斑牵引综合征的自然病程时发现，完全性 PVD 的形成可使黄斑囊样水肿缓解，说明玻璃体后皮质的牵拉是发生该征的真正原因。糖尿病引起的 CME 同样受 PVD 的影响，发生在黄斑周围的 PVD 可导致牵拉性 CME，表现为无渗出性改变的孤立性 CME（图 9-26）。推测 PPVP 后壁可能起视网膜前膜（ERM）的作用，加重糖尿病黄斑水肿。严重的黄斑囊样水肿，如 FFA 检查显示黄斑区有渗漏，数月后可能出现黄斑前膜。PVD 时，有少数会发生视盘周围胶质组织被玻璃体后界膜撕下引起视盘水肿。

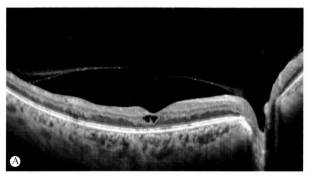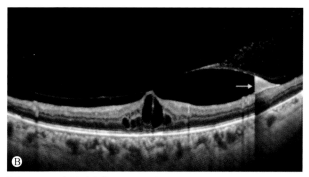

A. 右眼黄斑区 PVD，CME 在中心凹处明显。B. 左眼不完全 PVD 牵拉，CME 合并玻璃体下出血（黄色箭头）

图 9-26　糖尿病性视网膜病变患者的 OCT 检查图像

第七节　玻璃体后脱离的治疗

　　目前学术界对于玻璃体后脱离的病因和发病机制未能完全阐明，治疗方面也缺乏明确的意见和有效的方法。PVD 的存在并非一定有害，特别是在完全性 PVD 时，不但无害，还可以阻止视网膜病变向玻璃体内发展。在 PVD 动态发展的过程中，如遇到牢固及持续的玻璃体后皮质与视网膜粘连，则会产生不良后果。Eisner 认为伴 Weiss 环的完全性 PVD 不导致裂孔形成，不伴 Weiss 环的 PVD 或伴 Weiss 环的不完全性 PVD 和伴有持续性粘连者，有可能产生并发症。因此，对于不完全性 PVD，尤其是伴有玻璃体后皮质视网膜持续性粘连者，应积极寻找安全有效的人工干预途径以诱导完全性 PVD 的形成，防止其并发症的发生。

一、药物诱导 PVD 的方法

　　应用药物诱导 PVD，是借助生物化学的途径选择性地分离玻璃体视网膜界面的方法，避免了手术对视网膜等眼内组织的损伤。药物松解玻璃体视网膜粘连，可以作为手术的辅助治疗或单独使用治疗。药物诱导 PVD 主要需要解决以下两个要点：①胶原蛋白是玻璃体的重要结构成分；②在皮质玻璃体和 ILM 之间存在强烈的玻璃体-视网膜粘连。因此，有效的 PVD 诱导剂需要使玻璃体液化的同时分离玻璃体-视网膜粘连，并且不会对视网膜细胞产生毒性。诱导 PVD 的药物主要有酶和非酶两类。

　　酶类药物又按有无底物特异性分两类，有底物特异性酶主要有透明质酸酶（hyaluronidase）和软骨素酶（chondroitinase），前者特异性作用于玻璃体的主要大分子透明质酸，导致玻璃体液化，后者特异性水解与玻璃体视网膜连接有关的硫酸软骨素；无底物特异性酶主要有纤维蛋白溶酶（plasmin）、组织型纤溶酶原激活剂（t-PA）、胶原酶（collagenase）和分散酶（dispase，中性蛋白酶）等。在几种酶促试剂中，纤溶酶衍生的眼纤溶酶是唯一获得 FDA 批准的试剂。然而，由于其非特异性和由此产生的不良反应，学者们仍在继续寻找替代的 PVD 诱导试剂。这些酶各有其特点且效果不一，并存在玻璃体液化与脱离不同步的严重缺陷，有待于进一步研究发现新的酶类解决这一问题。

非酶类药物主要有膨胀性气体、金属离子、血液成分等，但多易致并发症且效果欠佳。根据 Alpay A 的研究，玻璃体内注射地塞米松植入物可加速 PVD 的产生及进展，但诱导产生的完全或不完全 PVD 对黄斑厚度和视力的影响尚不完全清楚。有学者认为非酶类药物可以改变玻璃体内大分子物质的四级或三级结构，从而诱导 PVD，但尚缺乏足够的试验和临床验证，有待进一步寻找高效、安全的药物。

二、手术方法

存在牵引的不完全性 PVD 的主流治疗方法仍是玻璃体切除。应用玻璃体切除术彻底清除后部玻璃体，尤其是玻璃体后界膜，是玻璃体手术形成 PVD 的重要目的。对复杂性视网膜脱离眼更显重要。有研究对病理性近视黄斑裂孔视网膜脱离分别进行保留后界膜和不保留后界膜的玻璃体切割手术。后界膜剥除组的视网膜复位率和黄斑裂孔封闭率均明显高于后界膜保留组，可见玻璃体后界膜及后皮质的残留可能是术后复发性视网膜脱离的一个重要原因。

术前无 PVD 者，术中可通过以下方法诱导 PVD：①用可伸出软性硅胶管的笛针抽吸玻璃体后界膜；②直接切开玻璃体后界膜；③水下电凝器诱导 PVD。具体操作如下：水下电凝器头部置于视盘鼻侧，距视网膜内表面 0.5 ~ 1.5 mm，能量为使血管凝固所需能量的一半，短暂通电后，水下电凝器头部的玻璃体后界膜向心收缩并出现破口，切割头或水下电凝器头部伸入破口扩大即成广泛 PVD。

总之，PVD 是与年龄相关的玻璃体退行性改变，病理性近视会加快其到来。PVD 作为玻璃体最常见的改变，可出现在各种生理和病理状态下，在玻璃体视网膜疾病的病程和预后中起重要的作用。目前对于 PVD 的病因和发病机制未能完全阐明，治疗方面也缺乏有效的方法，临床研究还处于初级阶段。病理性近视作为影响 PVD 的重要因素之一，有必要对两者的关系做积极的基础和临床研究，为病理性近视并发症的防治提供依据。

（孔维鑫　方　严）

参考文献

［1］ SEBAG J.Vitreous & Vitreo - Retinal Interface.In：Schachat AP，editor. Ryan's Retina［M］. 6th ed. Philadelphia：Elsevier，2018.

［2］ HAYASHI K，MANABE S I，HIRATA A，et al. Posterior vitreous detachment in highly myopic patients［J］. Invest Ophthalmol Vis Sci，2020，61（4）：33.

［3］ JONES C H，GUI W，SCHUMANN R G，et al. Hyalocytes in proliferative vitreo - retinal diseases［J］. Expert Rev Ophthalmol，2022，17（4）：263 - 280.

［4］ SHE X，YE X，CHEN R，et al. Characteristics of posterior precortical vitreous pockets and cloquet's canal in patients with myopia by optical coherence tomography［J］. Invest Ophthalmol Vis Sci，2019，60（14）：4882 - 4888.

［5］ GISHTI O，VAN DEN NIEUWENHOF R，VERHOEKX J，et al. Symptoms related to posterior vitreous detachment and the risk of developing retinal tears：a systematic review［J］. Acta Ophthalmol，2019，97（4）：347 - 352.

［6］ HAYREH S S, JONAS J B. Posterior vitreous detachment: clinical correlations ［J］. Ophthalmologica, 2004, 218 （5）: 333 – 343.

［7］ HAYASHI K, SATO T, MANABE S I, et al. Sex – Related Differences in the progression of posterior vitreous detachment with age ［J］. Ophthalmol Retina, 2019, 3 （3）: 237 – 243.

［8］ MA F, ARCINUE C A, Barteselli G, et al. Optical coherence tomography findings of the vitreoretinal interface in asymptomatic fellow eyes of patients with acute posterior vitreous detachment ［J］. Retina, 2014, 34 （3）: 447 – 454.

［9］ KOLLER E C, KRAKER J A, HWANG E S. Progression of partial posterior vitreous detachment over time ［J］. Retina, 2021, 41 （7）: 1396 – 1402.

［10］ SPAIDE R F, OHNO – MATSUI K, YANNUZZI L A. Pathologic Myopia ［M］. New York: Springer, 2014.

［11］ ITAKURA H, KISHI S, LI D, et al. Vitreous changes in high myopia observed by swept – source optical coherence tomography ［J］. Invest Ophthalmol Vis Sci, 2014, 55 （3）: 1447 – 1452.

［12］ JOHNSON M W. Myopic traction maculopathy: pathogenic mechanisms and surgical treatment ［J］. Retina, 2012, 32: 205 – 210.

［13］ RUIZ – MEDRANO J, MONTERO J A, FLORES – MORENO I, et al. Myopic maculopathy: Current status and proposal for a new classification and grading system （ATN）［J］. Prog Retin Eye Res, 2019, 69: 80 – 115.

［14］ KAMAL – SALAH R, MORILLO – SANCHEZ M J, RIUS – DIAZ F, et al. Relationship between paravascular abnormalities and foveoschisis in highly myopic patients ［J］. Eye （Lond）, 2015, 29 （2）: 280 – 285.

［15］ TAKAHASHI H, TANAKA N, SHINOHARA K, et al. Importance of paravascular vitreal adhesions for development of myopic macular retinoschisis detected by ultra – widefield OCT ［J］. Ophthalmology, 2021, 128 （2）: 256 – 265.

［16］ VANDERBEEK B L, JOHNSON M W. The diversity of traction mechanisms in myopic traction maculopathy ［J］. Am J Ophthalmol, 2012, 153 （1）: 93 – 102.

［17］ TAKAHASHI H, TANAKA N, SHINOHARA K, et al. Ultra – widefield optical coherence tomographic imaging of posterior vitreous in eyes with high myopia ［J］. Am J Ophthalmol, 2019, 206: 102 – 112.

［18］ WU P C, CHEN Y J, CHEN Y H, et al. Factors associated with foveoschisis and foveal detachment without macular hole in high myopia ［J］. Eye （Lond）, 2009, 23 （2）: 356 – 361.

［19］ GOHIL R, SIVAPRASAD S, HAN L T, et al. Myopic foveoschis: a clinical review ［J］. Eye （Lond）, 2015, 29 （5）: 593 – 601.

［20］ ALPAY A. Posterior vitreous detachment rate following intravitreal dexamethasone injection ［J］. Int J Ophthalmol, 2019, 12 （8）: 1298 – 1303.

［21］ TIAN J, QI Y, LIN C, et al. The Association in Myopic Tractional Maculopathy With Myopic Atrophy Maculopathy ［J］. Front Med （Lausanne）, 2021, 8: 679192.

第十章
病理性近视眼底血流改变

第一节 概述

  病理性近视引起的脉络膜新生血管、后葡萄肿等眼底并发症及血管系统的损伤是导致患者视力丧失或致盲的主要原因，而这些眼底并发症的发生与眼底微循环障碍密切相关，早期发现和随访监测病理性近视眼底微血管（OCTA）的改变，对防止相关眼底并发症的发生及实施针对性临床干预措施具有重要意义。相干光断层扫描血管成像术（optical coherence tomography angiography，OCTA）是近年来出现的一种新型的非侵入性成像技术，可自动分层观察到视网膜、脉络膜及视盘周围微血管的血管形态特征和血流分布情况，且图像分辨率和安全性均高于眼底血管造影检查，被应用于临床各种眼底疾病的诊断和观察，其量化指标具有良好的重复性和可靠性。既往高度近视及病理性近视关于眼底血管的研究多数集中在视网膜、脉络膜大血管，而基于 OCTA 可进行微血管定性和定量分析，这有助于描述病理性近视潜在的病理生理机制，以拓宽对病理性近视视觉损害的深入理解。本章节整理了病理性近视及高度近视视网膜、脉络膜和视盘微循环的改变及 OCTA 在病理性近视中的临床评估作用，以期为病理性近视的发病机制的探究和临床诊治提供参考。

第二节 视网膜、脉络膜血管及 OCTA 表现

一、视网膜、脉络膜和视盘血管及血供特点

视网膜、脉络膜和视盘血管供应系统见图 10-1。

1. 视网膜和脉络膜血供特点

视网膜中央动脉（central retinal artery，CRA）和睫状后短动脉（short posterior ciliary artery）及其形成的毛细血管网分别构成视网膜和脉络膜血管供应系统。

CRA 为眼动脉眶内段分支，属于终末动脉，主要给视网膜内五层供血。CRA 从视盘穿出后分为颞上、颞下、鼻上、鼻下四支，走行在视网膜神经纤维层内。CRA 经五级分支形成毛细血管，分为视网膜浅层毛细血管网和深层毛细血管网，浅层分布于神经纤维层和神经节细胞层，深层分布于内丛状层和内核层。

睫状后短动脉同样是眼动脉分支，分为鼻侧和颞侧两支主干，在视神经周围穿入巩膜后进入脉络膜，再逐级分支形成毛细血管网，主要营养脉络膜及视网膜外五层。

2. 视盘血供

视盘表面的神经纤维层由 CRA 的毛细血管供应，筛板和筛板前的血供由睫状后短动脉分支（Zinn-Haller 环）供应。

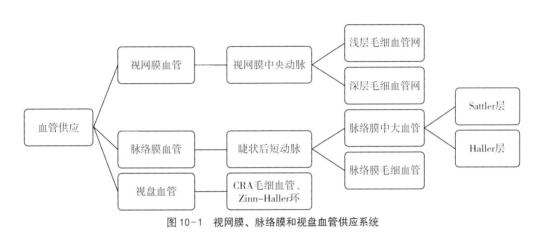

图 10-1　视网膜、脉络膜和视盘血管供应系统

二、OCTA 血管分层及影像学表现

1. 视网膜及脉络膜 OCTA

（1）浅层毛细血管网　位于神经节细胞层和神经纤维层（图 10-2）。起源于上下大血管弓的多条血管汇聚到中心凹，在中心凹形成边界清楚、规则的拱环血管血流信号，中心凹区域没有任何毛细血管结构（图 10-3）。

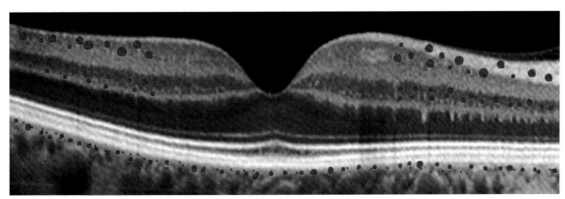

图 10-2　SD-OCT 血管分层图像

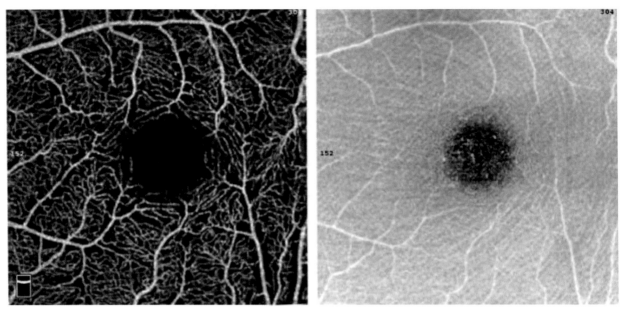

图 10-3 浅层毛细血管网

（2）深层毛细血管网 位于内核层和外丛状层之间（图 10-2）。可见大量水平方向和放射状排列的互相吻合的小血管以黄斑无血管区为中心紧而规则地排列；血流信号走行规则，拱环欠规则（图 10-4）。

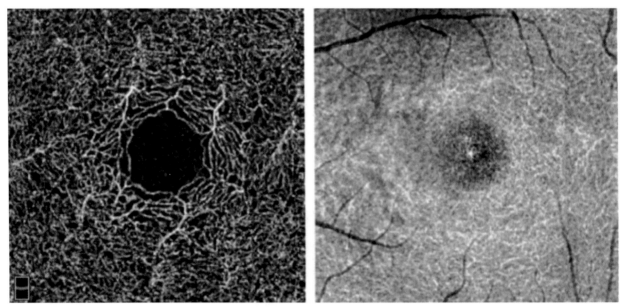

图 10-4 深层毛细血管网

（3）外层视网膜 缺少血管分布，无法探测到流动效应，显示黑背景。因此，出现在该层的血管多为病理性改变，如脉络膜新生血管。值得注意的是，虽然外层视网膜无血管，但有时可见内层视网膜的血流投射的伪影（图 10-5）。

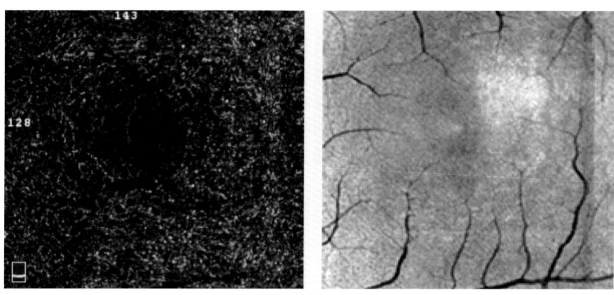

图 10-5 外层视网膜

（4）脉络膜毛细血管层 该层血流丰富，OCTA 一般呈现出均匀分布的颗粒状改变，呈明暗相间的表现（图 10-6）。

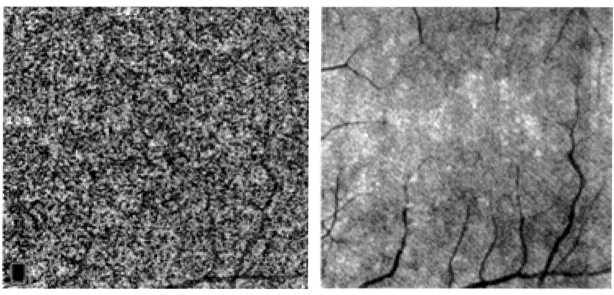

图 10-6 脉络膜毛细血管层

2. 视盘 OCTA

视盘默认分层的血流图见图 10-7，从左向右依次是：全层结构 enface SLO、玻璃体与视网膜内层血管、盘周放射状毛细血管（radial peripapillary capillaries，RPC）和脉络膜。其中 RPC 是青光眼早期损伤的敏感指标之一，随着青光眼进展，RPC 血流灌注显著减少。

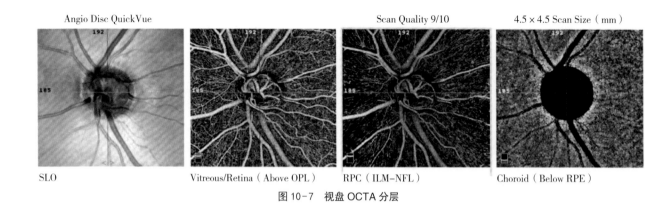

图 10-7　视盘 OCTA 分层

第三节　OCTA 在病理性近视中的临床应用

一、OCTA 工作原理

OCTA 是 OCT 的衍变技术，其以探测视网膜和脉络膜血管中红细胞运动引起的 OCT 信号幅度变化作为血流信号的依据，通过用分频增幅去相干血管成像技术（split-spectrum amplitude-decorrelation angiography，SSADA）获得视网膜和脉络膜血管图像。对比传统的横断面分析模式，OCTA 拥有高轴向分辨率，实现了不同层次视网膜、脉络膜上血管系统的可视化。利用 En-Face 模式可量化视网膜-脉络膜各层血流密度，如视网膜浅层毛细血管网（superficial capillary plexus，SCP）密度。OCTA 可增强异常血管，如脉络膜新生血管（choroidal neovascularization，CNV）的显示。当前，OCTA 有频域 OCTA（spectral-domain optical coherence tomography angiography，SD-OCTA）和扫频源 OCTA（swept-source optical coherence tomography angiography，SS-OCTA）两种。SS-OCTA 不受屈光介质影响且穿透深度可达巩膜，更适合于病理性近视的临床检查和科学研究。

二、OCTA 在病理性近视临床诊断的优势

1. 与荧光素眼底血管造影、吲哚菁绿血管造影对比

OCTA 成像速度快，SSADA 可在数秒（5～6 秒）内获取，而传统荧光素眼底血管造影（fundus fluorescein angiography，FFA）和吲哚菁绿血管造影（indocyanine green angiography，ICGA）检查则需要观察动态变化，在 10～30 分钟拍摄一系列图像。

OCTA 分辨率高，三维成像，能分层观察视网膜和脉络膜的血流改变情况，清楚地显示病灶的层次和位置，而 FFA 和 ICGA 则是二维成像，不能将微血管从中、大血管的背景中分离出来，无法很好地对周围毛细血管网和深部毛细血管网成像，降低了对微小病灶诊断的敏感性。

OCTA 具有无创性和安全性，无须静脉注射造影剂，避免了患者出现恶心、呕吐和过敏等不良反应，可以多次反复地进行检查，而 FFA 和 ICGA 属于侵入性检查。

OCTA 可量化相关血管参数，因其不存在荧光素渗漏或着染，故毛细血管无灌注区或新生血管的面积可被精确测量。FFA 和 ICGA 量化有限，以观察血管渗漏情况为主。

OCTA 与 FFA、ICGA 的比较见表 10-1。

表 10-1　OCTA 与 FFA、ICGA 比较

比较点	OCTA	FFA	ICGA
造影剂	不需要	需要	需要
显示层次	视网膜、脉络膜	视网膜	脉络膜
速度	快	慢	慢
分层显示	支持	不支持	不支持
显示时间	同步	延迟	延迟
显示内容	OCT+血流	血管+渗漏	血管+渗漏
定量化	血流密度、面积；非灌注面积；新生血管面积等	有限	有限

2. 局限性

OCTA 不能观察荧光渗漏、着染和积存等情况，这些荧光改变对于确定、鉴别不同疾病和判断相应病灶活动性至关重要；且 OCTA 无法提供动态图像，在不同时间段获得的图像是相同的，目前在临床上还无法完全取代 FFA 和 ICGA。

OCTA 存在血流投射伪影，尤其体现在脉络膜血管层；其次，由于快速血流引起干涉性边缘洗脱效应可导致大血管血流信号减弱甚至丢失，主要体现在视盘处的视网膜中央血管和脉络膜大血管不能被 SSADA 探及。

OCTA 扫描范围较小，主要以黄斑区和视盘区为主，扫描范围与数据准确性之间呈负相关。

OCTA 对被检者的配合度和屈光间质情况要求高，固视差、眼球震颤会产生运动伪影，导致分割误差。屈光间质混浊影响成像的质量和效率。

三、OCTA 在病理性近视中检测指标

OCTA 不仅使视网膜-脉络膜血管网可视化，还可通过独有的量化工具进行相应的血流分析。当前临床研究测量指标包括：视网膜浅层毛细血管密度（superficial retinal capillary plexus vessel density，SVD）、视网膜深层毛细血管密度（deep retinal capillary plexus vessel density，DVD）、黄斑中心凹无血管区面积（foveal avascular zone，FAZ）、非圆度指数（acircularity index，AI）（非圆

度指数是测得的周长/等面积标准圆的周长，AI 越接近 1，说明 FAZ 越接近标准圆）、中央凹无灌注区周长（FAZ perimeter，PERIM）、视盘区和视盘周围微血管密度（microvessel density，MVD）及灌注密度（perfusion density，PD）、脉络膜毛细血管血流空白区（flow deficit，FD）、脉络膜厚度（choroidal thickness，ChT）、脉络膜毛细血管密度、视网膜神经纤维层（retinal nerve fiber layer，RNFL）厚度、视网膜神经节细胞复合体（retinal ganglion cell complex，GCC）厚度、杯盘比（Cup/Disc area ratio，C/D）等。

第四节　病理性近视眼底 OCTA 改变

一、视网膜

1. 视网膜微循环

视网膜微循环是维持眼结构和功能健全的重要基础，其主要由小动脉和毛细血管微血管组成。视网膜毛细血管网主要分布在视网膜内五层，其中浅层毛细血管网位于神经纤维层和神经节细胞层，深层毛细血管网位于内丛状层和内核层。视网膜内五层在黄斑区中心凹逐渐变薄直至消失，相应血管层也终止于此，留下无血管区域称为 FAZ。人眼视网膜处于高代谢状态，当血流发生变化时，毛细血管网和前三级微动脉构成一个单元来调节视网膜的局部灌注，防止视网膜的供血不足。

病理性近视视网膜微循环变化原因在于高度近视发展过程中发生了病理性视网膜结构形态学改变，导致疾病进一步加重，并形成恶性循环。高度近视发展成病理性近视时的具体视网膜微循环改变：随着屈光度的增加，视网膜微循环首先通过自身调节血流量以保证内层血供，这也很好地解释了高度近视有正常视功能的原因，Jing 等研究表明在高度近视黄斑区和弓形纤维区域视网膜血流密度没有显著降低，此时视网膜微循环通过自身调节来满足视网膜神经纤维层的代谢需求，但是一旦视网膜微循环障碍导致缺血、缺氧发展到超过自身可调节范围，则会引起病理性变化，演变成病理性近视，进而严重影响视功能。另外，关于结构形态学变化和微循环改变发生的先后顺序问题也值得探讨。张欣等研究表明，视网膜结构形态学改变早于视网膜微循环改变。

2. 病理性近视血管形态和血流变化

（1）血管　随着病理性近视发展，眼轴不断延长，视网膜被机械性拉伸变薄，视网膜血管由此受到牵拉，血管管壁弹性降低、管径变细，甚至部分管腔闭塞，血流阻力增加，血流减少，导致血管灌注面积减少，视网膜微循环出现障碍。

（2）血流　当前国内外对病理性近视视网膜血流密度改变的研究结果略有差异，大部分的研究显示浅层和深层视网膜毛细血管密度显著降低。血流密度降低主要与眼轴延长、视网膜变薄，导致组织紊乱后光感受器氧需降低、视网膜血管自动调节能力减弱和血管内皮生长因子减少等相关。不同视网膜区域血流改变存在差异，黄斑中心凹处的血流密度没有黄斑中心凹旁血流密度降低显著，这一现象的出现主要为了保护中央视网膜的氧供。另外，竺向佳等研究表明，有睫状视网膜动脉的高度近视眼视网膜血管密度更高，分支复杂度（fractal dimension，FD）更高，FAZ 更小，矫正视力更好（图 10-8）。

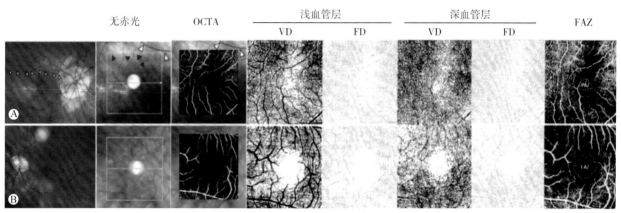

A. 有睫状视网膜动脉；B. 无睫状视网膜动脉

图 10-8　高度近视眼底 SLO 和 OCTA 图像

（3）黄斑中心凹无血管区面积（FAZ）　随着屈光度的增加、眼轴的延长，FAZ 的面积是不断扩大的。分析主要原因：一是视网膜血流密度降低导致 FAZ 面积扩大；二是随着眼轴的延长，巩膜可牵拉黄斑部视网膜导致的牵拉性 FAZ 扩大。

3. 视网膜厚度

随着近视度数的增加，整体视网膜厚度变薄，但黄斑中心凹下视网膜厚度变薄不显著，而黄斑中心凹旁及周边部视网膜厚度变薄比较明显。分析可能原因：黄斑中心凹处有内界膜及后极部玻璃体与视网膜紧密连接，产生了一反作用力来抵消巩膜对视网膜的牵拉，从而使中心凹下厚度改变不显著。但是，中心凹旁及周边的视网膜由于巩膜较大的机械牵拉，可发生显著改变。OCTA 检测可以反映视网膜厚度变化。

二、脉络膜

1. 脉络膜的结构和功能

脉络膜位于视网膜和巩膜之间，前起锯齿缘，后止于视盘周围，平均厚度约为 0.25 mm，分为 5 层结构：Bruch 膜、毛细血管层、中血管层（Sattler 层）、大血管层（Haller 层）和脉络膜上腔 5 层。脉络膜由睫状后短动脉供血，涡静脉回流。人眼球内血液总量的 90% 在脉络膜，其中 70% 就在脉络膜毛细血管（choroidal capillary，CC）层。CC 层供应视网膜外 1/3 的营养，包括 RPE 和光感受器细胞，这是脉络膜的主要生理功能。当脉络膜不能提供足够的血液灌注时，RPE 和外层视网膜会出现低氧血症和代谢应激，进一步导致光感受器功能障碍，从而影响视功能。此外，脉络膜还有眼部温度调节，通过改变 ChT 调整视网膜厚度和分泌生长因子的功能。脉络膜通过分泌生长因子影响脉络膜新生血管的形成和巩膜生长，一定程度上影响病理性近视的发病和进展。

2.病理性近视脉络膜厚度改变

随着近视程度的不断加重，黄斑区各个方向的ChT均逐渐减少，黄斑区鼻侧ChT始终最薄；视盘区ChT与近视程度呈负相关，且视盘上方的ChT最大，下方的ChT最小；黄斑区ChT减小的速率比视盘区更为显著。目前研究更多关注ChT的整体改变，但关注脉络膜亚结构的改变有助于更好地认识病理性近视形态的细节性改变。利用OCTA通过脉络膜的不同血管层进行成像发现，高度近视脉络膜的中血管层厚度减少，大血管层厚度尚存在争议，有待进一步明确改变情况。

3.病理性近视血管和血流变化

既往眼底ICGA等影像学检查已证实病理性近视脉络膜血流灌注减少，近年来自OCTA的发展和应用，更多脉络膜微血管和血流的改变被提出，有助于临床进一步探讨病理性近视的发病机制。

（1）血管 Gupta等研究表明，高度近视脉络膜的血管区面积和基质区面积均明显减少，且基质区面积减少更为明显。而病理性近视的脉络膜血管除以上改变外，往往伴随不同程度的纤维增生和管腔堵塞，这就导致了脉络膜逐渐萎缩。脉络膜萎缩是病理性近视的一个重要特征，可分为弥漫性视网膜–脉络膜萎缩和斑片状视网膜–脉络膜萎缩两类。弥漫性萎缩在OCTA上通常显示出所有脉络膜毛细血管和中大脉络膜血管的弥漫性缺损；在斑片状萎缩灶中，OCTA显示出萎缩灶内脉络膜毛细血管和大脉络膜血管完全丧失。

（2）血流 现有的研究多关注CC层血流的改变，病理性近视CC血流量显著减小，涉及微结构的改变包括：CC密度显著下降、直径明显减小甚至闭塞、相邻毛细血管间距增大等。关于病理性近视血流改变如何以CC层改变为主的问题，从循环动力学角度可以很好地解释。剪应力从脉络膜大血管、中血管到CC依次减小，剪应力小的血管更容易发生动脉粥样硬化等改变。CC血流存在区域性差异，距黄斑中心凹越远，CC血流的缺失越少。

4.近视性脉络膜新生血管

近视性脉络膜新生血管（myopia choroidal neovascularization，mCNV）发生机制及分期详见本书第六章第六节。OCTA中mCNV表现为一个巨大的高信号血管吻合网络。活跃期mCNV的特征是典型的花边轮图案、大量微小的毛细血管、广泛吻合的网络和病灶周围的低信号晕轮；静止期mCNV的特征是长丝状线形大而成熟的血管，少见吻合和枯树状外观（图10-9）。

出现mCNV的患者往往伴有黄斑出血，既往借助FFA或ICGA可能会因出血造成的荧光遮蔽致使mCNV信号不清，OCTA的使用可避免mCNV的漏诊（图10-10）；其次，借助OCTA可发现早期未出现明显临床表现的mCNV患者，对于这类患者，早期进行玻璃体内抗VEGF药物注射有助于避免发生晚期并发症。最后，OCTA在治疗过程中可以动态观察mCNV的血管形态和血流面积变化等，有助于调整用药方案。

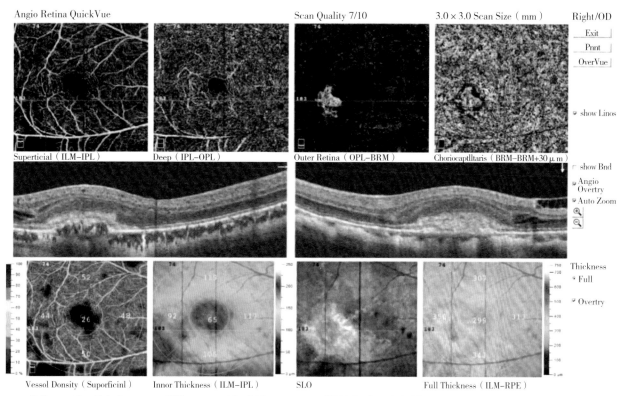

男性，31 岁，屈光度 −6.5 D，眼轴 20 mm，矫正视力 0.1，OCTA 外层视网膜显示活动期 mCNV

图 10-9　mCNV OCTA 表现

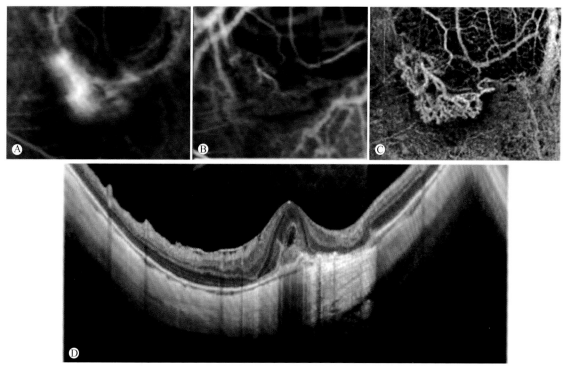

A. FFA；B. ICGA；C. OCTA；D. OCT 中表现

图 10-10　mCNV 的影像学检查

三、视盘

1. 病理性近视视盘区微循环改变

随着病理性近视眼轴增长、视网膜厚度变薄，脉络膜血管及视网膜中小动脉、静脉可出现局限性破坏，导致视网膜缺血、缺氧，从而使神经节细胞的轴突变性及数量减少，视盘微血管密度随之降低，视盘周围灌注减少。方严团队在 2020 年进行一项关于高度近视的前瞻性病例对照研究，目的是基于 OCTA 分析不同程度近视患者视盘区微血管密度（microvessel density，MVD）与眼轴长度（axial length，AL）的关系，研究共纳入符合标准的 94 眼，依据 AL 划分正视组、低中度近视组和高度近视组三组，利用 OCTA 对受试者视盘中心的 4.5 mm × 4.5 mm 扫描区成像并自动定量测出视盘不同分区的 MVD，结果显示随着 AL 增加，鼻上、鼻下和下鼻象限 MVD 减少，盘周整体 MVD 降低，尤其以高度近视患者变化显著。Yang 等研究同样证实中国成年高度近视鼻下、下鼻及鼻上区域血流灌注明显低于低度、中度近视。Wang 等研究显示，相对于正视眼人群，高度近视眼盘周血流指数和血管密度明显降低。Sung 等研究发现，眼轴的延长与浅层视盘周围视网膜血管密度减少显著相关。

视盘微循环障碍进一步发展最终引起视盘周围脉络膜萎缩（图 10-11）。此外，视盘倾斜可直接机械损伤视盘周围微脉管系统，导致 RPC 层血管密度降低。视盘倾斜率与视网膜灌注显著相关，这提示高度近视是青光眼危险因素之一。青光眼患者盘周放射状毛细血管 RPC 血流灌注是减少的，且血流下降的位置和程度通常与神经纤维层结构缺损相对应；随着青光眼进展，血流密度缺失的程度和范围会逐渐扩大（图 10-12），这种血流下降的现象不仅限于视盘与盘周血管，黄斑部呈现与青光眼进展对应的浅层血流缺失（图 10-13）。

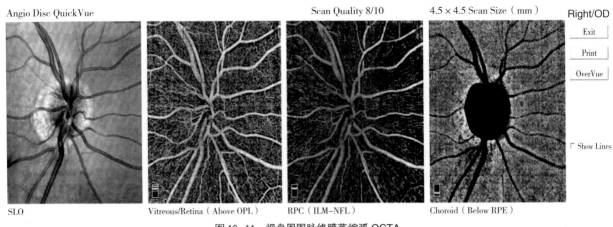

图 10-11 视盘周围脉络膜萎缩弧 OCTA

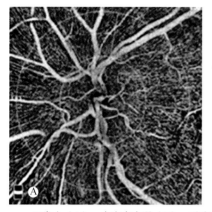 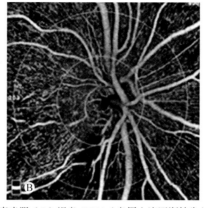 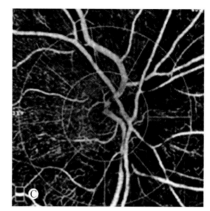

正常人（A）、中度青光眼（B）、重度青光眼（C）视盘 OCTA（盘周血流逐渐缺失）

图 10-12　青光眼视盘及周围 OCTA 表现

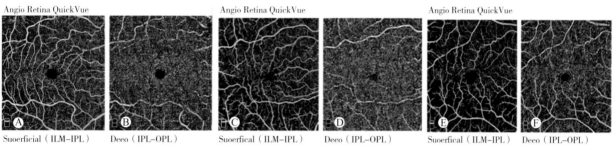

正常人（A、B）、中度青光眼（C、D）、重度青光眼（E、F）黄斑部 OCTA（浅层血流逐渐缺失）

图 10-13　青光眼黄斑部 OCTA 表现

2. 视盘旁萎缩弧

根据视盘旁萎缩弧（peripapillary atrophy，PPA）的形态特点可分为颞侧型（PPA 仅限于视盘颞侧）、扩展型（PPA 达到视盘的颞侧及上下方）、环型（PPA 达到视盘全周）。OCT 中视盘颞侧从外至内、由大到小，分为 α 区、β 区和 γ 区（图 10-14）。α 区是指 RPE 紊乱但 Bruch 膜尚存的区域，β 区是指 RPE 缺失但 Bruch 膜尚存的区域，γ 区是指 RPE 和 Bruch 膜均缺失的区域。组织学中 α 区为 RPE 异常和光感受器密度减少，β 区为 RPE 和光感受器的完全丧失和脉络膜毛细血管的闭塞。

Jiao 等对 130 只高度近视眼进行了 OCTA 检查，并分析了视网膜血管密度和近视弧的相关性，结果显示高度近视眼中 β-PPA 区域面积与视网膜血管密度呈负相关。分析主要原因：随着眼轴的不断延长，β-PPA 中的血管变得更直，血管内皮细胞被破坏，VEGF 浓度降低，进而引起视网膜毛细血管减少。

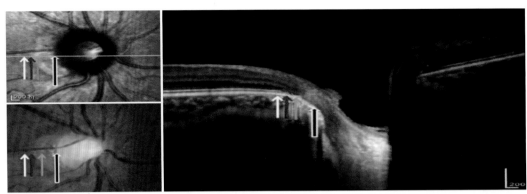

OCT中视盘颞侧从外至内、由大到小，分为α区（白箭头和红箭头之间）、β区（红箭头和蓝箭头之间）和γ区（蓝箭头和黑箭头之间）

图 10-14　PPA OCT 示意

3. 后葡萄肿

病理性近视眼轴过度延长，赤道区眼球弥漫性膨胀，后极部进一步扩张发展形成后葡萄肿。发生后葡萄肿常常伴有视网膜-脉络膜萎缩、牵引性黄斑病变和mCNV等。Curtin将后葡萄肿分为基本型和复合型两大类。OCTA通常显示以后葡萄肿为中心的脉络膜血流灌注显著降低或无灌注及脉络膜萎缩（图10-15）。

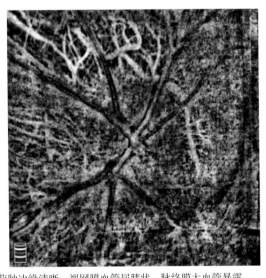 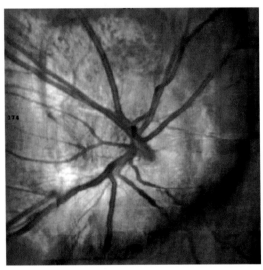

葡萄肿边缘清晰，视网膜血管屈膝状，脉络膜大血管暴露

图 10-15　视盘周围后葡萄肿 OCTA 表现

4. 近视性视盘周围脉络膜空腔

近视性视盘周围脉络膜空腔（peripapillary intrachoroidal cavitation，PICC）最早由Freund等在2003年提出。高度近视伴视盘周围脉络膜空腔表现为视盘隆起的橘黄色病灶，在近视弧下方区域多见。在OCTA表现为视盘与视盘颞侧、颞上及颞下区域的视网膜毛细血管血流密度明显降低。

PICC患者一般伴有视盘倾斜，进而引起RNFL层的结构及微血管缺失，周围微血管密度降低，灌注面积减少，可引起相应视野缺损，加重青光眼的发病率。

四、病理性近视特征性眼底改变 OCTA

病理性近视伴随着相应的病理性改变包括：豹纹状眼底（图 10-16）、漆裂纹样病变（图 10-17）、黄斑出血（图 10-17）、mCNV（图 10-10）、圆顶状黄斑（图 10-18）、视网膜-脉络膜萎缩（图 10-19、图 10-20）等，具体发病机制和分型可见各相关章节。

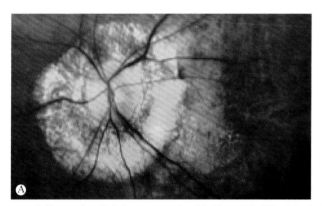
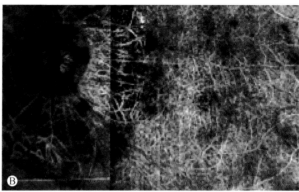

女性，48 岁，屈光度 –12.0 D，病理性近视。眼底彩超照（A）和 OCTA（B）显示典型豹纹状眼底和视盘盘周萎缩

图 10-16　豹纹状眼底和盘周萎缩 OCTA 表现

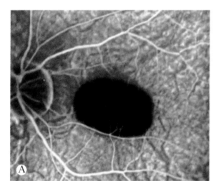
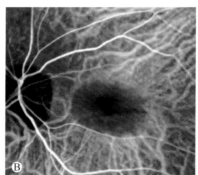
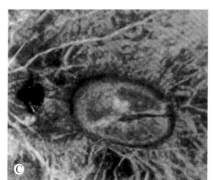
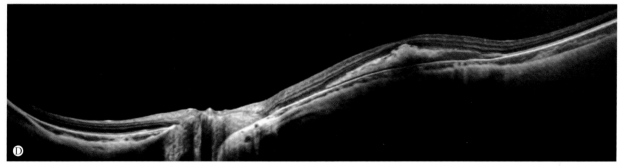

男性，31 岁，屈光度 –7.0 D，病理性近视。OCTA（C）和 OCT（D）显示 Bruch 膜上方漆裂纹导致的黄斑出血，FFA 和 ICGA（A、B）晚期黄斑出血处荧光遮蔽

图 10-17　漆裂纹样病变影像学表现

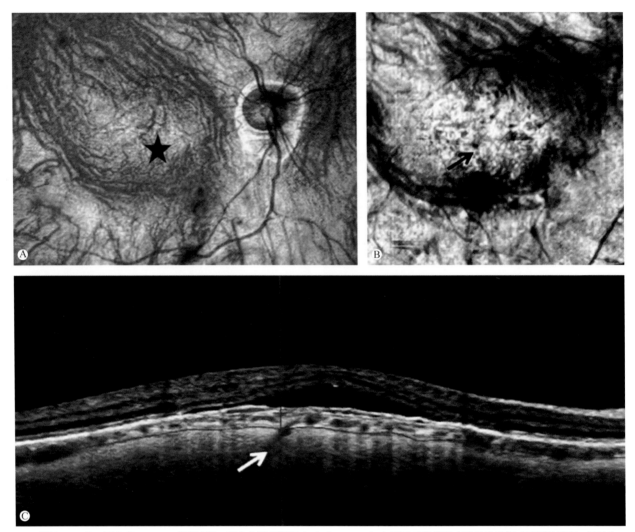

男性，25岁，屈光度 -7.5 D，高度近视。无赤光眼底照相（A）和 OCTA（B）显示后葡萄肿中隆起的黄斑（圆顶状黄斑，星号）；后睫状动脉（箭头处）贯穿巩膜。OCT（C）显示黄斑顶部视网膜脱离和特征性后巩膜突出

图 10-18　圆顶状黄斑眼底、OCTA、OCT 表现

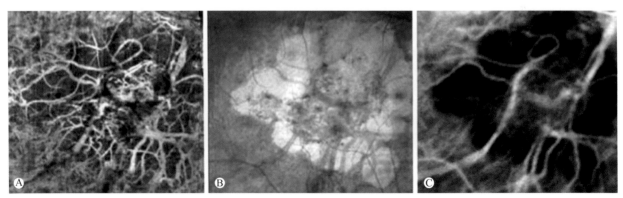

女性，49岁，屈光度 -11.0 D，病理性近视。OCTA（A）显示黄斑边界清楚的斑片状萎缩，脉络膜血管被强化。enface OCT（B）和 ICGA（C）显示脉络膜毛细血管层缺损，视网膜色素上皮层可及

图 10-19　脉络膜视网膜萎缩 OCTA、OCT、ICGA 表现

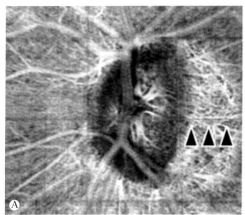 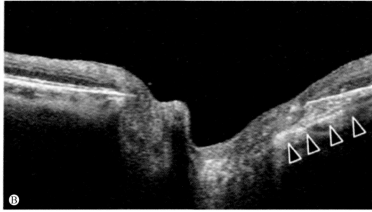

女性，55岁，屈光度 −8.50 D，病理性近视。OCTA（A）、OCT（B）显示视盘颞侧新月形萎缩伴有增强的脉络膜血管（箭头）

图 10-20　脉络膜萎缩 OCTA、OCT 表现

（徐　玥　邱　翠）

参考文献

[1] HENDARGO H C, MCNABB R P, DHALLA A H, et al. Doppler velocity detection limitations in spectrometer−based versus swept−source optical coherence tomography [J]. Biomed Opt Express, 2011, 2（8）: 2175−2188.

[2] ZHANG T, WU D M, XU G Z, et al. The electrotonic architecture of the retinal microvasculature: modulation by angiotensin Ⅱ [J]. J Physiol, 2011, 589（Pt 9）: 2383−2399.

[3] 张欣. 非病理性高度近视黄斑功能与微血管形态相关性临床研究 [D]. 济南: 山东大学, 2018.

[4] MO J, DUAN A, CHAN S, et al. Vascular flow density in pathological myopia: an optical coherence tomography angiography study [J]. BMJ Open, 2017, 7（2）: e013571.

[5] ZHU X, MENG J, WEI L, et al. Cilioretinal Arteries and Macular Vasculature in Highly Myopic Eyes: An OCT Angiography−Based Study [J]. Ophthalmol Retina, 2020, 4（10）: 965−972.

[6] SINGH S R, VUPPARABOINA K K, GOUD A, et al. Choroidal imaging biomarkers [J]. Surv Ophthalmol, 2019, 64（3）: 312−333.

[7] READ S A, FUSS J A, VINCENT S J, et al. Choroidal changes in human myopia: insights from optical coherence tomography imaging [J]. Clin Exp Optom, 2019, 102（3）: 270−285.

[8] NICKLA D L, WALLMAN J. The multifunctional choroid [J]. Prog Retin Eye Res, 2010, 29（2）: 144−168.

[9] GUPTA P, THAKKU S G, SAW S M, et al. Characterization of Choroidal Morphologic and Vascular Features in Young Men With High Myopia Using Spectral−Domain Optical Coherence Tomography [J]. Am J Ophthalmol, 2017, 177: 27−33.

[10] GIJSEN F, VAN DER GIESSEN A, VAN DER STEEN A, et al. Shear stress and advanced atherosclerosis in human coronary arteries [J]. J Biomech, 2013, 46（2）: 240−247.

[11] OHNO−MATSUI K, IKUNO Y, LAI T, et al. Diagnosis and treatment guideline for myopic choroidal neovascularization due to pathologic myopia [J]. Prog Retin Eye Res, 2018, 63: 92−106.

［12］BRUYÈRE E，MIERE A，COHEN S Y，et al. Neovascularization secondary to high myopia imaged by optical coherence tomography angiography ［J］. Retina，2017，37（11）：2095-2101.

［13］程翠杰，谢驰，方严. 不同程度近视患者视盘区视网膜微循环变化特点分析［J］. 国际眼科杂志，2022，22（1）：139-143.

［14］YANG D，CAO D，ZHANG L，et al. Macular and peripapillary vessel density in myopic eyes of young Chinese adults ［J］. Clin Exp Optom，2020，103（6）：830-837.

［15］WANG X，KONG X，JIANG C，et al. Is the peripapillary retinal perfusion related to myopia in healthy eyes ？ A prospective comparative study ［J］. BMJ Open，2016，6（3）：e010791.

［16］SUNG M S，LEE T H，HEO H，et al. Clinical features of superficial and deep peripapillary microvascular density in healthy myopic eyes ［J］. PLoS One，2017，12（10）：e0187160.

［17］SUN J，WANG J，YOU R，et al. Is the Retinal Vasculature Related to β-Peripapillary Atrophy in Nonpathological High Myopia ？ An Optical Coherence Tomography Angiography Study in Chinese Adults ［J］. J Ophthalmol，2018，2018：7895238.

［18］FREUND K B，CIARDELLA A P，YANNUZZI L A，et al. Peripapillary detachment in pathologic myopia ［J］. Arch Ophthalmol，2003，121（2）：197-204.

［19］CHEN Q，HE J，HUA Y，et al. Exploration of peripapillary vessel density in highly myopic eyes with peripapillary intrachoroidal cavitation and its relationship with ocular parameters using optical coherence tomography angiography ［J］. Clin Exp Ophthalmol，2017，45（9）：884-893.

［20］KIM J，KIM J，LEE E J，et al. Parapapillary Intrachoroidal Cavitation in Glaucoma：Association with Choroidal Microvasculature Dropout ［J］. Korean J Ophthalmol，2021，35（1）：44-50.

第十一章
病理性近视合并原发性开角型青光眼

第一节　概述

　　病理性近视与原发性开角型青光眼（primary open‐angle glaucoma，POAG）是两种常见的致盲性眼病，两者在眼底改变及视野缺损方面具有诸多相似之处。众多研究已证实病理性近视是 POAG 独立的危险因素。当病理性近视合并有 POAG 时，病理性近视的视盘倾斜与旋转、脉络膜萎缩、筛板缺陷、神经纤维层缺损等病理改变，掩盖了青光眼的视盘盘沿丢失、杯盘比增大、视神经纤维层萎缩、视野缺损等视神经病变，增加了青光眼诊断、监测及治疗的复杂性，易引起误诊、漏诊而延误治疗。因此，了解病理性近视合并 POAG 特征性改变是非常重要的。病理性近视合并 POAG 患者常存在大视盘、浅视杯并呈向心性扩大、视盘变形或旋转等视盘改变；视网膜神经纤维层弥漫性缺损或局限性缺损及相应的旁中心暗点、视野中出现鼻侧阶梯、与视杯扩大方向相对应的缺损、无眼底对应性病变的旁中心暗点等特征。视盘周围脉络膜萎缩（papillary atrophy，PPA）中的 β 区可能为青光眼早期结构损害的标志，可作为判断病理性近视合并 POAG 视神经损害的明确体征。早期诊断和及时处理病理性近视合并 POAG，对患者的视功能保护、延缓疾病进展具有重要意义。本章主要从病理性近视合并 POAG 视盘及盘周改变、视网膜神经纤维层（retinal nerve fiber layer，RNFL）改变、视盘及黄斑区 OCTA 检测、病理性近视合并 POAG 视野缺损特点等方面进行阐述。

第二节 视盘及盘周改变

一、视盘结构特征

1. 视盘（视乳头）结构

视盘在解剖学上可分为三层，内层为 Bruch 膜（bruch's membrance，BM），中间层为脉络膜，外层为巩膜视盘缘。巩膜视盘边缘被筛板覆盖，允许视网膜神经节细胞轴突和视网膜血管进出，同时主要阻止其内侧的玻璃体腔与视神经和外侧的球后脑脊液（cerebral spinal fluid，CSF）间隙之间的液体交换。

2. 盘周分区

病理性近视合并 POAG 发生盘周结构改变。在形态学上可分为以筛板为基础的视盘，以及带有 Alpha（α）区［由于视网膜色素上皮（retinal pigment epithelium，RPE）的不规则和周围位置而导致的不规则色素沉积］、Beta（β）区（RPE 完全丧失而存在 BM）、Gamma（γ）区（BM 缺失）和 Delta（δ）区（视盘周围巩膜缘细长变薄）的视盘旁区，位于视盘周围环（图 11-1、图 11-2）。

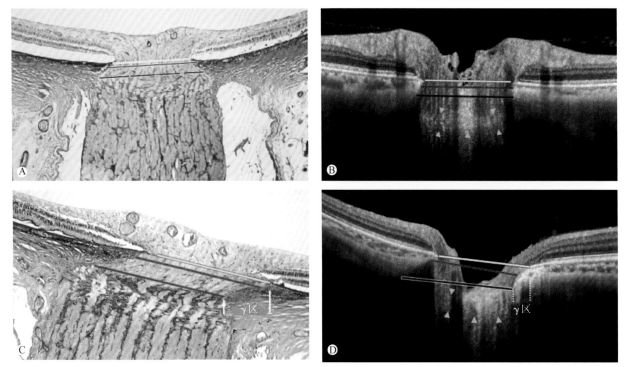

视盘剖面图和相干光断层扫描成像术（OCT）图像显示视神经头管的三层，包括 Bruch 膜开口（黄线）、脉络膜开口（红线）和视盘周围巩膜缘开口（黑线），被筛板（绿色三角形）覆盖，显示于非近视眼（A、B）和中度近视眼（C、D）。在近视眼中，随着 Bruch 膜开口层的移动，视盘呈椭圆形，并向视管方向倾斜。组织学及 OCT 图像均显示左侧 Bruch 膜突出、右侧缺少 Bruch 膜（视盘旁 γ 区）

图 11-1 视盘剖面图和 OCT 图像

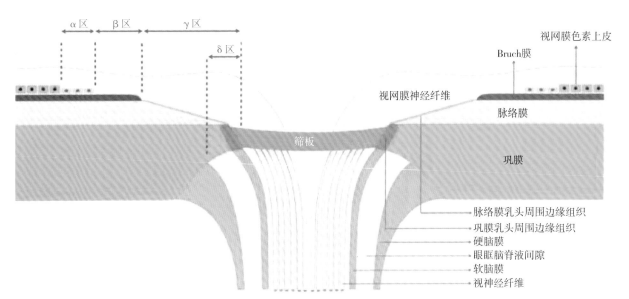

视盘旁 α 区（有 Bruch 膜，RPE 不规则）、β 区（有 Bruch 膜，RPE 缺失）、γ 区（Bruch 膜缺失）和 δ 区（γ 区一部分，对应于延长和变薄的视盘周围巩膜缘）。γ 区有时包括一些较大的脉络膜血管。脉络膜的视盘周边组织连接 Bruch 膜的末端和巩膜缘的视盘周边组织，仅被视网膜神经纤维覆盖。巩膜缘的视盘周边组织是视神经软脑膜的延续

图 11-2　视盘旁 α、β、γ、δ 区

二、视盘、视杯改变及临床意义

青光眼特征性的视盘改变包括进行性盘沿变窄、盘沿组织丢失、杯盘比扩大等。病理性近视及高度近视患者由于眼轴增长，易出现视盘倾斜、旋转，甚至变形，视盘周围出现萎缩弧。由于视盘周围萎缩弧的存在，视盘周围呈宽大、苍白形态，边界难以确定，易被误诊为视盘自身成分。上述结构特点导致病理性近视及高度近视患者很难发现青光眼性视盘改变。在正常眼中，多数盘沿有一个特征性形态，盘沿下方（inferior）最宽、鼻侧（nasal）稍窄、上方（superior）次之、颞侧（temporal）最窄，即 INST 法则。由于病理性近视患者常常伴有视盘倾斜、旋转，盘沿面积分布无规律，因此很难用 INST 法则评估青光眼性视神经病变。但病理性近视合并 POAG 的有某些特征性视盘改变。

1. 筛板缺陷和 PICC

筛板（lamina cribrosa，LC）是视盘内的一种多层筛网状支撑结构，形成视盘视杯的底部，是青光眼轴突损伤的主要部位。在继发性大视盘的高度近视眼中，筛板拉长并明显变薄，筛板间压力梯度变陡，使筛板易变形，增加了高度近视青光眼易感性（图 11-3）。LC 的缺陷为视盘 SD-OCT 检查可见的、连续的 LC 高反射性局限性缺陷。Kimura 等研究表明，50% 以上的高度近视合并 POAG 眼存在 LC 缺陷并伴有旁中心暗点，高度近视 POAG 眼 LC 缺损发生率明显高于非高度近视 POAG 眼，且在高度近视的 POAG 眼中的旁中心暗点与 LC 的缺陷存在相关性。LC 缺陷与视盘面积、椭圆指数、无 BM 的颞部 PPA 长度、水平和垂直倾斜角相关。LC 缺陷被证明是病理性近视及高度近视 POAG 眼的重要临床发现。在高度近视眼中，PICC 为黄橙色病变，最典型的位于视盘下方。PICC 被认为是由巩膜内壁与 Bruch 膜后表面之间的组织撕裂形成的，并且与近视变化密切相关。在有 PICC 的病理性近视眼中，高达 70% 的

人发现视野缺陷。视盘沿垂直轴旋转可能导致 PICC 的发生。有 LC 缺陷的 POAG 眼中 PICC 更常见，由于有 LC 缺陷的 POAG 眼睛具有明显更大的垂直倾斜角度，故推测 PICC 的发生可能与 LC 缺陷导致的形态学视盘改变的机制相似（图 11-4、图 11-5）。

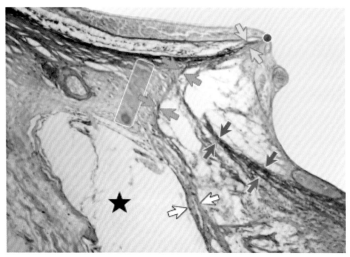

组织学图示伴有青光眼性视神经损伤的高度近视眼明显变薄的筛板（蓝色方框：巩膜边缘；黄色箭头：视盘周脉络膜边界组织；绿色箭头：巩膜边缘的乳头周围边界组织；蓝色箭头：筛板；红点：BM 开口处；星号：眼眶脑脊液间隙）

图 11-3　伴有青光眼性视神经损伤的筛板变化

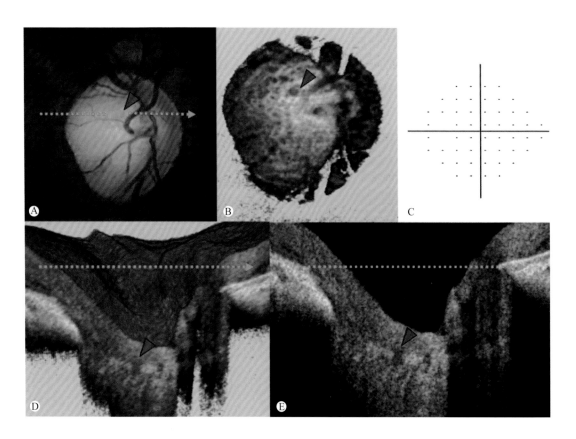

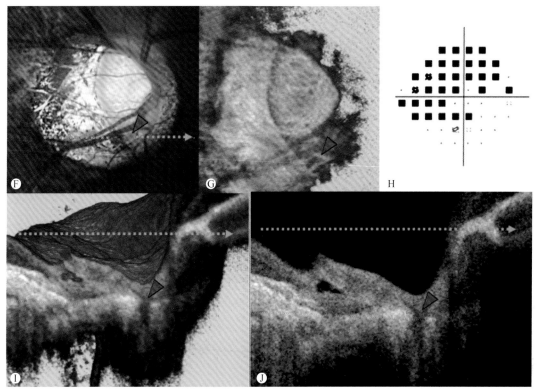

A. 视盘照相中可见视杯内（红色箭头）有筛孔。B. 在 LC 水平面视盘图像中，多个低反射点和一个大的低反射区域（红色箭头）可描述为筛孔。C. Humphrey 24-2 模式偏离图显示无青光眼性视野缺损。D、E. A 图中绿色虚线对应的体积图和水平 B 超扫描图，注意低反射区域的筛板结构没有完全缺陷。F. 视盘边缘下可见 LC 缺陷（红色箭头）。G. 一个楔形低反射区域（红色箭头）在正面图像中也很明显。H. Humphrey 24-2 模式偏差图显示青光眼性视野缺损。I、J. F 图中绿色虚线箭头对应的体积图和水平 B 超扫描图像，注意低反射区域筛板结构完全缺陷

图 11-4　伴筛孔扩大的高度近视眼典型病例代表（A～E）和伴 LC 缺陷的病理性近视合并 POAG 眼的典型病例代表（F～J）

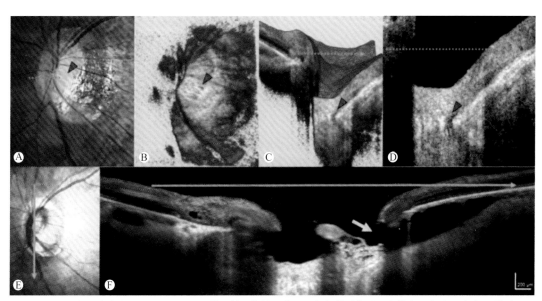

A. 视盘下方可见暗黄橙色病变。B～D. 在正面图像、体积扫描图像和 B 超扫描图像（红色箭头）中可以看到 LC 缺陷。E、F. 蓝色箭头方向的红外图像和 OCT 图像所示。PICC 可见为 Bruch 膜和巩膜之间的低反射腔。橙色箭头处无视网膜神经纤维层

图 11-5　病理性近视合并 POAG，筛板（LC）缺陷，视盘周围脉络膜内空腔（PICC）

2.视盘新月征

视盘新月征（crescent moon sign，CM）即上下视盘盘沿与颞侧盘沿的不连续性，多见于颞下视盘盘缘，可被认为是青光眼性神经视网膜边缘缺失的另一种形式。Kim 等研究发现，CM 在青光眼的诊断中有较高的敏感性和特异性，且与相应半侧的视野缺损相关。与 INST 法则相比，新月征诊断高度近视性青光眼具有更好的敏感性和预测价值，可作为早期青光眼伴近视性斜盘的有效筛查工具（图 11-6）。

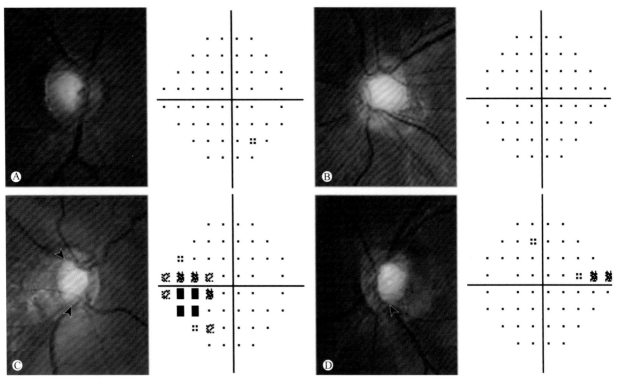

A、B.视盘 CM 征阴性，视野正常。C.在颞上和颞下视缘边缘（箭头）CM 征为阳性，对应的视野缺陷显示在上下半野。D.CM 征象仅在颞下视缘边缘（箭头）为阳性，视野显示上半野缺损

图 11-6　视盘新月征及视野改变

3.继发性大视盘与浅视杯

高度近视的视盘增大，包括视盘旁巩膜组织的伸长和变薄，可能是高度近视与青光眼型视盘患病率增加相关的主要因素。高度近视的视盘呈椭圆形、浅弥漫性杯状，并向颞侧倾斜，使视盘颞侧缘和鼻侧缘模糊而不能准确识别。在高度近视眼中，视杯的深度较浅，视杯边缘高度和视杯深度之间的空间对比降低了，这也是为什么高度近视眼很难检测到青光眼视神经病变的原因之一。近年来，越来越多的学者建议使用最小盘沿宽度（Bruch's membrane opening-minimal rim width，BMO-MRW）代替杯盘比、盘沿面积等参数，准确定位视盘边界，用于青光眼早期诊断。BMO-MRW 指 OCT 图像上 Bruch 膜开口到内界膜的最短距离。在近视人群中，BMO-MRW 诊断青光眼的敏感性与 RNFL 厚度相当。在非青光眼但患有近视的人群中，BMO-MRW 误诊青光眼的假阳性率比 RNFL 厚度更低。总之，BMO-MRW 对高度近视合并青光眼的诊断有很好的敏感性和特异性（图 11-7）。

正常人，AL＜26 mm

正常人，AL＞26 mm

青光眼，AL＜26 mm

青光眼，AL＞26 mm

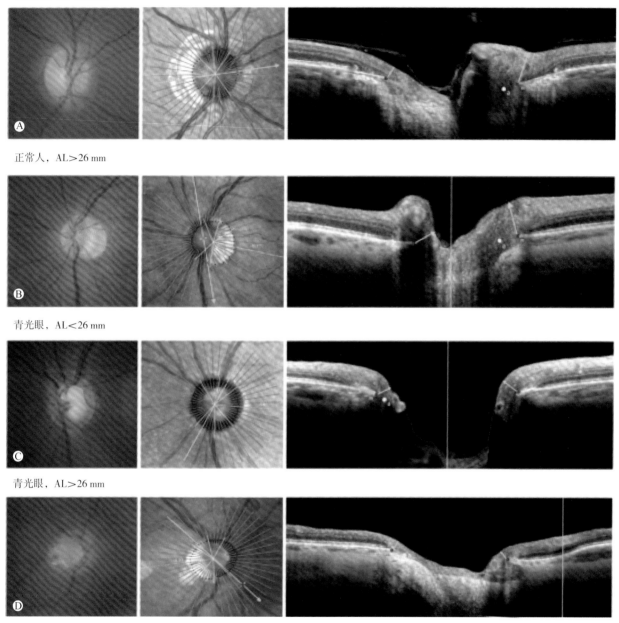

于动校正 Bruch 膜开口处（BMO）位置（红点）；A. 健康的非高度近视眼［眼轴长度（axis length，AL）23.8 mm］；B. 健康的高度近视眼（AL 27.2 mm）；C. 非高度近视伴青光眼（AL 23.3 mm）；D. 高度近视伴青光眼（AL 27.5 mm）。左列图为视盘的眼底照片，中间列图为 enface OCT 图像，右列图为光学相干断层扫描的径向 B 超扫描。红色圆点表示正确的 BMO 位置，蓝色"m"表示手动校正，标有"a"的黄色圆点表示自动不准确的 BMO 位置，红线表示内部限制膜分割，蓝色箭头表示 BMO 最小盘沿宽度

图 11-7 伴有、不伴有近视的正常人，以及伴有、不伴有近视的青光眼 BMO-MRW

4. 视盘旁萎缩弧的 β 区

研究表明，β 区 PPA 的存在与青光眼的发生和青光眼功能损害的进展有关，β 区 PPA 的扩大也提示青光眼的进展。而在近视眼中，目前临床对 β 区 PPA 的定义通常包括与眼球轴向伸长相关的巩膜管外

壁区域，外化巩膜管壁的面积不是真正的萎缩，因为胚胎发育上就没有 RPE 层和脉络膜毛细血管层。因此，在近视眼中评估 β 区 PPA 有无、范围、大小和是否扩大往往具有误导性。近来，根据有无 Bruch 膜将传统的 β 区 PPA 分为 γ 区 PPA 和新 β 区 PPA。γ 区 PPA 被定义为没有 Bruch 膜或 RPE 的 PPA 区域，与轴长有关，但与青光眼无关。新 β 区 PPA 被定义为具有完整 Bruch 膜但无 RPE 的 PPA 区域，与青光眼相关，但与眼轴长度无关。这些发现表明，新定义的 β 区 PPA 与青光眼特异性相关，应在临床实践中进行评估。然而，新的 β 区 PPA 在检眼镜和眼底照片中不易识别，需要光谱域 OCT 等成像技术来准确识别（图 11-8）。

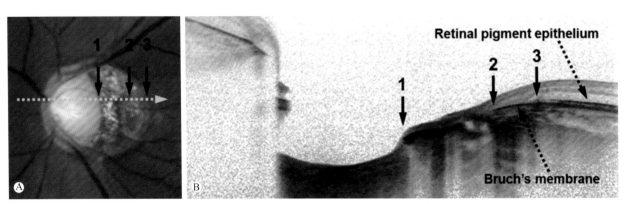

经典的 β 区视盘旁萎缩（箭头 1 和箭头 3 之间）可以根据 Bruch 膜的存在与否分为 γ 区（箭头 1 和箭头 2 之间）和新的 β 区（箭头 2 和箭头 3 之间）。A 图中带箭头的虚线表示 B 图中横断面 OCT 扫描的位置

图 11-8　眼底照像和 OCT 中 β 区与 γ 区表现

5. 视网膜中央血管干鼻侧移位

视网膜中央血管干通常位于筛板中心的鼻上象限，可对抗机械应力导致的筛板变形。视网膜中央血管干的位置随着近视眼球的伸长而向鼻侧移位，视网膜中央血管干可影响筛板局部青光眼神经纤维层丢失的敏感性。视网膜中央血管干与和其近的神经视网膜边缘组织连接较紧密，对其有保护作用，离其远的神经视网膜边缘组织连接较疏松，易出现青光眼的神经纤维层损害。有研究表明，血管干位置偏移的眼睛青光眼进展的风险更高。视网膜中央血管干鼻侧移位可能是病理性近视合并 POAG 青光眼诊断的重要线索（图 11-9）。

6. 视盘倾斜和扭转

视盘倾斜是指视盘的长轴与垂直轴形成角度，可能是由于近视发展过程中巩膜拉伸所致，导致 RNFL 厚度分布的变化。在近视发展过程中，相对于视盘的上、下区域的后巩膜不对称扩张可能导致上、下盘扭转。Lan 及 Kwon 等研究表明，视盘倾斜和扭转增加了近视发生青光眼的易感性。病理性近视出现视盘倾斜与扭转时应考虑青光眼的可能（图 11-10），因此，在临床上，视盘倾斜与旋转应作为病理性近视合并 POAG 患者临床病程的预测指标。

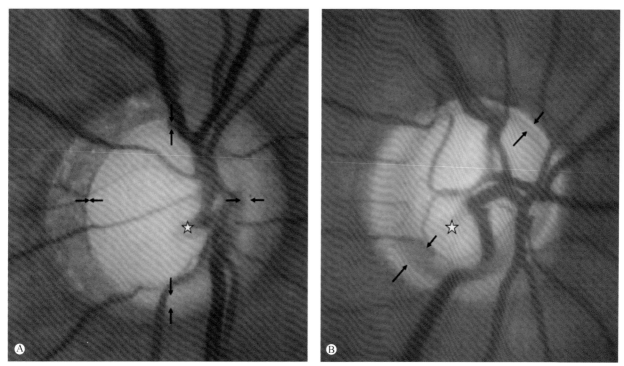

A. 视网膜中央血管干（星号）位于下方的青光眼，青光眼边缘形状异常，最宽部分（异常）位于颞下区，离视网膜中央血管干最近，边缘最小部分位于鼻上盘段，离视网膜中央血管干最远。B.青光眼视盘照片，视网膜中央血管干位置异常（星号）位于颞下盘段，青光眼边缘形状异常，最宽部分（异常）位于颞下段，离视网膜中央血管干最近，边缘最小部分位于鼻上盘段，距视网膜中央血管干最远

图 11-9　视盘照片显示青光眼视网膜中央血管的异常位置与边缘的异常形状相对应

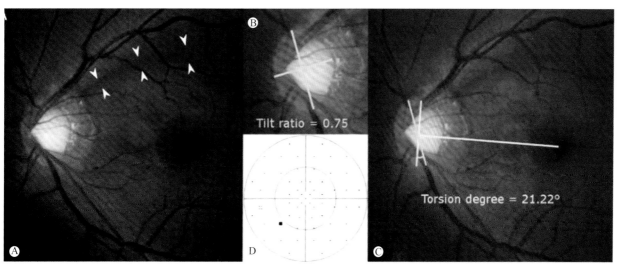

男性，32 岁，屈光度 −8.50 D。A. POAG 和上部楔形 RNFL 缺损。B. 视盘的倾斜比为 0.75。C.扭转度为 21.22°，表明视盘扭转能力较强。D. 视野（VF）表现为扩大的盲点，平均缺陷（MD）为 0.5 dB，损失方差（LV）为 4.4 dB^2

图 11-10　高度近视合并 POAG 视盘扭转与相应的楔形 RNFL 缺陷相关

7. δ 区大小

在视盘周围环（视神经硬脑膜的延伸）和视神经硬脑膜与后巩膜合并线之间的区域被定义为 δ 区，是巩膜后半部分到筛板的延续。在中高度近视研究人群中，视盘旁 δ 区（视盘周巩膜缘延长所致）和视盘增大与青光眼性视神经病变（glaucomatous optic neuropathy，GON）发病率增加相关。无青光眼的正视眼中，视盘周巩膜缘的厚度约为 0.5 mm，与周围的筛板厚度相当。视盘周围巩膜缘为眼眶脑脊液间隙前端的顶部，连接着后巩膜和筛板，可视为筛板的生物力学锚定点。将视盘周围巩膜缘比作悬索桥的桥架，桥架的张力越大，桥架越短，那么同样在视神经的解剖学上，视盘巩膜缘越薄，视盘周围巩膜缘和筛板间的张力就越高。由于病理性近视的眼睛中，视盘周围巩膜缘（视盘旁 δ 区）可以被拉长 10 倍，而且视盘周围巩膜的厚度可以减少到正常值的 10%，这一组织学变化导致病理性近视的视盘旁 δ 区越大与 GON 发病率越高（图 11−11）。

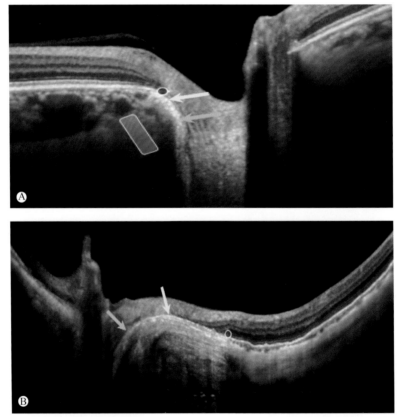

A. 正常视盘（optic nerve head，ONH）的 OCT 图像。B. 高度近视 ONH 的 OCT 图像，表现为脉络膜视盘周边缘组织拉长。蓝色方框：巩膜缘；黄色箭头：视盘周脉络膜边界组织；绿色箭头：视盘周巩膜缘的边界组织；红点：BM 开口处

图 11−11　正常视盘和高度近视视盘 OCT

三、盘周结构改变及临床意义

1. α区

由于视盘旁RPE的不规则性，α区显示不规则的色素沉着，α区是所有区中最外围的一个区域。组织学上，α区以BM和RPE的存在为特征，RPE结构不规则。α区最大，最常位于颞侧水平区，其次是颞下区和颞上区，而其在鼻侧区最小，也最少见（图11-11、图11-12）。几乎所有正常眼都有α区，因此与病理性近视合并POAG青光眼的诊断无关。

2. β区

被定义为BM存在而RPE层缺失（图11-12、图11-13）。β区在青光眼视神经萎缩的眼中比正常眼更常见。离视盘边缘最近的β区，脉络膜血管层闭合，视网膜光感受器缺失；在β区的中间区域，由于RPE的缺失，脉络膜血管层裸露，光感受器缺失；在β区的外围部分，脉络膜血管层裸露，有光感受器，但RPE是缺失的。在β区发展过程中，首先是RPE的缺失，然后是光感受器的缺失，最后是脉络膜血管层的闭合。与组织学解剖相对应，β区为视野上的绝对盲点，α区为相对盲点。由于脉络膜血管层基本闭合，β区在血管造影中表现为低荧光区。β区最大，最常出现在颞侧水平区，其次是颞下区和颞上区，而鼻侧最小也最少见。β区的发生和大小与视盘内神经视网膜边缘的青光眼性损失、青光眼性视野损失、青光眼视网膜动脉直径减小有关。偏心型β区与近视眼青光眼的进展有关，且β区边缘不规则的眼睛往往比边缘平滑的眼睛进展更快。

3. γ区

其外围是β区（或在没有β区的情况下为α区），内界为视盘边缘（图11-1、图11-2、图11-12、图11-13）。在病理性近视眼中，γ区包含其在视盘方向的视盘旁δ区，δ区位于其中心。γ区以无BM和RPE为特征，因此该区不包含脉络膜血管层或视网膜深层组织。γ区的深层由少量脉络膜大血管组成，内层由视网膜神经纤维和视网膜大血管组成。BM边界比脉络膜组织边界更靠外，因此脉络膜组织在γ区周围形成一个小新月形，无BM覆盖。在病理性近视，BM开口会增大，最终形成圆形的γ区。BM开口增大的原因可能与BM内张力增加有关，这可能是由于BM在眼底中外围在矢状方向上和冠状方向上的张力增大所引起的。病理性近视γ区（和δ区）导致视盘旁区扩大。由于γ区不含脉络膜毛细血管或中等大小的脉络膜血管，OCT血管造影只能看到γ区浅表的视盘周围视网膜毛细血管系统。

4. δ区

位于γ区的中心部分，系γ区向视盘旁巩膜缘伸长和变薄形成的。其与视盘周围环直接相邻（图11-2、图11-12、图11-13）。由于视盘旁巩膜缘在视神经硬脑膜与巩膜融合处终止，且由于视盘周围动脉血管环Zinn-Haller动脉环通常位于硬脑膜与巩膜的融合线上，在眼科检查中，可利用视盘周围动脉血管环将δ区与剩余的其外围γ区划分出来。δ区内层为视网膜神经纤维层，外层为视盘周围巩膜缘。高度近视眼中，视盘周围巩膜缘在保持体积不变的情况下，以代偿的方式拉长和变薄，可能增加了高度近视青光眼视神经损伤易感性。在临床研究中发现，视盘增大和δ区扩大是青光眼或青光眼样视神经损伤发病率增加的两个因素。

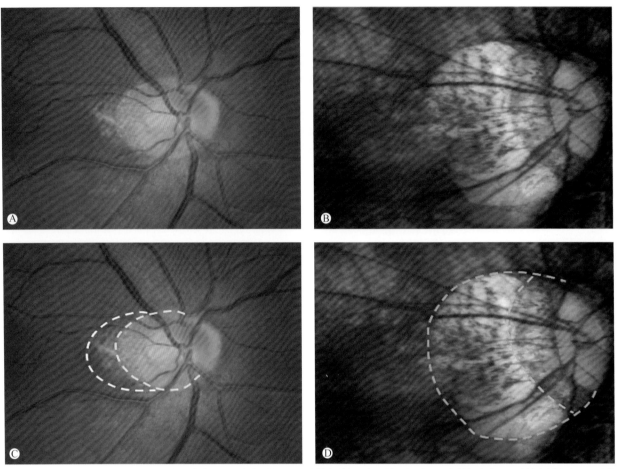

眼底照片显示轻度近视（A、C）的视盘旁 α 区（白点圈）、β 区（黄点圈），病理性近视（B、D）的视盘旁 γ 区（绿点圈）和 δ 区（蓝点圈）

图 11-12　轻度近视与病理性近视的盘周分区特点

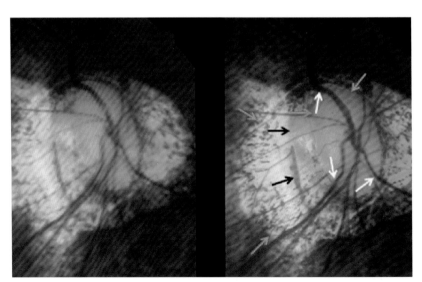

病理性近视眼青光眼视盘的立体照片示视盘旁 γ 区（绿色箭头）、视盘旁 δ 区（黑色箭头）、视网膜血管弯曲靠近视盘边界（白色箭头）、视盘边缘即视盘周围环（蓝色箭头）

图 11-13　高度近视合并青光眼的盘周特点

5. Zinn-Haller 动脉环

Zinn-Haller 动脉环位于视神经硬脑膜与巩膜的融合线上，在视盘后巩膜缘的外侧。近视相关的视盘巩膜缘的伸长增加了动脉环与动脉环滋养的筛板之间的距离。视盘巩膜缘的伸长和动脉环与筛板之间距离增大可能增加了高度近视青光眼易感性（图 11-14）。

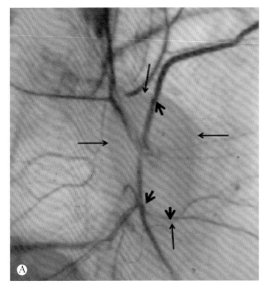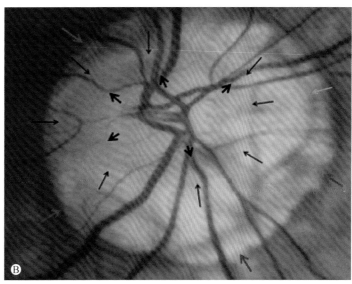

A. 病理性近视晚期青光眼，表现为盘沿的丧失（长而细的黑色箭头：视盘边缘；短而粗的黑色箭头：血管弯曲靠近视盘边缘）。B. 病理性近视眼，视盘近视变形，但无青光眼（长而细的黑色箭头：视盘边缘；短而粗的黑色箭头：神经边缘和视杯之间的边界如血管扭结所示；绿色箭头：视盘周围动脉 Zinn-Haller 圈，指示视盘旁 γ 区和 δ 区之间的边界；红色箭头：视盘旁 γ 区外缘）

图 11-14　病理性近视合并青光眼与单纯病理性近视的视盘周特点比较

6. 最小盘沿宽度（BMO-MRW）

BMO-MRW 已被引入作为盘沿宽度的新测量参数，其被发现在二维图像上无法区分盘沿的近视眼中尤为重要。使用 BMO-MRW 会提高 ISNT 规则在青光眼诊断中的精度，尤其在有视盘倾斜的近视合并青光眼的诊断及鉴别诊断方面有更好的表现。在 GON 的早期和中晚期，青光眼的盘沿变小，优先出现在颞下和颞上视神经视网膜边缘缺失，视杯扩大和加深。由于高度近视眼的盘沿颜色相对较浅，视盘深度较浅，而且盘沿高度与杯底的空间对比度降低，因此高度近视眼的盘沿和杯底之间的勾画很困难，很容易被忽视，使用 BMO-MRW 会提高病理性近视合并青光眼诊断的精度。病理性近视时，赤道区 BM 的增大可能导致巩膜内应变的增加，最明显的是在后极。它不仅会导致巩膜后壁厚度减少，还会导致视盘周围巩膜缘开口增大，并导致筛板二次拉伸和变薄；继发性大视盘的存在和筛板的拉伸变薄，增加了高度近视合并青光眼视神经病变患病率。

（1）以 RPE 界定视盘边缘（图 11-15）　视盘外边界：RPE 反射带在视盘周围的终点；盘沿与视杯的划分：连接 RPE 层两个断点得到的一条直线（红色实线）；红色实线向上平移 150 μm 的距离可以得到另一条直线（蓝色虚线，参考平面），其与视盘内边界的交点可作为盘沿（红色区域）与视杯的划分。

150 μm 的距离适合时域 OCT 图像，而频域 OCT 为 139 μm（±98μm），此时的视盘参数更为准确。

以 RPE 界定视盘边缘，该方法会受到 RPE 萎缩、高度近视、视盘倾斜、检查眼位等多种因素的影响。

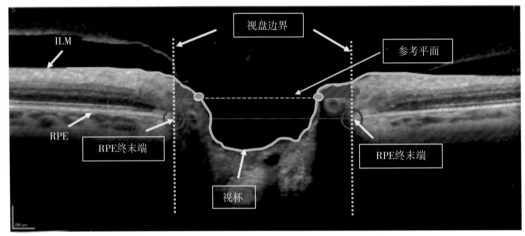

图 11-15　以 RPE 界定视盘边缘

（2）以 Bruch 膜开口界定视盘边缘（图 11-16）　Bruch 膜开口（BMO）代表一个稳定的开口，所有的轴突通过这个开口离开眼睛。由于血管和轴突不能通过 Bruch 膜，Bruch 膜被认为是视盘的近似结构边界。

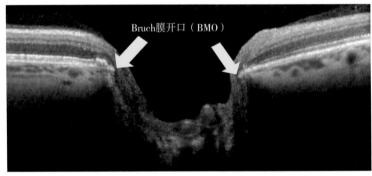

图 11-16　以 Bruch 膜开口界定视盘边缘

（3）两种视盘边缘界定视盘方法的比较（图 11-17）　临床所见视盘盘沿（RPE 边界）宽度（黄线）是 BMO 所示盘沿宽度（红线）的 2 倍。鼻侧 OCT 边界（RPE 边界）和 BMO 位点一致，颞侧 OCT 边界（RPE 边界）和 BMO 位点不一致，BMO 位点一致则视盘边界更靠里面，红色连线为 BMO 边界、绿色连线为 RPE 边界。

在解剖上 BMO 是视网膜神经节细胞（RGC）轴突出眼球所在，是视盘的真正解剖边界，临床视盘边界没有解剖结构支撑。视盘边缘的定义向解剖学转变：使用 BMO 作为标记，可精准评估盘沿组织。

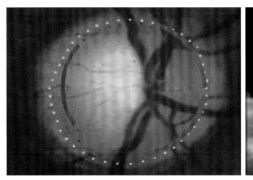
视盘眼底照相图片

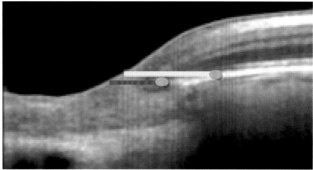
视盘 OCT 扫描

图 11-17　两种视盘边缘界定视盘方法的比较

7. 高度近视青光眼视神经视网膜边缘丢失的分期（图 11-18）

在眼底照相图片上，高度近视眼的青光眼边缘损失的模式与非高度近视青光眼损失模式相同。非高度近视青光眼视神经视网膜边缘损失情况可用于视神经损伤程度的分期。

在第一阶段，边缘已失去其生理形状，下扇区和（或）上扇区的边缘宽度等于颞水平扇区的边缘宽度。在第二阶段，可以清楚地检测到边缘缺口，在颞下区域比颞上区域更常见，边缘切口位于垂直盘轴约 15°的颞部。在第三阶段，边缘主要出现在颞叶水平盘区域，因此边缘缺口不再清晰可见。在第四阶段，鼻缘只在鼻上区保留。在第五阶段，所有的鼻缘都消失了。

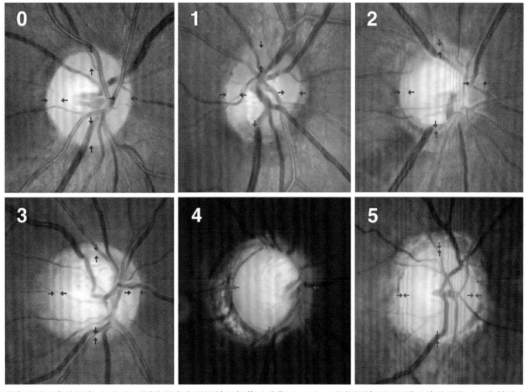

视盘照片显示正常的视盘（0）和不同阶段青光眼视神经损伤（分期 1~5），根据视神经视网膜边缘的形状（蓝色箭头）分类

图 11-18　高度近视青光眼视神经视网膜边缘丢失分期

8.高度近视筛板间压力梯度变陡

高度近视大视盘的筛板变薄，使玻璃体内的眼内压与球后脑脊液压力之间的距离缩短，因此在筛板间压差不变的情况下，视盘间压梯度变陡。筛板间压力梯度的增加可能是高度近视青光眼易感性增加的原因之一。

第三节　视网膜神经纤维层改变

视网膜神经纤维层（RNFL）由视网膜神经节细胞发出的轴突聚集成束状，构成神经纤维束，互相平行排列而成。正常眼中，神经纤维从周边视网膜向视盘集中构成视神经。视网膜神经纤维分为三个部分：①上下方弧形纤维起源于黄斑颞侧和上下方神经的神经元，分别从颞侧水平合缝和上下方呈弧形绕过黄斑，进入视盘的上下极，在视野上投射于上下 Bjerrum 区和鼻侧周边部；②鼻侧放射状神经纤维起源于视网膜鼻上和鼻下象限，呈放射状直线进入视盘鼻侧，对应颞侧视野；③视盘黄斑束纤维，也称视盘黄斑束，起源于黄斑，呈直线进入视盘颞侧。后极部神经纤维位于视盘表面，周边部神经纤维位于视盘深部，视盘黄斑束纤维位于中间。由于 RNFL 分布排列上的特点，视网膜各部分 RNFL 厚度不同：最厚部位是视盘上端和下端，视盘鼻侧或颞侧的 RNFL 厚度只有视盘上下端的一半，越向视网膜周边部 RNFL 越薄，遵循 "SITN" 原则（图 11-19、图 11-20）。由于 RNFL 厚度反映了神经节细胞轴突的数量，通过测量其厚度可以由活体间接了解神经节细胞的存活情况，是目前用作评估青光眼的客观可量化指标之一。一般用视盘周围 RNFL 厚度及黄斑部神经纤维层的参数反映 RNFL 的改变。黄斑

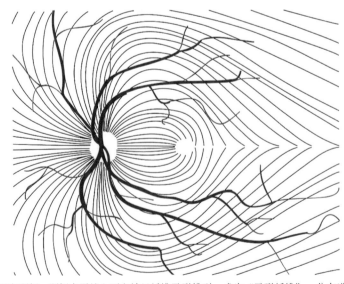

黄斑区视神经纤维进入视盘颞侧，颞侧水平缝上下方神经纤维弓形排列，成为 "弓形纤维"，分布进入视盘上下方，鼻侧视神经纤维呈放射状，直接进入视盘鼻侧

图 11-19　视网膜神经纤维的分布

神经节细胞内丛状层（macular ganglion cell-inner plexiform layer，mGCIPL）是视网膜内丛状层和神经节细胞层的总和，直接反映受青光眼影响的神经节细胞胞体的厚度，通常作为黄斑部 RNFL 的常见参数。检眼镜、眼底照相、OCT 等可观察 RNFL 缺损情况，OCT 可定量测量 RNFL 厚度，对青光眼视网膜神经节细胞凋亡和神经纤维丢失等具有良好的诊断价值。

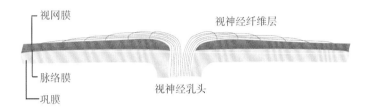

视网膜周边部发出的神经纤维位于神经纤维层的深层，进入视盘的周边部，近视盘的纤维位于浅层，进入视盘较中央部

图 11-20　视网膜神经纤维层排列方式模式图

一、POAG 视神经病变特征

POAG 是一种进行性视神经病变，其特征是视网膜神经节细胞及其轴突的丧失，以及视盘和视网膜的组织重塑（图 11-21、图 11-22）。陆炯等应用 OCT 检测显示 POAG 患者视盘周围 RNFL 厚度较正常眼明显变薄，各象限 RNFL 厚度及平均 RNFL 厚度均降低，在早中期 POAG 患者中以视盘下方、上方象限的损伤变薄尤为明显（图 11-22 ～ 图 11-24）。

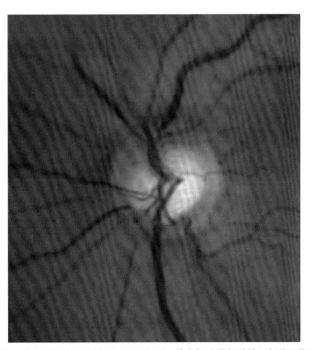

图 11-21　青光眼视盘下方违反 ISNT 规则，伴有切迹及相关神经纤维层楔形缺损

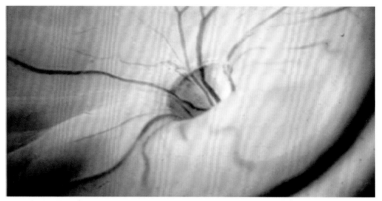

图 11-22　眼内压作用于视盘及 RNFL，致 RNFL 变薄、视杯凹陷

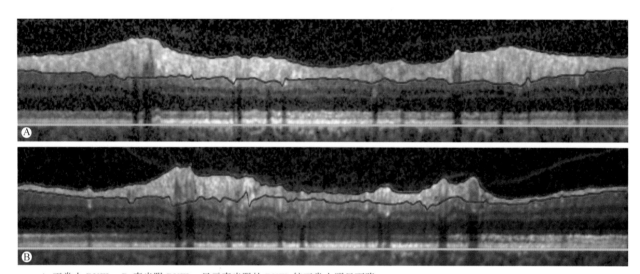

A. 正常人 RNFL；B. 青光眼 RNFL。显示青光眼的 RNFL 较正常人明显下降

图 11-23　FD-OCT 扫描 RNFL 测量

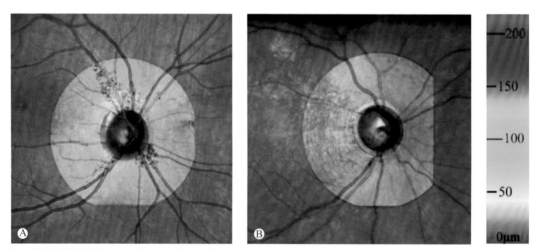

A. 正常人的视网膜厚度图；B. 局部 RNFL 缺失的青光眼患者的视网膜厚度图

图 11-24　SLO 叠加的视网膜厚度图

二、视网膜神经纤维层改变特征

在病理性近视中，视盘的倾斜使视网膜向黄斑区域收敛，视盘颞部 RNFL 厚度变厚，鼻侧盘缘的 RNFL 厚度变薄；当视盘发生水平旋转时，由于中央凹位置与视盘水平，导致鼻上方 RNFL 厚度较薄、鼻下方 RNFL 厚度较厚，都使 RNFL 改变分布不均匀。正常 OCT 检测 RNFL 厚度剖面有两个峰，分别位于颞上和颞下 RNFL 束。随着眼轴长度的增加，颞上和颞下 RNFL 束的边界角度减小，这意味着近视眼的 RNFL 束比非近视眼的 RNFL 束更靠近黄斑。因此，在无青光眼的近视眼中，大部分 RNFL 厚度剖面在统计学上处于临界或异常，视盘周围某些区域也处于临界或异常（图 11-25），往往会导致病理性近视合并青光眼的假阳性诊断。且研究发现，病理性近视随着眼轴长度的加长，RNFL 的厚度逐渐变薄，视盘-中央凹距离越长，视盘旁 γ 区越大，而变长的视盘-中央凹距离和变大的 γ 区导致视网膜神经纤维的伸长和拉伸，进一步导致神经纤维变薄或丢失。Salehi 等纳入 47 项研究的 Meta 分析，利用 OCT 测量 RNFL 与屈光度的关系，发现与正常人相比，高度近视眼的视盘 RNFL、视盘周围 RNFL、黄斑区 RNFL 厚度值显著降低，中度近视的视盘 RNFL、视盘周围 RNFL、黄斑区 RNFL 厚度值也明显降低。

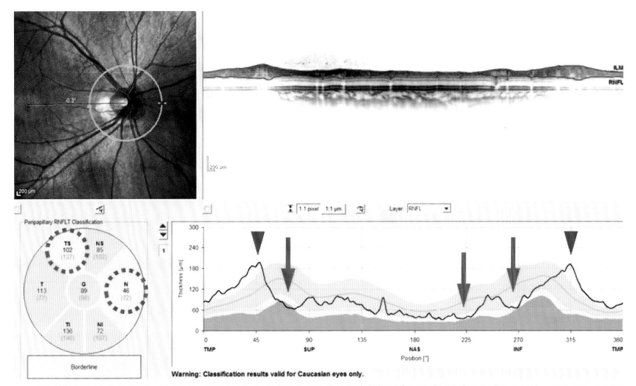

高度近视 RNFL 厚度剖面。注意颞上和颞下 RNFL 束（蓝色箭头）比正常数据更靠近连接视盘中心和中央凹的线。红色箭头和虚线圈表示 RNFL 厚度交界或异常的区域

图 11-25　近视的颞上和颞下 RNFL 厚度剖面处于临界或异常

三、视网膜神经纤维层改变临床意义

盘周及黄斑部 RNFL 变薄是病理性近视和 POAG 患者共有的特征，病理性近视由于视盘及视盘周围区域的结构变形、倾斜、椭圆形结构和盘周萎缩，可能导致 RNFL 测量值具有误差，导致病理性近视合并 POAG 的诊断和监测具有挑战性。由于青光眼会进一步加重病理性近视的视功能损害，病理性近视合并 POAG 的早期诊断显得特别重要。其盘周及黄斑部 RNFL 可发生如下改变。

1. RNFL 厚度降低

韦晓丹等研究屈光度低于 −10.0 D 的病理性近视合并青光眼 RNFL 厚度与屈光度的相关性，发现屈光度的绝对值与鼻侧、颞上、鼻下、颞下及全周平均 RNFL 厚度呈负相关，与颞侧 RNFL 厚度呈正相关，即病理性近视合并青光眼患者除颞侧外各象限视神经纤维层厚度均变薄。青光眼性 RNFL 损害主要发生在视盘垂直方向，当 OCT 检查发现视盘上方和下方 RNFL 变薄，则要高度警惕是否合并了早期青光眼的 RNFL 改变。但高度近视及病理性近视患者 RNFL 厚度普遍比正常人群低，尤其是视盘上、下方和鼻侧，提示仅凭 RNFL 异常变薄确诊病理性近视合并青光眼发生时应当谨慎。Kita 等一项研究中发现，在青光眼的诊断中黄斑区神经节细胞复合体（macular ganglion cell complex，mGCC）厚度的变化已被证明是青光眼结构损伤和进展的早期准确指标。在病理性近视眼中，黄斑神经节细胞–内丛层（GCIPL），受视盘变化的影响较小，无论近视程度如何，黄斑 GCIPL 厚度都能有效地检测青光眼。Shin 等发现当病理性近视合并 POAG，黄斑 GCIPL 厚度测量的诊断准确性高于盘周 RNFL 测量。中山眼科中心随访 3 年以上的近视进展者青少年 47 眼，青光眼进展者青少年 25 眼，分析初次和末次就诊时测量的视盘周围神经纤维层（peripapillary retinal nerve fiber layer，pRNFL）和 GCIPL 的变化。在随访期间，近视进展组和青光眼进展组的全部 RNFL、上、下 pRNFL 均下降。近视进展组鼻 pRNFL 降低，青光眼进展组无显著性差异，近视进展组颞部 pRNFL 升高，青光眼进展组降低。两组的平均 GCIPL 均有所下降。颞叶 pRNFL 和 10、8、9、7 时扇区 pRNFL 的年变化率及颞下 GCIPL 对青光眼与近视的鉴别诊断价值较好。

2. RNFL 缺损

RNFL 缺损是早期青光眼最敏感的指标，对青光眼的特异性达 90% 以上，合并病理性近视的 POAG 患者表现为明显的弥漫性 RNFL 缺损。Kimura 等通过无赤光眼底照相检测 RNFL 损伤来比较高度近视与非高度近视早期青光眼的 RNFL 缺损情况（图 11−25），发现高度近视眼在早期青光眼中更容易发生视盘黄斑束损伤。在早期青光眼患者中，与非高度近视组相比，高度近视组出现 RNFL 缺损眼数量较多，且高度近视组中累及视盘黄斑束的 RNFL 缺损更多位于上方或同时扩展到下方，这与高度近视的视野中常见的颞下象限旁中心暗点相对应（图 11−26、图 11−27）。出现上方 RNFL 缺损及颞下象限的旁中心暗点是高度近视合并早期青光眼视野缺损的一个重要特征。

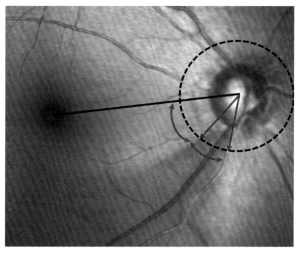

　　用黑点线以视盘为中心做直径为 3.46 mm 的圆。黑线是从视盘中心到黄斑中心凹中心的一条直线，称为"参考线"。在每个 RNFL 缺损的边界上画两条线，从视盘中心到 RNFL 缺损边界与圆圈相交的每个点（2 个红色箭头）。角度位置定义为 RNFL 缺损的参考线与靠近参考线的边界线之间的夹角（蓝色双头弧箭头），角度宽度定义为 RNFL 缺损的 2 条边界线之间的夹角（红色双头弧箭头）

图 11-26　无赤光眼底照相 RNFL 缺损角度位置和宽度的测量方法

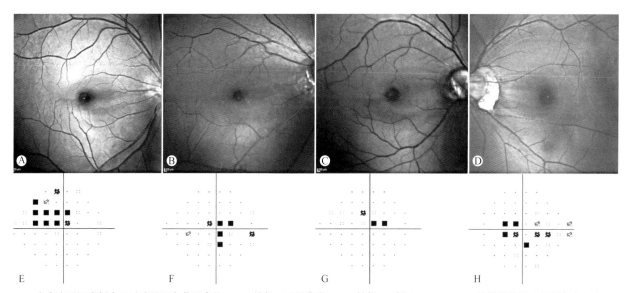

　　在高度近视病例中显示涉及视盘黄斑束的 RNFL 缺损，可见多发 RNFL 缺损：2 例（A、B）RNFL 缺损累及视盘黄斑中心（1/4 参考线），另外 2 例（C、D）RNFL 缺损不累及视盘黄斑束中心。虽然中心旁盲点的位置各不相同，但在所有 4 例病例中，都包括颞旁中心点（E～H）

图 11-27　高度近视眼涉及视盘黄斑束的 RNFL 缺陷

第四节　视盘及黄斑区 OCTA 改变

　　OCTA 是通过使用软件算法来分析由血管内运动颗粒（如红细胞）引起的 OCT 信号变化，从而实现血管可视化，是一种非侵入性、高分辨率的成像设备，可定量评估视盘、黄斑及视盘周围视网膜和脉络膜血管血流密度。病理性近视中黄斑及视盘旁浅表血管密度降低，中心凹旁 RNFL、视盘旁 RNFL 和中心凹下脉络膜的厚度明显降低，脉络膜毛细血管密度也较低。王甜甜等研究显示，高度近视黄斑浅部和深部血管密度明显降低，鼻侧视盘周围血流密度降低，而视盘内流密度增加；在高度近视的低氧环境下，视盘内的微血管网络可能具有代偿作用。2015 年刘亮首次描述了青光眼 OCTA 成像的视盘周围血管改变，OCTA 图像中 VD 的降低与无红摄影中 RNFL 缺陷的确切地形相关，表明使用 OCTA 评估的视网膜 VD 可以准确地检测和量化青光眼引起的结构损伤。研究表明，青光眼患者视盘周围和黄斑区域的血管密度降低，视盘的血流量减少与青光眼的进展有关。在高度近视的青光眼评估中，使用 OCTA 的一个潜在优势是其不受 RNFL 的低反射率或视神经的结构变形（如视盘倾斜或 PPA）的影响。在高度近视中，OCTA 测量的视网膜 VD 通常减少，但考虑到青光眼损伤的局部性质，其仍然有助于检测与青光眼相关的微血管变化。在高度近视的 POAG 眼中，Lee 等应用 OCTA 观察到视盘周围 VD 与青光眼性 VF 缺陷之间存在很强的地形相关性。由于分割错误的存在，使用 OCT 难以检测青光眼损伤，使用 OCTA 可测量的 VD 显示与视野敏感性丢失的相关性（图 11-28 ~ 图 11-30）。辐射状的视盘周围毛细血管（radial peripapillary capillaries，RPCs）由位于视网膜浅表的毛细血管丛组成，提供视网膜神经节细胞轴突。RPCs 的结构变化与青光眼的发病机制有关。使用 OCTA 的研究表明，在功能和结构测试中，浅表视网膜 VD（包括 RPCs）与青光眼有显著的相关性。使用 OCTA 评估 VD 可能有助于评估青光眼损伤。Shin 等报道，在青光眼伴高度近视患者中，视网膜 VD 与 VF 平均敏感性之间的区域相关性强于 RNFLT 与 VF 平均敏感性之间的区域相关性。OCTA 测量视网膜 VD 可用于高度近视眼青光眼性 VF 损伤的评估。

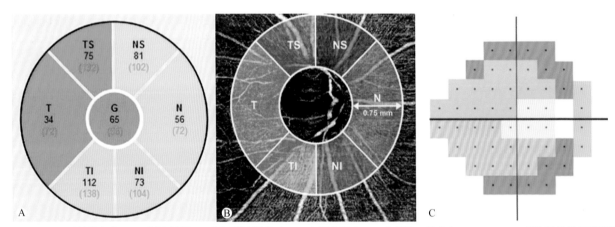

A.OCT 测量的扇形 RNFL 厚度的图；B. 视网膜浅层的面 OCT 血管造影（OCTA）图像，结合与 Spectralis OCT 系统提供的扇形图相对应的图（从视盘边界的环形半径为 750 μm）；C. 视野（VF）地图使用修改的 Garway-Heath 区域划分为扇区，OCTA 图像中对应于 VF 地图中的区域的扇区以相同的颜色描绘。G：全视盘；N：鼻；NI：鼻下；NS：鼻上；T：时态；TI：颞下；TS：颞上

图 11-28 青光眼视盘 OCT、OCTA 及视野的对应关系

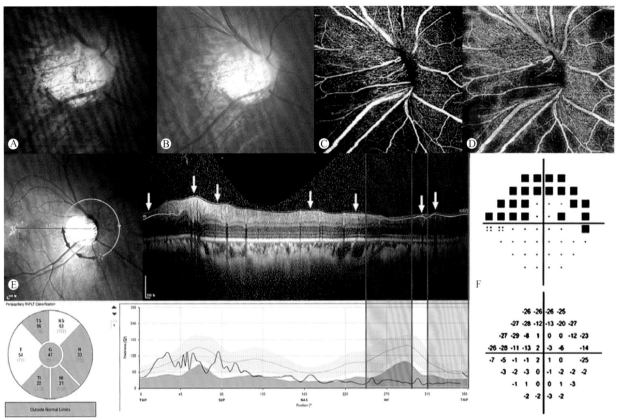

A、B. POAG 伴高度近视患者眼底彩色及无赤光图像；C、D. 视网膜表面 OCT、OCTA 图像及血管密度地形图；E. OCT 视盘周围 RNFL、扫描；F. VF 模式偏差图。C、D 图中的虚线表示 VD 下降区域的边缘，E 图中的双箭头和红线表示这些边缘所对应的位置。请注意，OCTA 显示了一个划分清晰的楔形区域，VD 下降，以虚线模拟 C、D 图中的 RNFL 缺损，F 图中在地形上对应于 VF 缺损的位置。A、B 图中 RNFL 缺损在颜色上或无红色眼底图像上都不明显。OCT 视盘周围扫描（绿圈）由于下方大面积视盘旁萎缩（橙色虚线）未能准确分割 RNFL，导致 E 图中 RNFL 厚度测量不准确。G：全局；N：鼻；NI：鼻下；NS：鼻上；T：颞侧；TI：颞下；TS：颞上

图 11-29　比较高度近视合并 POAG 的视盘各检查之间的差异

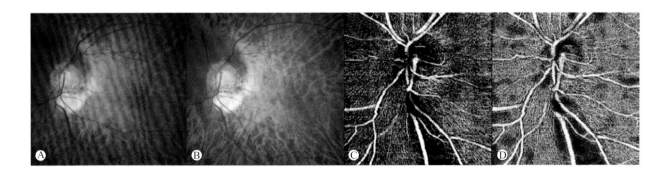

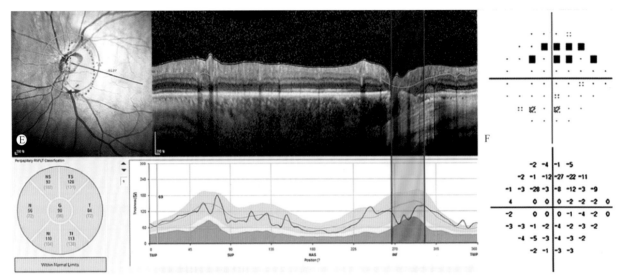

A、B. POAG 伴高度近视患者眼底彩色及无红图像；C、D. 视网膜 OCT、OCTA 图像及血管密度地形图；E、F. OCT 视盘周围 RNFL 扫描和 VF 模式偏差图。C、D 图中的虚线表示 VD 下降区域的边缘，E 图中的双箭头和红线表示这些边缘所对应的位置。请注意，C、D 图中 OCTA 显示了一个清晰划分的楔形区域，VD 降低模拟 RNFL 缺陷，其在 F 图地形上对应于 VF 缺陷的位置。A、B 图中的 RNFL 缺陷在颜色或无赤光图像中都不明显 A。E 图中的 OCT 圆形图显示了所有扇区的异常色码，这是由于检测 RNFL 时的分割错误造成的。N：鼻；NI：鼻下；NS：鼻上；T：颞侧；TI：颞下；TS：颞上。

图 11-30　高度近视合并 POAG 的视盘各检查之间的差异性比较

1. 高度近视伴 POAG 视盘及盘周 OCTA 改变

OCTA 可以一种非侵入性的方式实现高分辨率视盘及其周围视网膜微血管成像，且不受 RNFL 的低反射率或视神经的结构变形（如视盘倾斜或 PPA）的影响，其应用有助于进一步研究病理性近视合并 POAG 患者眼部微循环的变化。视盘周围脉络膜微血管在青光眼中特别重要，因为其由短的睫状体后动脉供应，也灌注视盘（ONH）的深层组织。视盘周围微血管评估在检测 HM 青光眼损伤方面也显示出独特的价值，既可检测其微血管结构的改变，也可检测其功能改变。微血管丢失（microvasculature dropout，MvD）为局灶性扇形毛细血管缺损，常出现在伴有视盘旁 γ 区的青光眼中，可通过检测高度近视中微血管丢失情况明确是否存在青光眼损伤。脉络膜 MvD 与 VF 缺损之间存在显著的地形关系。在近视 POAG 眼中，较大的 PPA γ 区面积与 MvD 的存在有关。测量的 MvD 大小可以用来量化青光眼损伤的严重程度。即使在视网膜血管系统信号强度低而无法显示时脉络膜 MvD 也可以被识别。这是因为 MvD 中较暗的区域与周围较亮的区域形成强烈对比。这一特征使脉络膜 MvD 在检测高度近视青光眼损伤方面突显有用性。Na 等发现 MvD 可提示有无青光眼损害、定位青光眼的损害并可估计其严重程度（图 11-31）。当其他常规检查不能确诊时，脉络膜 OCTA 图像可作为诊断高度近视青光眼的辅助工具。

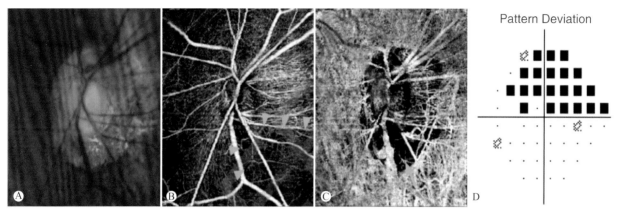

A. 眼底彩色照片。B、C. 在视网膜浅层和脉络膜获得的 OCTA 图像，B 中箭头显示视网膜血管减少，C 中箭头显示下半侧的 MvD。
D. 视野模式偏差图显示上半侧视野缺损

图 11-31　病理性近视合并青光眼下半侧脉络膜微血管缺损（MvD）和上半野缺损

　　Fan 等研究了有和没有高度近视的 POAG 眼的视网膜血管反应性，并通过 OCTA 和高氧试验确定了青光眼合并高度近视与 ONH 血管反应性之间的关系，发现伴有高度近视的 POAG 眼比未伴有高度近视的 POAG 眼血管调节功能明显受损，并观察到 POAG 患者 ONH 血管反应性与等效球镜和眼轴之间存在很强的显著线性相关（图 11-32）。在 OCT 检查中，由于眼轴伸长和视盘周围大面积萎缩，高度近视眼的分割错误是主要问题，OCT 的分割错误可能会影响视盘周围 RNFL 厚度的精确评估，导致青光眼诊断不准确。视网膜血流密度（VD）的可视化不像 RNFL 厚度那样需要严格精确的分割，不受高度近视相关解剖变异的影响，使 OCTA 在高度近视眼的视盘周围评估中具有独特的优势。该研究也提示 ONH 血管反应性受损可能参与高度近视青光眼的病理生理和发展，视网膜血管功能障碍可能加重高度

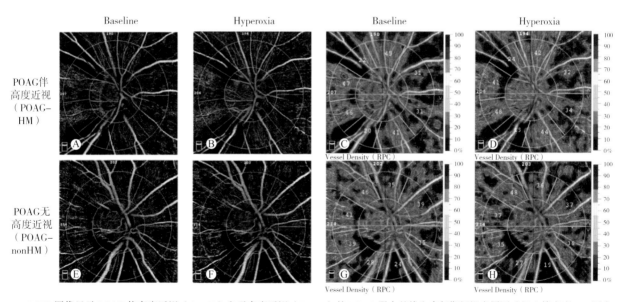

OCTA 图像显示 POAG 伴高度近视（A ~ D）和无高度近视（E ~ H）的 POAG 眼在基线和高氧期间视盘周围毛细血管密度。A 图中定义了 1mm 宽环空盘周区域范围。RPC 为径向盘周毛细血管

图 11-32　POAG 伴高度近视与 POAG 无高度近视的视盘血流密度比较

近视眼 POAG 的进展。因此，近视眼眼轴伸长不仅会导致血管结构改变（VD 降低），还会导致血管自动调节功能改变（血管反应活性受损），在高度近视青光眼的随访中具有重要作用。

2. 高度近视伴 POAG 黄斑部 OCTA 改变

OCTA 可对黄斑浅部（superficial capillary plexuses，SCP）和深层毛细血管丛（deep capillary plexuses，DCP）的微血管［血管密度（vessel density，VD）和中央凹无血管带（foveal avascular zone，FAZ）］进行定量评估（图 11-33）。OCTA 测量的低 VD 与高度近视眼更严重的青光眼视野（VF）损伤相关，更大的 FAZ 区域与青光眼和高度近视都相关。在高度近视的青光眼中，黄斑 VD 比视盘周围 VD 具有更好的鉴别性能。

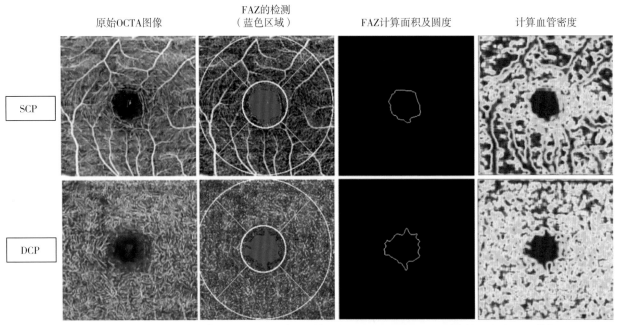

通过定制的 MATLAB 程序，可以自动计算 SCP 和 DCP 的中央凹周围的 VD、FAZ 面积、FAZ 圆度等一系列 OCTA 指标

图 11-33　OCTA 图像视网膜毛细血管网络的定量研究

Lin 等通过 OCTA 观察高度近视合并 POAG 黄斑部血流密度的纵向变化发现，高度近视合并 POAG 眼的 SCP 和 DCP FAZ 面积显著小于非高度近视的 POAG 眼，DCP 中黄斑 VD 的平均变化率明显快于非高度近视 POAG 眼。高度近视的 POAG 眼与非高度近视的 POAG 眼之间 FAZ 区域和圆度的变化率随时间的变化没有显著差异。因为高度近视患者 DCP 黄斑 VD 降低与视网膜外层变薄相关，视网膜深血管丛小直径血管随着眼轴的拉长而变小，导致高度近视眼的视网膜深层微血管降低了视网膜功能和耗氧量，从而更容易受到血流减少的影响。SCP 位于 RNFL 的视网膜大血管附近，其密度可能对高度近视视网膜轴向伸长和变薄相关的改变不太敏感，因此在高度近视合并 POAG 眼中，DCP 比 SCP 更容易受到微血管变化的影响。DCP 中黄斑 VD 基线较低的高度近视合并 POAG 眼更容易经历更快的 VD 损失速度，这可进一步预测高度近视合并 POAG 青光眼损害的进展（图 11-34）。

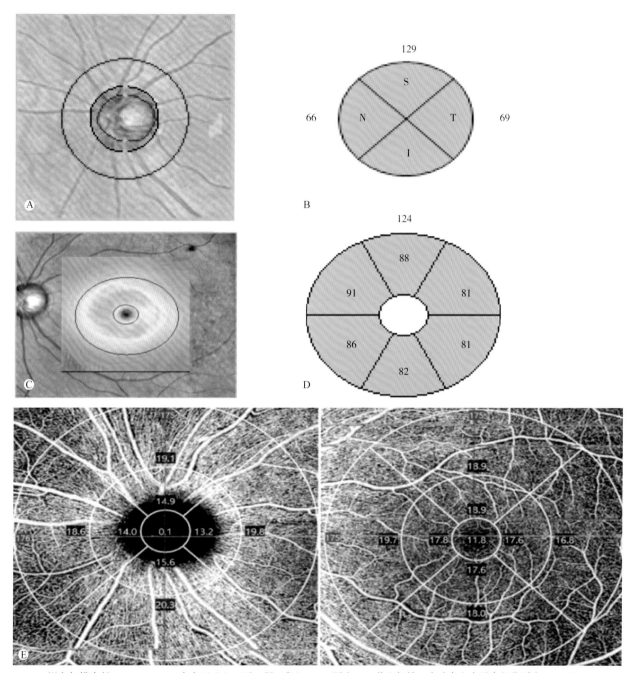

A. 视盘扫描半径 3.46 mm。B. 4 个扇区（上、下、颞、鼻）RNFL 厚度。C. 黄斑扫描，内垂直和水平直径分别为 1 mm 和 1.2 mm，外垂直和水平直径分别为 4 mm 和 4.8 mm。D. 6 个扇区（颞上、上、鼻上、颞下、下、鼻下）的神经节细胞内丛层厚度。E. 视盘周围血管密度扫描（左）和黄斑血管密度扫描（右）可预测高度近视 POAG 眼的改变

图 11-34　OCTA 和 OCT 测量视盘及黄斑区域的比较

　　在 6 mm×6 mm 的 OCTA 扫描中，Lee 等认为黄斑 VD 对青光眼的诊断能力优于或相当于乳头周围 VD，不仅是非高度近视眼，而且在高度近视眼中也是如此。有趣的是，外侧黄斑 VD 的诊断性能优于内侧黄斑 VD。由于黄斑的解剖特征，青光眼早期病变通常先累及外侧黄斑区，从而导致黄斑外侧 VD

和内侧 VD 的诊断能力不同。在这种情况下，更广泛的 OCTA 测量范围可能具有更好的诊断性能。高度近视的眼睛中，黄斑外 VD 测量具有良好的青光眼检测能力。

广角 OCTA 密度图（OCTA-PanoMap）比传统无赤光眼底照相或广角 SS-OCT 扫描对近视性青光眼损伤检测有更高的诊断准确性。POAG 早期黄斑和视盘周围均存在明显的微血管损伤。在 POAG 患者的视野损伤被检测到之前，OCTA 测量可以检测视网膜微血管的变化（视盘周围血管和黄斑血管的密度）。在检测青光眼损伤方面，OCTA-PanoMap 的灵敏度明显高于无赤光眼底照相，与广角 SS-OCT 图相当，特异性明显高于其他常规成像方法（图 11-35、图 11-36）。因此，OCTA-PanoMap 对高度近视合并 POAG 眼与正常高度近视眼具有良好的鉴别诊断能力。

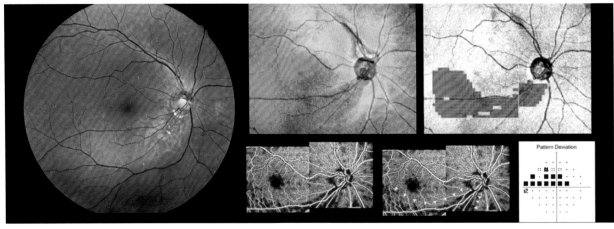

65 岁，女性，右眼高度近视合并 POAG（眼轴长 27.04 mm，球形等效 -8.0 D），颞下 RNFL 缺损在无赤光眼底摄影中不明显，但在广角 SS-OCT 厚度图、偏差图和 OCTA-PanoMap（白色箭头）中显示良好。视野检查测试出上方盲点

图 11-35　高度近视合并青光眼广角 OCTA 密度图（OCTA-PanoMap）病例

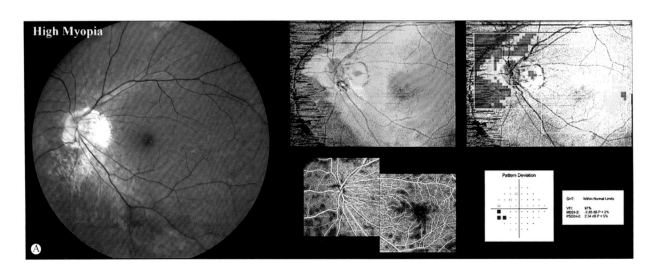

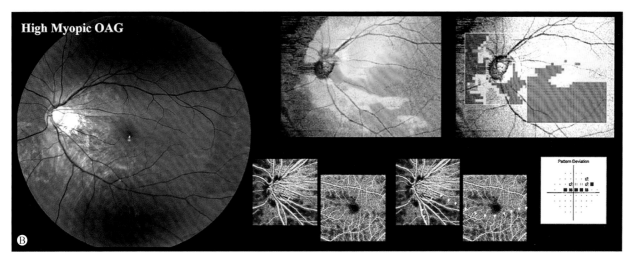

高度近视两病例。A.男性，56岁，屈光度–8.0 D，眼轴长27.80 mm；B.男性，26岁，眼轴长27.86 mm，s/p LASEK。下排左眼OCTA–PanoMap上可见颞下血管密度缺损，与HVF模式偏差图上与上方缺损一致，诊断青光眼。然而，在上排中，OCTA–PanoMap中看不到血流密度的衰减，与HVF模式偏差图上没有盲点一致，广角偏差图中出现了许多红色和黄色像素（假阳性）

图11-36　高度近视与高度近视伴青光眼广角OCTA密度图（OCTA–PanoMap）病例

第五节　视野改变

一、病理性近视合并POAG视野改变的影响因素

高度近视及病理性近视患者随着近视度数的增高视敏度降低，这是由于眼轴伸长、眼底扩张、视网膜–脉络膜结构改变、视网膜光感受器基质间距或扭曲增加所致。目前，病理性近视的视野缺损检测仍然是一个临床难题。自动视野测量是评估青光眼疑似患者视功能最常用的方法。病理性近视合并POAG，其视盘结构模糊难以分辨，准确的视野检测往往是困难的，因为病理性近视相关的视盘变形（椭圆形视盘、视盘倾斜、视盘旋转、大面积盘周萎缩等）可能导致类似青光眼的视野缺损，但当视野缺损与视盘盘沿或RNFL丢失相对应时，会增加青光眼诊断的确定性。病理性近视合并POAG视野改变存在以下影响因素。

1.视盘倾斜与旋转

正常弓状神经纤维位于视盘中心至黄斑中央凹连线的上方和下方，视盘倾斜和旋转会引起弓状纤维的损伤。视盘倾斜由倾斜比决定。倾斜比为视盘的最长直径与最短直径之比；视盘旋转为视盘最长直径与垂直子午线的偏差，垂直子午线是垂直于连接黄斑中央凹和视盘中心的连线的垂直线（图11-37）。视盘旋转测量的参考线仍位于视盘中心至黄斑中心凹的连线，其将弓状神经纤维分为上、下两部分，视盘旋转使神经纤维偏离正常位置。视盘旋转程度越大意味着神经纤维偏离和张力越大，神经纤维更容易受到青光眼损伤。Hung等研究表明，视盘旋转程度越大，青光眼性视野缺损也越大，较大视盘倾斜引起较严重的中心凹旁视野缺损。在早期正常眼压青光眼的近视患者中，视盘上

旋可对上视网膜神经轴突施加压力，导致上方 RNFL 损伤，出现下方视野缺损；而视盘下旋可引起下方 RNFL 损伤，出现上方视野缺损（图 11-38）。视盘倾斜程度越大，青光眼视神经病变越严重，且视盘倾斜方向可指示青光眼损伤位置，视盘向下倾斜比视盘不倾斜的青光眼更容易出现局部视野进展。

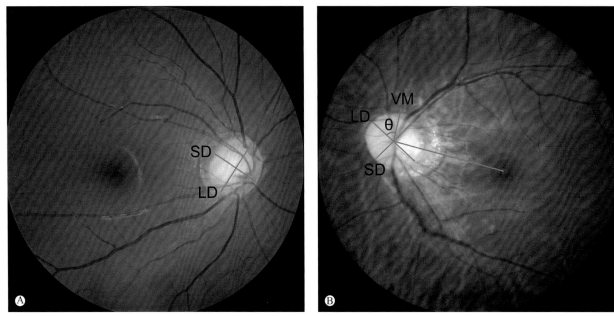

A. 倾斜比为视盘的最长直径（longest diameter，LD）与最短直径（shortest diameter，SD）之比，LD 与 SD 正交。B. 测量 LD 和垂直子午线（vertical meridian，VM）之间的旋转度（θ），VM 被确定为连接中央凹和视盘中心的参考线的垂直线（90°）

图 11-37　倾斜比和旋转度的测量

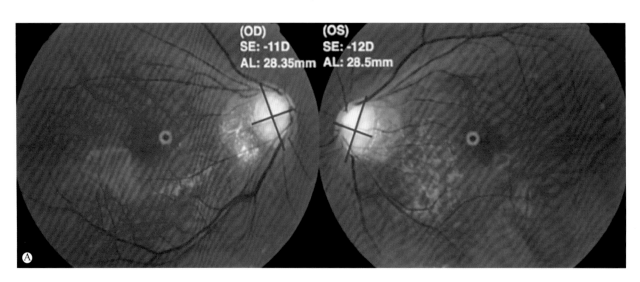

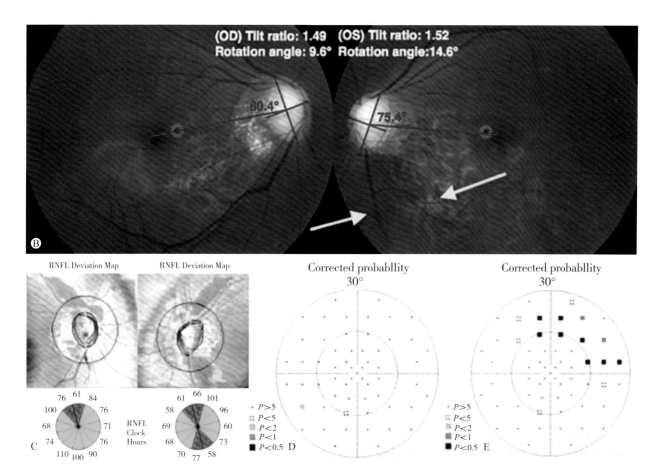

女性，27岁，病理性近视合并POAG眼底照片（右眼SE，−11D，AL 28.35 mm；左眼SE，−12 D，AL 28.5 mm）。A、B. 右眼视盘倾斜比为1.49，下旋转度为9.6°；左眼视盘倾斜比为1.52，下旋转度为14.6°。B. 左眼颞下RNFL缺损（箭头）。C. 在频域相干光断层扫描（SD-OCT）成像的RNFL偏移图中，左眼存在颞下RNFL缺陷。D、E. 左眼上弓状VF缺损。自动视野测量的平均缺损为右眼0.9 dB、左眼4.1 dB

图11-38　近视越严重，视盘旋转越严重，青光眼视野（VF）缺损越严重

2. β区PPA

病理性近视合并POAG患者β区PPA的存在对青光眼视神经病变的检测比杯盘比更敏感。Sung等研究发现，POAG近视患者的β区PPA面积越大，视盘倾斜的发生率越高，筛板更薄，筛板前表面更深，更容易出现青光眼视神经病变，且β区PPA与POAG的近视患者视野进展存在空间相关性，即β区PPA面积最大的区域视野进展最快。

3. 视网膜中央血管干鼻侧移位

视网膜中央血管干通常位于筛板中心的鼻上象限，可对抗机械应力导致的筛板变形。视网膜中央血管干的位置随着近视眼球的伸长而向鼻侧移位。有研究表明，血管干位置偏移的眼睛，其青光眼的进展风险更高。视网膜中央血管干可影响筛板局部青光眼神经纤维层丢失的敏感性。盘沿的丢失和视野缺损随着距视网膜中央血管干出口的距离增加而增加。在青光眼中，盘沿形状异常和视野缺损都与视网膜中央血管的位置异常有关。在轴性近视和青光眼的发展过程中，血管干的移位方向可能与视盘生物力

学因素有关，并可能参与视盘的重塑过程（图11-9）。血管干鼻侧化也可能是中心视野丧失和青光眼视野进展较快的生物标志物（图11-39）。

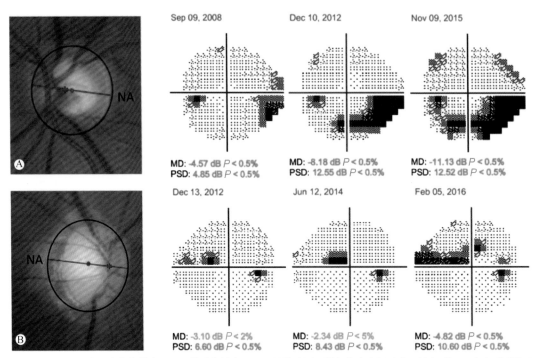

A. 59岁左眼POAG患者，鼻化指数为0.63，偏移指数为0.11，基线时属于低鼻化中央视网膜血管主干组，随访时视野（VF）进展率在中心10°区域为-0.28 dB/年，在周围10°～24°区域为-0.45 dB/年。B. 58岁右眼POAG患者，鼻化指数0.84，偏移指数0.60，基线时属于高鼻化视网膜中央血管主干组，随访期间中心10°区域VF进展率为-0.88 dB/年，外周10°～24°区域为-0.10 dB/年。蓝色星号表示视网膜中央血管干在鼻化轴（NA）上的位置；红点为基于Bruch膜开口边缘的椎间盘中心；紫线为NA。MD：平均偏差；PSD：模式标准差

图11-39 病理性近视合并POAG

二、病理性近视视野改变的特点

病理性近视眼底病变在很大程度上都会在视野中反映，主要表现为普遍敏感度降低、生理盲点扩大、周边视野缩小、中心相对暗点和（或）旁中心暗点等，均可以在眼底找到相关联的病变。当病理性近视合并可疑POAG时，其视野异常究竟祸起何方需要认真研究。鼻侧阶梯、与视杯扩大方向相对应的缺损、无眼底对应性病变的旁中心暗点等可能是青光眼的征兆（图11-40），而无规律的、周边的缺损多与青光眼无关。单纯生理盲点扩大没有特异性，不能作为青光眼的诊断依据。

近视眼视盘改变的复杂性、近视眼RNFL变化的少特异性，以及近视眼视野损害的无规律性；RNFL弥漫性而非局限性缺损或上方RNFL缺损及相应的颞下象限的旁中心暗点、视野中出现鼻侧阶梯、与视杯扩大方向相对应的缺损、无眼底对应性病变的旁中心暗点等特点，使得近视合并青光眼时视野改变变得复杂。

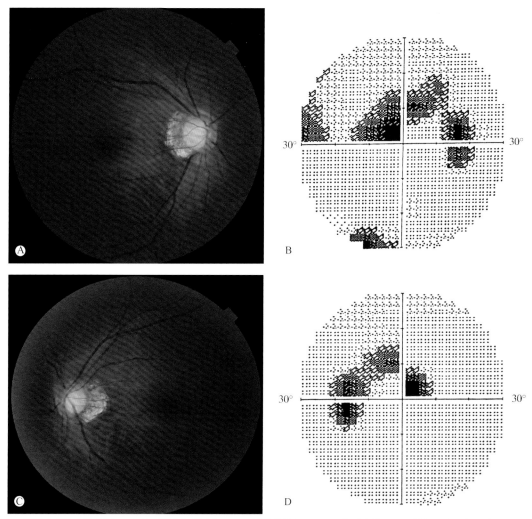

A、C.双眼眼底彩色照相图片，显示双眼视盘颞下方RNFL局限性缺损；B、D.相对应的RNFL缺损区出现与视盘相连的弓形暗点

图11-40　病理性近视合并POAG

三、病理性近视合并POAG相关检测的评估

近年来OCTA等新设备的应用可有效检测眼底结构与功能变化的相关性，有助于明确病理性近视合并POAG视野损害，帮助做出青光眼的诊断及了解进展情况。

1.盘周血管密度检测

盘周血管密度（papillary vessel density，pVD）减少与视野敏感性之间相关性较强，OCTA测量pVD可被认为是检测和监测高度近视合并POAG损伤的方法。青光眼的结构（RNFL厚度）和功能（视野敏感性）之间存在适度的关系，但在伴有近视的青光眼中，RNFL和视野测量之间的相关性相对较弱。因为高度近视眼的盘周视网膜神经纤维层（papillary RNFL，pRNFL）厚度明显变薄。当病理性近视合并POAG时，难以区分近视引起的RNFL变薄与青光眼引起的RNFL变薄，pVD却受近视变化的影响较小。pVD减少与视野损伤严重程度显著相关，且视网膜深层血管密度与青光眼的严重程度有关，与近视程度无关。OCTA 的出现使视盘、盘周视网膜和黄斑的微血管系统的无创评估成为可能。在高度近视的青光眼患者中，OCTA 评估的整体 pVD 与视野平均敏感度（visual field mean sensitivity，VFMS）的相关性明显好于 SD-OCT 评估的整体 pRNFL，因此 OCTA 测量 pVD 可监测高度近视合并青光眼的视功能进展（图 11-41）。

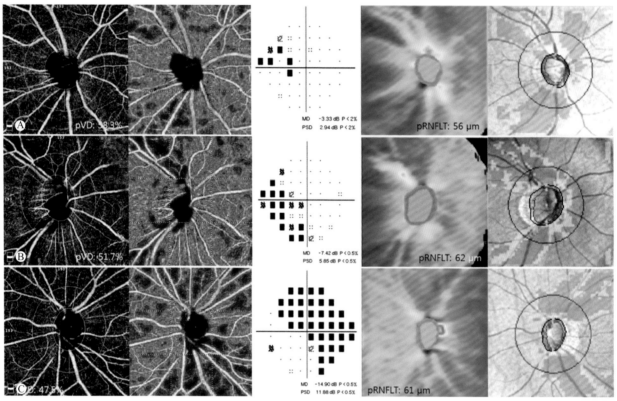

OCTA 评估的盘周血管密度（pVD）比 SD-OCT 评估的盘周视网膜神经纤维层厚度（pRNFL）与视野损伤的严重程度（VF）有更好的相关性。A. 男性，48 岁；高度近视（眼轴长 28.03 mm），颞下区局灶性血管脱落（pVD 58.3%）和相应的早期 VF 缺损［平均偏差（MD）-3.33 dB］；神经纤维层明显变薄（pRNFL 56 μm），与 VF 损伤程度不一致。B. 女性，56 岁；高度近视（眼轴长 27.39 mm），颞上、颞下区域有局灶性血管缺失（pVD 51.7%）和相应的中度 VF 缺损（MD -7.42 dB）。C. 女性，55 岁；高度近视（眼轴长 27.17 mm），盘周区弥漫性血管脱落（pVD 47.5%），相应的严重 VF 缺损（MD -14.90 dB）。在高度近视眼中，VF 损伤随着 pVD 的减少而加重，而 pRNFL 的变化是青光眼损伤还是近视变化难以区分。dB：分贝；PSD：模式标准差

图 11-41　青光眼合并高度近视

2. 黄斑部深血管丛密度检测

黄斑部深血管丛密度（deep vessel plexus macular vessel density，DVP mVD）减少与视野（VF）敏感性之间的关系较强，OCTA 测量黄斑 DVP mVD 可被认为是检测和监测病理性近视合并 POAG 损伤的方法。Lee 等研究了开角型青光眼（open-angle glaucoma，OAG）伴高度近视患者浅血管丛（superficial vascular plexus，SVP）和深血管丛（deep vascular plexus，DVP）两层黄斑血管密度与中心视野敏感性（central visual field sensitivity，cVFS）的关系。纳入了 148 只 OAG 眼（64 只高度近视、84 只非高度近视青光眼）及 54 只健康眼，通过比较整体和局部 SVP-cVFS 和 DVP-cVFS 关系，黄斑神经节细胞-内丛层厚度（macular ganglion cell-inner plexiform layer thickness，mGCIPLT）-cVFS 关系，发现在高度近

视眼中，DVP-cVFS 的相关性与 SVP-cVFS 和 mGCIPLT-cVFS 的相关性一样强，且高度近视患者的内核层较非高度近视患者薄，内核层变薄可导致 DVP mVD 的继发性减少，使高度近视患者 DVP mVD 更容易发生与青光眼损伤相关的血流损伤，导致与 cVFS 的相关性更高，且视网膜组织变薄伴随视网膜轴向伸长和（或）青光眼损伤，这可能会减少氧气供应，导致血液循环受损、视网膜 VD 减少。由于较小的血管主要构成视网膜深层的 VD，当轴向伸长进展时，DVP mVD 比 SVP mVD 更容易衰减（图 11-42）。故 DVP mVD 可作为检测和监测病理性近视合并 POAG 患者 cVFS 损失的补充工具。

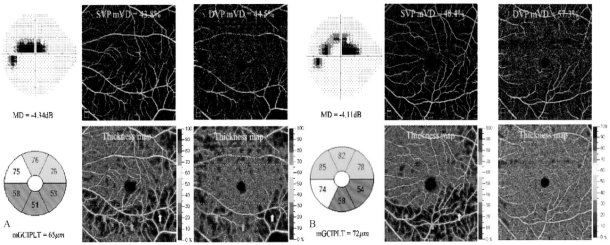

A. 高度近视，眼轴长 26.44 mm；B. 非高度近视，眼轴长 24.80 mm。视野平均偏差分别为 -4.34 dB（A 图左上）和 -4.11 dB（B 图左上）。通过 SD-OCT 评估的平均黄斑神经节细胞-内丛层厚度（mGCIPLT）分别为 65 μm（A 图左下）和 72 μm（B 图左下）。OCTA 确定的浅表血管丛（SVP）黄斑血管密度（mVD）损失在两种情况下与中心视野损失具有良好的地形相关性（A 图上中和下中；B 图上中和下中）基于面图和厚度图。下黄斑处检测到深血管丛（DVP）mVD 丢失，与高度近视患者的中心视野丢失相对应（A 图右上和右下）。相比之下，非高度近视患者没有明确的 DVP mVD 丢失（B 图右上和右下）。彩色箭头表示 SVP 和 DVP mVD 损失对应的视野损失。AL：轴长；dB：分贝；DVP：深层血管丛；mGCIPLT：黄斑神经节细胞-内丛层厚度；mVD：黄斑血管密度；SVP：浅层血管丛

图 11-42 两例不同眼轴长者早期开角型青光眼

3. 盘周微视野检查

高度近视黄斑视网膜敏感性往往会降低，这是静态自动视野测量（SAP）的一个重要限制，盘周微视野检查（circumpapillary microperimetry，cpMP）能够避免黄斑区域的影响来评估青光眼的结构-功能相关性（图 11-43）。在 POAG 中，cpMP 与 ppRNFLT 有很强的结构-功能关系，特别是在颞上和颞下区域。Baptista 等纳入了 30 例高度近视患者（60 眼），分别为 15 例患有青光眼（GG）和 15 例无青光眼（NGG），通过比较高度近视伴青光眼和不伴青光眼患者的视盘结构和盘周视网膜功能，探讨 OCTA 及 cpMP 在病理性近视合并 POAG 患者诊断和预后中的作用研究，cpMP 使用 MP-3 微周进行测量。测量范围是以视盘为中心、直径为 3.45 mm 的圆形区域，12 个测量点均匀分布在圆周围（间隔 3.0°）。在一个光线昏暗的房间里，受试者用含有 0.5% 盐酸去氧肾上腺素和 0.5% 托吡卡胺的组合滴眼液扩大瞳孔后，在检查过程中使用眼球跟踪功能。该刺激方案的规模与 Goldmann Ⅲ 刺激方案相当。背景亮度设置为 31.4 个 apostilbs（亮度单位），最大亮度设置为 10.0 个 apostilbs，刺激的动态范围设置为 34 dB，以 1° 的单个红色"十字"作为固定目标。采用 4-2 阶梯阈值策略评估视觉敏感性。仅包

括稳定固定试验结果（受试者在≥75%的试验中表现出固定控制在固定目标中心1°范围内）。结果显示为所有12个测量部位（cpMP-T）的视网膜敏感性（dB）的平均值，并将12个部位划分为4个相等扇区［下（cpMP-I）、上（cpMP-S）、鼻腔（cpMP-N）和颞部（cpMP-T）］后的每个象限的视网膜敏感性（dB）的平均值。该研究结果显示cpMP评估GG中所有cpMP参数的视网膜敏感性均较NGG低（$P < 0.001$）。因此，当近视性黄斑功能受损时，在其合并POAG研究中，cpMP为研究视网膜功能提供了一种有用的新方法。

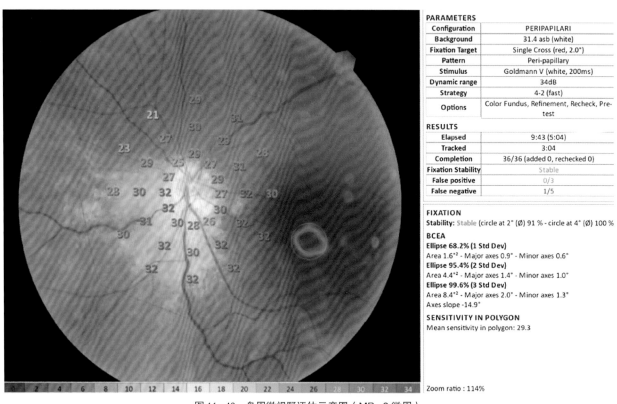

图11-43　盘周微视野评估示意图（MP-3微周）

（邱　翠　徐　玥）

参考文献

［1］WANG Y X, PANDA-JONAS S, JONAS J B. Optic nerve head anatomy in myopia and glaucoma, including parapapillary zones alpha, beta, gamma and delta: Histology and clinical features［J］. Prog Retin Eye Res, 2021, 83: 100933.

［2］JONAS J B, WEBER P, NAGAOKA N, et al. Glaucoma in high myopia and parapapillary delta zone［J］. PLoS ONE, 2017, 12（4）: e0175120.

［3］KIMURA Y, AKAGI T, HANGAI M, et al. Lamina cribrosa defects and optic disc morphology in primary open angle glaucoma with high myopia［J］. PLoS ONE, 2014, 9（12）: e115313.

［4］ REZAPOUR J，PROUDFOOT J A，BOWD C，et al. Bruch Membrane Opening Detection Accuracy in Healthy Eyes and Eyes With Glaucoma With and Without Axial High Myopia in an American and Korean Cohort［J］. Am J Ophthalmol，2022，237：221−234.

［5］ LAN Y W，CHANG S Y，SUN F J，et al. Different Disc Characteristics Associated With High Myopia and the Location of Glaucomatous Damage in Primary Open−Angle Glaucoma and Normal−Tension Glaucoma［J］. J Glaucoma，2019，28（6）：519−528.

［6］ KWON J，SUNG K R，PARK J M. Myopic glaucomatous eyes with or without optic disc shape alteration：a longitudinal study［J］. Br J Ophthalmol，2017，101（12）：1618−1622.

［7］ MAYER M A，HORNEGGER J，MARDIN C Y，et al. Retinal Nerve Fiber Layer Segmentation on FD−OCT Scans of Normal Subjects and Glaucoma Patients［J］. Biomed Opt Express，2010，1（5）：1358−1383.

［8］ JONAS J B，YAN Y N，ZHANG Q，et al. Retinal nerve fibre layer thickness in association with gamma zone width and disc−fovea distance［J］. Acta Ophthalmol，2022，100（6）：632−639.

［9］ SALEHI M A，NOWROOZI A，GOURAVANI M，et al. Associations of refractive errors and retinal changes measured by optical coherence tomography：A systematic review and meta−analysis［J］. Surv Ophthalmol，2022，67（2）：591−607.

［10］ KITA Y，SOUTOME N，HORIE D，et al. Circumpapillary ganglion cell complex thickness to diagnose glaucoma：A pilot study［J］. Indian J Ophthalmol，2017，65（1）：41−47.

［11］ KIM M J，KIM S H，HWANG H Y，et al.Novel screening method for glaucomatous eyes with myopic tilted discs the crescent moon sign［J］. JAMA Ophthalmol，2014，132（12）：1407−1413.

［12］ SHIN J W，SONG M K，SUNG K R. Longitudinal Macular Ganglion Cell−Inner Plexiform Layer Measurements to Detect Glaucoma Progression in High Myopia［J］. Am J Ophthalmol，2021，223：9−20.

［13］ XIAO H，ZHONG Y，LING Y，et al. Longitudinal Changes in Peripapillary Retinal Nerve Fiber Layer and Macular Ganglion Cell Inner Plexiform Layer in Progressive Myopia and Glaucoma Among Adolescents［J］. Front Med （Lausanne），2022，9：828991.

［14］ KIMURA Y，HANGAI M，MOROOKA S，et al. Retinal nerve fiber layer defects in highly myopic eyes with early glaucoma［J］. Invest Ophthalmol Vis Sci，2012，53（10）：6472−6478.

［15］ LEE S H，LEE E J，KIM T W. Comparison of vascular−function and structure−function correlations in glaucomatous eyes with high myopia［J］. Br J Ophthalmol，2020，104（6）：807−812.

［16］ NA H M，LEE E J，LEE S H，et al. Evaluation of Peripapillary Choroidal Microvasculature to Detect Glaucomatous Damage in Eyes With High Myopia［J］. J Glaucoma，2020，29（1）：39−45.

［17］ FAN X，XU H，ZHAI R，et al. Peripapillary Vascular Reactivity in Primary Open−Angle Glaucoma With High Myopia by Using Optical Coherence Tomography Angiography［J］. Front Med（Lausanne），2022，9：850483.

［18］程翠杰，谢驰，方严.不同程度近视患者视盘区视网膜微循环变化特点分析［J］.国际眼科杂志，2022，22（1）：139−143.

［19］ LIN F，LI F，GAO K，et al. Longitudinal changes in macular optical coherence tomography angiography metrics in primary open−angle glaucoma with high myopia：A prospective study［J］. Invest Ophthalmol Vis Sci，2021，62（1）：1−30.

［20］陆炯，孟逸芳，邢茜，等.OCT检测视盘形态及视网膜神经纤维层厚度在开角型青光眼早期诊断中的应用［J］.眼科新进展，2014，34（9）：860−863.

［21］LEE K，MAENG K J，KIM J Y，et al. Diagnostic ability of vessel density measured by spectral－domain optical coherence tomography angiography for glaucoma in patients with high myopia［J］.Sci Rep，2020，10（1）：3027.

［22］KIM Y J，NA K I，LIM H W，et al. Combined wide－field optical coherence tomography angiography density map for high myopic glaucoma detection［J］. Sci Rep，2021，11（1）：22034.

［23］CHOI J A，PARK H Y，SHIN H Y，et al. Optic disc tilt direction determines the location of initial glaucomatous damage［J］. Invest Ophthalmol Vis Sci，2014，55（8）：4991－4998.

［24］HUNG C H，LEE S H，LIN S Y，et al. The relationship between optic nerve head deformation and visual field defects in myopic eyes with primary open－angle glaucoma［J］. PLoS One，2018，13（12）：e0209755.

［25］SUNG M S，HEO H，PIAO H，et al. Parapapillary atrophy and changes in the optic nerve head and posterior pole in high myopia［J］. Sci Rep，2020，10（1）：4607.

［26］TENG C C，DE MORAES C G，PRATA T S，et al. The region of largest β－zone parapapillary atrophy area predicts the location of most rapid visual field progression［J］.Ophthalmology，2011，118（12）：2409－2413.

［27］LEE A，SHIN J W，LEE J Y，et al. Association of Superficial and Deep Macular Microvasculature with Central Visual Field Sensitivity in Glaucomatous Eyes with High Myopia［J］.J Clin Med，2022，11（15）：2025－2028.

［28］KITA Y，HOLLÓ G，SAITO T，et al. Circumpapillary microperimetry to detect glaucoma：a pilot study for sector－based comparison to circumpapillary retinal nerve fiber layer measurement［J］. Int Ophthalmol，2019，39（1）：127－136.

［29］BAPTISTA P M，VIEIRA R，FERREIRA A，et al. The Role of Multimodal Approach in the Assessment of Glaucomatous Damage in High Myopes［J］. Clin Ophthalmol，2021，15：1061－1071.

［30］SHON K，JO Y H，SHIN J W，et al.Nasalization of Central Retinal Vessel Trunk Predicts Rapid Progression of Central Visual Field in Open－Angle Glaucoma［J］. Scientific Reports，2020，10：3789.

［31］LEE A，SHIN J W，LEE J Y，et al. Association of Superficial and Deep Macular Microvasculature with Central Visual Field Sensitivity in Glaucomatous Eyes with High Myopia［J］. J. Clin. Med，2022，11，4430.

第十二章
近视性黄斑裂孔视网膜脱离

近视性黄斑裂孔视网膜脱离（macular hole associated retinal detachment，MHRD）一般是指因病理性近视黄斑裂孔导致的视网膜脱离，是一种特殊类型的裂孔性视网膜脱离；黄斑全层裂孔形成后，液化的玻璃体经此孔到达视网膜神经上皮层下，可以发生严重的后极部视网膜脱离，是病理性近视常见的眼底并发症之一，是造成病理性近视患者视力丧失的主要原因之一，在病理性近视患者中的发生率为0.5%～14.4%，亚洲人群多见。

近视性 MHRD 占视网膜脱离的百分比，国外报道为 0.6%～4%；中国为 5.4%～14.4%，其中病理性近视有 50%～67%，明显高于西方国家；女性发病率较高，发病年龄为 16～75 岁，40 岁以上者占80%，且发病率随年龄上升，60～70 岁为最高峰。病理性近视患者玻璃体后皮质或黄斑前膜对黄斑部的切线牵引力、后葡萄肿、视网膜色素上皮（retinal pigment epithelium，RPE）层及脉络膜萎缩等是近视性 MHRD 高危因素。目前手术是治疗近视性 MHRD 的主要方法，包括巩膜外手术、单纯玻璃体腔注气、经睫状体扁平部玻璃体切除、玻璃体切除联合内界膜剥除手术等。在手术治疗中，由于病理性近视黄斑解剖位置及功能上的特点，术后裂孔闭合率、视网膜复位率和视力恢复均不理想。

第一节　概述

近视性 MHRD 包括三种情况：一种是由于近视性黄斑裂孔所致的视网膜脱离，这种视网膜脱离多从后极部开始，有些患者始终局限在后极部，是一种特殊类型的视网膜脱离。再一种是与常见的裂孔源性视网膜脱离相似，是由于视网膜周边的撕裂或萎缩，产生视网膜裂孔，导致的视网膜脱离。还有一种是病理性近视裂孔性视网膜脱离同时有周边裂孔和黄斑裂孔，病情发展比较快，可以合并脉络膜脱离，这类视网膜脱离周边裂孔与黄斑裂孔都起重要作用。

病理性近视性黄斑裂孔与特发性黄斑裂孔及外伤性黄斑裂孔不同，特发性及外伤性黄斑裂孔一般不发生明显的视网膜脱离，有些非病理性近视裂孔源性视网膜脱离的患者可以同时伴有黄斑裂孔，这些黄斑裂孔往往是继发的，是由于视网膜脱离时撕裂黄斑所致。病理性近视性黄斑裂孔大多数伴有视网膜脱离，黄斑裂孔在视网膜脱离中有重要作用。随着 OCT 的广泛应用，目前偶尔也有见到病理性近视黄斑裂孔不伴有明显视网膜脱离的患者,但随着时间的推移,这些患者往往发生明显的后极部视网膜脱离。目前认为产生这种区别的主要原因在于:特发性黄斑裂孔主要是由早期的玻璃体的牵引及中晚期的内界膜的切线方向的牵引所致,脉络膜及色素上皮的功能基本正常,所以一般不发生视网膜脱离。病理性近视则不同,患者巩膜不断变薄、眼球增大、眼轴长度不断加大,导致后葡萄肿越来越严重。这种病理改变产生2个方面的结果:①病理性近视后极部脉络膜及血管萎缩、Bruch膜破裂、视网膜变薄,从而导致病理性近视脉络膜、色素上皮不正常。②病理性近视患者眼轴长度不断增加,导致视网膜前膜及残留的玻璃体黄斑牵引(vitreomacular traction,VMT)增加。这种牵引加萎缩变性的共同作用导致黄斑部损害:黄斑部视网膜劈裂、黄斑板层孔、黄斑部浅脱离、黄斑全层裂孔。黄斑裂孔只是整个病变过程中的一个环节。如果说视网膜劈裂是近视性MHRD的开始的话,黄斑裂孔只是加重、加快了病程,所以病理性近视眼黄斑裂孔多伴有视网膜脱离。

根据玻璃体在黄斑裂孔形成中的作用与裂孔的形态,黄斑裂孔分为两个主要类型。①有盖的黄斑裂孔,由玻璃体纤维在无PVD时前后方向的牵拉、伴有或不伴有PVD时玻璃体皮质切线方向的向心牵拉,以及发生黄斑前膜(premacular membrane,PMM)时的向心牵拉引起。此种向心收缩也可由后玻璃体皮质和PMM的联合作用引起。②无盖的黄斑裂孔,由玻璃体皮质的离心方向牵拉引起。在发生玻璃体劈裂时,黄斑区的残余玻璃体皮质可产生切线、离心方向的牵拉。另外,在玻璃体劈裂形成空腔后,腔内的液流也可产生离心力。在不伴有PVD而仅发生PMM时,也可产生切线、离心方向的牵拉(表12-1)。

病理性近视患者黄斑裂孔出现的时间一般比特发性黄斑裂孔早5~10年。提早发生的原因可能与病理性近视玻璃体液化及视网膜退行性变形有关。病理性近视发生黄斑裂孔是在脉络膜变性的基础上产生的萎缩裂孔,可由视网膜前膜牵拉所致,裂孔下脉络膜已经萎缩,多为白色裂孔是其特征之一。老年人黄斑裂孔术前完全性PVD的病例占23.5%,其中76.5%的病例存在不同程度的粘连,尤其是后极部视网膜与玻璃体的粘连,可见病理性近视发生黄斑裂孔与PVD的出现密切相关。

表 12-1 不同类型黄斑裂孔的发病机制

类型	有盖	玻璃体后脱离(PVD)	黄斑前膜(PMM)	发病机制
有盖孔	+	-	-	玻璃体纤维于黄斑中央区牵拉形成有盖孔,不伴PVD
有盖孔合并PMM	+	-	+	PMM或玻璃体皮质以切线方向向心牵拉,形成有盖孔
有盖孔合并PVD	+	+	-	PVD时玻璃体黄斑粘连,围绕中心凹撕裂为有盖孔
有盖孔合并PMM和PVD	+	+	+	两种可能机制:由PVD引起,与PMM无关;PVD时未出孔,但其后发生的PMM产生向心切线牵拉,形成有盖孔
无盖孔合并PVD	-	+	-	两种可能机制:非真正PVD,玻璃体劈裂产生离心方向牵拉;不完全PVD,部分附着于黄斑,产生前后方向牵拉
无盖孔合并PMM	-	-	+	无PVD情况下发生PMM,引起离心、切线方向牵拉

第二节　病因及发病机制

近视性黄斑裂孔多数伴有视网膜脱离。早期认为，病理性近视由于巩膜不断变薄、眼球增大，导致后葡萄肿越来越严重，视网膜的面积跟不上后葡萄肿的扩张，产生黄斑裂孔，继而视网膜脱离。20世纪初，对于近视性MHRD形成的过程中是先有视网膜脱离还是先有黄斑裂孔学术界开始出现争议。2003年，Kuhn等学者提出视网膜脱离是先于裂孔形成的。Kuhn当时所说的"视网膜脱离"可能包括目前认识的病理性近视视网膜浅脱离和视网膜劈裂的概念。

高度近视黄斑区的视网膜劈裂或非裂孔性浅脱离的概念是早在1958年由Phillips提出的，多年来由于受到检查手段的限制而少有文献报道。随着OCT的成熟应用，Takano和Kish详细描述了黄斑部视网膜劈裂，他们将黄斑部视网膜劈裂（myopia foveoschisis，MF或retinoschisis，RS）定义为伴有高度近视黄斑区视网膜层间劈裂；可伴有局部视网膜脱离；可伴有黄斑裂孔。Benhamou认为黄斑部视网膜劈裂OCT的诊断标准为神经上皮层间裂开；裂开的地方有桥样连接；RPE上存在细小的中等反射。

Panozzo和Mercanti观察了218眼中125眼（55.5%）高度近视OCT的改变，发现53眼（42.4%）有后葡萄肿，58眼（46.4%）有视网膜表面牵引，43眼（34.4%）有视网膜的损伤，25眼（20.0%）有黄斑劈裂，10眼（8.0%）有黄斑增厚，6眼（4.8%）有板层裂孔，2眼（1.6%）有浅脱离，并提出近视性黄斑牵引病变（myopic traction maculopathy，MTM）的概念。MTM是近视性黄斑病变中的一类，发病率可达到高度近视患者的7.3%～34.4%，最常表现为黄斑劈裂、视网膜劈裂，其次是黄斑裂孔和视网膜脱离。MTM病程较长，基于不同分级系统的随访研究均显示大部分MTM患者视力可长时间保持解剖形态和视力稳定，有11.6%～17.4%的患者可出现进展。随着对MTM的认识，近视性MHRD的发病机制才逐渐明晰。

一、病理性近视黄斑区视网膜劈裂或浅脱离

病理性近视黄斑区视网膜劈裂的分类不同于传统的周边部获得性视网膜劈裂或先天性黄斑劈裂。周边部获得性视网膜劈裂主要是发生在外丛状层；先天性视网膜劈裂位于神经纤维层内，累及黄斑时，劈裂发生在内层的Henle纤维与外层的感光细胞层之间，内外层之间的柱状组织是Müller细胞。病理性近视后极部视网膜劈裂多数发生在外丛状层，少数在神经纤维层内，Benhamou所观察的所有21眼均有外层视网膜劈裂，其中6眼伴有内层劈裂、5眼伴有局部浅脱离。

病理性近视视网膜劈裂需要和视网膜脱离及先天性视网膜劈裂鉴别。视网膜脱离的OCT表现为外层内表面（色素上皮前）光滑无组织，边缘锐利。先天性视网膜劈裂累及黄斑区时呈微囊样外观，OCT表现为分隔的、较局限的无反射囊样腔隙，内层厚而外层薄（图12-1）。目前的定义是基于OCT检查上的，无组织学、病理学的定义。

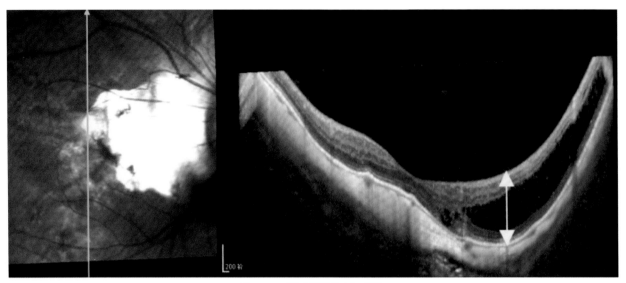

图 12-1　视网膜劈裂 OCT 图像

与病理性近视黄斑区视网膜劈裂或浅脱离的有关发病机制如下。

1. 后葡萄肿和视网膜、脉络膜萎缩

几乎所有学者都一致认为后葡萄肿与黄斑区视网膜劈裂直接相关。一般认为，发病机制是在巩膜退行性变薄后突的过程中，视网膜伸展性有限，这种不平衡的改变导致视网膜和脉络膜之间存在明显的分离张力。Baba、Takano、Benhamou 等发现所有黄斑区视网膜劈裂或后脱离都伴有后葡萄肿（图 12-2）。无后葡萄肿者则无一例发生黄斑劈裂。对于一般的获得性视网膜劈裂，病因是局部的血供不足和外引力。同理，在病理性近视中，后极部脉络膜血供不足可能是视网膜层间黏附力下降的重要原因，色素

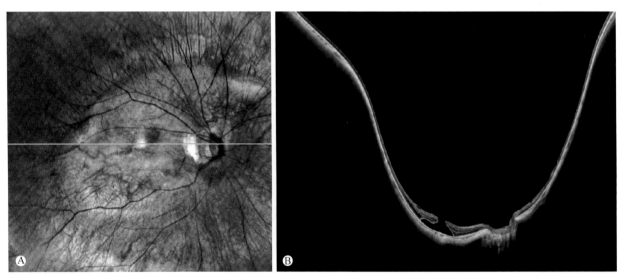

女性，62 岁，屈光度 −16.5 D，视微 SS−OCT 扫描图。A. enface 图显示后葡萄肿，黄斑裂孔；B. B−scan 图显示伴黄斑裂孔性视网膜脱离

图 12-2　扫频源光学相干断层扫描（SS−OCT）图像

上皮的萎缩也使神经上皮和色素上皮之间的黏附力下降。患者中也以老年女性为主，罕有年轻患者，年龄特点说明了劈裂的发生是一种渐行性退变过程。

2. 玻璃体后脱离（PVD）

PVD 是指玻璃体后皮质从视网膜内表面分离，通常在玻璃体液化的基础上发生，是高度近视常见的并发症。随着玻璃体中央部的液化腔扩大，玻璃体后皮质层变薄并出现裂口，液化的玻璃体通过裂口进入玻璃体后间隙，使后皮质与视网膜迅速分离。分离后在视网膜前出现一个如视盘大小的环状混浊物（Weiss 环）。时间长久此环可变形或下沉。根据与后极部球壁回声之间的附着关系，分为完全性玻璃体后脱离和不完全性玻璃体后脱离两类（图 12-3 ~ 图 12-5）。

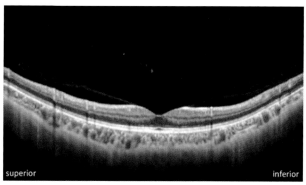

垂直扫描可见玻璃体后界膜部分脱离，黄斑中心处附着

图 12-3　不完全性玻璃体后脱离 OCT 图像

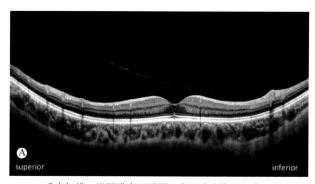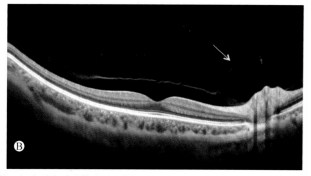

A. 垂直扫描，视网膜表面平滑，未见玻璃体后界膜。B. 水平扫描，视盘处有玻璃体附着，黄色箭头为后皮质前玻璃体囊袋（PPVP）与 Cloquet 管的连接通道

图 12-4　完全性玻璃体后脱离 OCT 图像

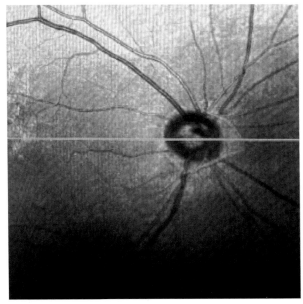

视盘前方玻璃体后界膜上的裂孔,呈圆形、类圆形或不完整的弧形

图 12-5　视盘前 Weiss 环

3. 内界膜及视网膜前膜

内界膜（internal limiting membrane，ILM）是位于玻璃体与视网膜神经上皮之间的层特化的基底膜组织，主要成分为Ⅳ型胶原蛋白及层粘连蛋白，其超微结构、厚度及僵硬程度在维持正常生理功能中发挥着重要作用。视网膜前膜沿着视网膜表面和内界膜的细胞增殖收缩，引起视网膜表面皱褶，按病变部位分为黄斑前膜和视盘前膜（图 12-6）。

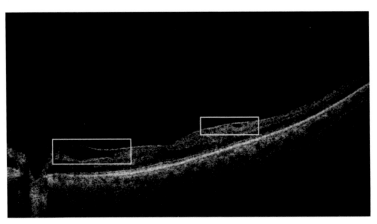

视网膜内表面的高反射信号条带

图 12-6　视网膜前膜 OCT 图像

对于特发性黄斑裂孔，内界膜的切线引力是公认的主要发病机制。而对于病理性近视黄斑裂孔，许多学者同样认为内界膜或视网膜前膜的切线引力是造成黄斑裂孔的主要原因，根据是手术剥除的病理性近视内界膜行病理检查后，发现内界膜内表面有明显的胶原纤维增生。对此，Kuhn 提出了不同的

看法。Kuhn认为内界膜在视网膜劈裂发生发展中有重要作用，但他强调的是僵硬的内界膜引起劈裂，而不是切线引力引起的劈裂。Kuhn认为僵硬的内界膜使视网膜缺乏延展性，在后巩膜不断变薄并向后延伸的过程中因内界膜的张力产生视网膜劈裂。目前关于病理性近视视网膜劈裂行内界膜剥离术（internal limiting membrane peeling，ILMP）的临床研究及内界膜切线引力所致的视网膜劈裂学说仍需探索。

4. 视网膜的小动脉相对牵引

Ikuno等对高度近视视网膜劈裂的6眼行经平坦部玻璃体切除术（pars plana vitrec-tomy，PPV）+ILMP+C3F8术，术后发现旁黄斑区的视网膜皱褶，随访1年后发现皱褶发生率从1个月时的24%发展成1年后的65%。这些视网膜微皱褶形成的机制未明，但有个特点，就是和视网膜小动脉的位置重合（图12-7）。Ikuno因此提出了视网膜小动脉牵引力引起视网膜脱离或劈裂的假说：理由是后巩膜延伸变性的过程中，视网膜小动脉没有足够的弹性适应变化，因此造成一种相对的向前牵引力，引起视网膜劈裂及皱褶形成。但是Ikuno复查高度近视黄斑裂孔伴视网膜脱离行ILMP术后的患者没有发现视网膜的微皱褶。因此，视网膜小动脉相对牵引的假说还有待进一步探索。

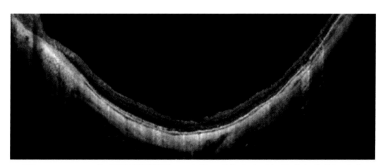

图12-7　PPV术后视网膜微皱褶，这种异常多在术后视网膜小动脉处形成

二、MTM与病理性近视黄斑裂孔视网膜脱离（MHRD）

根据上述资料MTM的可能机制是黄斑前膜；不全PVD及残存玻璃体与视网膜粘连；内界膜增厚和（或）僵硬；视网膜小血管相对牵引；RPE和脉络膜萎缩；眼轴延长，后葡萄肿形成。但MTM与病理性近视MHRD关系如何？

Ikiba' Oie等认为，在高度近视黄斑裂孔的形成中，后葡萄肿和RPE及巩膜萎缩所起的作用比黄斑的切线引力更为重要。在后巩膜向后延伸的过程中，视网膜相对不足，从而产生引起视网膜神经上皮和色素上皮分离的矢力；脉络膜、RPE的萎缩造成神经上皮和色素上皮之间的黏附力下降，最终导致视网膜脱离。根据Ikiba' Oie的理论，导致视网膜脱离的原因不在于黄斑裂孔的形成，而与视网膜劈裂形成的过程相似。

越来越多的资料显示，MTM与病理性近视MHRD关系密切，黄斑裂孔可能只是一个继发病变，但黄斑裂孔的形成加速了病理性近视MHRD的发展，加重了视网膜脱离。

第三节　临床特征

一、病理性近视牵引性黄斑病变（MTM）

既然 MTM 是病理性近视 MHRD 的早期阶段，临床医师必须对 MTM 有充分的认识。

病理性近视黄斑区视网膜劈裂的临床特点是中心视力缓慢下降而不被察觉，而患者间的下降程度差异很大，部分患者可以在多年内保存比较好的中心视力，一般在 0.3 ~ 0.5，少数患者视力可达 0.8 ~ 0.9。黄斑部的劈裂或浅脱离对视力的影响超出了许多临床医师的想象。Baba 等分析认为，视力维持的原因在于感光细胞还可以从脉络膜得到一定的养分。只要未出现裂孔，玻璃体液没有进入视网膜劈裂囊腔内，营养运输就可以继续维持。但是如果长时间维持劈裂或脱离状态，感光细胞仍然会逐渐凋亡。

眼底检查：可以看到后极部广泛萎缩，透见脉络膜血管，色素上皮不均匀，脉络膜萎缩，有些地方可以看到巩膜的瓷白色。由于没有橘红色底的衬托，即使有黄斑裂孔也难以发现。裂隙灯前置镜检查可以看到视网膜似有浅脱离。

OCT 检查对 MTM 有独特意义，MTM 的 OCT 表现为黄斑区视网膜层间神经上皮层裂开；裂开的地方有桥样连接；RPE 上存在细小的中等反射；可伴有局部视网膜脱离；可伴有板层黄斑裂孔或全层黄斑裂孔（图 12-8、图 12-9）；可以见到僵直增厚的内界膜或黄斑前膜。

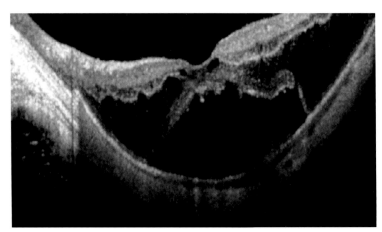

图 12-8　非裂孔性后极部视网膜浅脱离伴视网膜劈裂 OCT 图像

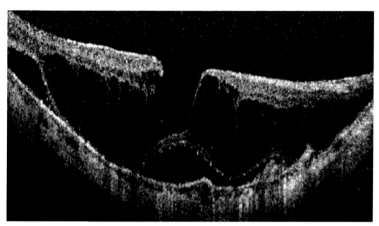

图 12-9　全层黄斑裂孔形成后极部视网膜浅脱离伴视网膜劈裂 OCT 图像

二、黄斑裂孔视网膜脱离

当发展成 MHRD 时，患者有明显的视力下降，中央视物不见或视物变形。视力障碍是主要症状，由于病理性近视多有视力不好，加之黄斑裂孔形成使视力下降进一步加重，眼前黑影和视物变形常不明显。

眼底检查：病理性近视黄斑裂孔仅凭眼底照相观察和检查常较困难。眼底多见黄斑全层白色裂孔，视网膜后极脱离，随后向下方、颞侧发展。由于脉络膜的萎缩，有时黄斑裂孔难以决定。应用裂隙灯前置镜和三面镜检查，玻璃体检查可发现玻璃体变性、液化明显，伴有不同程度的混浊，大部分患者可见PVD。近视性黄斑裂孔为圆形或椭圆形，大小一般为 1/4～1/2 PD，萎缩而形成的裂孔边缘光滑，一般无盖孔。在病理性近视眼中，由于色素上皮细胞、视网膜组织萎缩，或视盘颞侧大片近视弧、萎缩斑、脉络膜萎缩，色素上皮萎缩，视网膜薄、对比度差，背景颜色改变，裂孔失去正常红色，特别是当裂孔位于脉络膜萎缩区时，常呈灰白色或黄色，此称为"白孔"（图 12-10、图 12-11）。

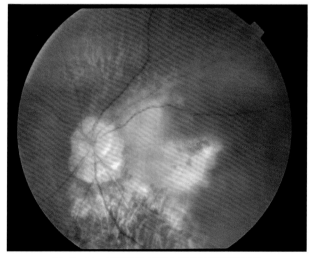

图 12-10　病理性近视黄斑裂孔伴视网膜脱离

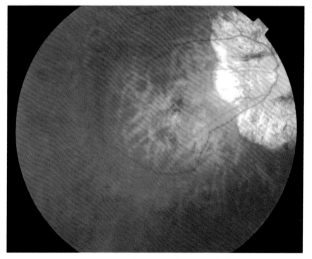

图 12-11　非裂孔性黄斑局部浅脱离，黄斑中心凹反光消失，检眼镜下呈黄斑裂孔样外观

OCT检查对病理性近视MHRD具有决定性的意义，可以显示黄斑裂孔的情况、黄斑部视网膜脱离的范围和隆起程度等（图12-12）。

病理性近视的周边部视网膜常有变性，应注意检查是否同时存在周边裂孔的可能。一般黄斑裂孔引起的视网膜脱离多局限于赤道后部，很少延伸至锯齿缘，而周边部裂孔引起的脱离，首先脱离的部位为裂孔处周围，后累及黄斑后极部，应根据视网膜脱离的形态、患者对视野缺损的描述部位，仔细检查眼底进行鉴别。

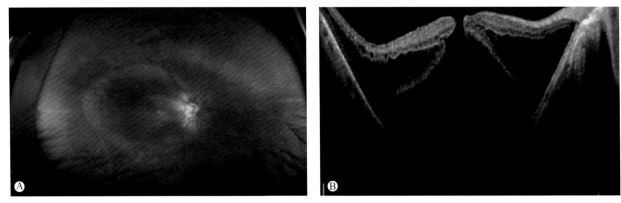

图12-12　病理性近视黄斑裂孔伴视网膜脱离广角眼底照相图片（A）和OCT图像（B）

第四节　检查方法

一、直接检眼镜或间接检眼镜检查

患者取坐位，充分散瞳，调节屈光度。直接检眼镜可观察到眼底正像，放大倍数较大（16倍），可以较清楚地观察到病变细节，但可见范围较小，不能一次看到病变整体的全貌。间接检眼镜可观察到的范围更大，结合巩膜压迫器，还可观察到锯齿缘附近的病变，立体感较强，但缺点是观察到的影像为倒像，对于初学者不易掌握。

二、裂隙灯前置镜和三面镜检查

目前常用的前置镜为+60D～+90D非球面双凸透镜，检查法具有照明亮、景深大、立体感强、不接触角膜等优点。眼底成像为倒置的虚像。检查前充分散大患者瞳孔，嘱其坐在裂隙灯前，头部放在颌托及额托上，先把裂隙灯光源与显微镜置于同一轴线，夹角为零，将裂隙光带于被检眼角膜中央聚焦。检查者拇指与示指持双凸球镜片，置于被检眼前，镜面顶端与角膜相距约2 cm，小指与无名指放在患者前额上，以确保镜面不与眼睛接触，起支撑作用。将裂隙灯后撤约3 cm，然后缓缓前推，直到看清眼底。

三面镜中央为平凹镜，主要观察眼底后极部，包括视盘、黄斑及后极部玻璃体。周边的三个斜面镜观察不同的范围：75°斜面镜检查后极部之外到赤道部之间的区域，67°斜面镜检查周边部眼底，59°斜面镜检查眼底周边部及前房角。通过三面镜中央的平凹镜及周边三个反光镜，可检查全部眼底和前房角，该方法具有定位好、图像清晰的特点。

三、超声检查

该法包括 A 型和 B 型超声检查方法。对一些伴有屈光间质混浊，如角膜混浊、严重白内障、玻璃体明显混浊或出血的患者，超声检查可以帮助了解有无视网膜脱离、视网膜脱离的范围和形状，以及脉络膜脱离和玻璃体的改变等（图 12-13）。

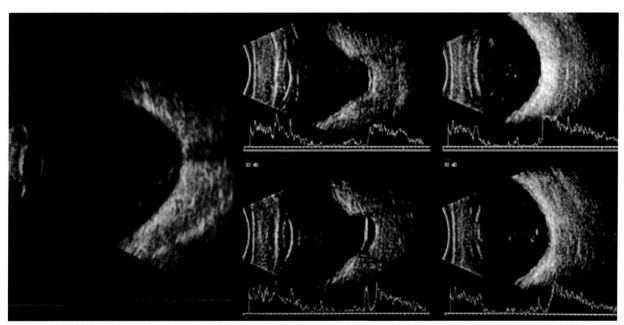

图 12-13　视网膜脱离和后葡萄肿的 B 型超声图像

四、眼底彩色照相检查

眼底彩色照相是眼科常用的检查手段之一，可以观察到整个视网膜的形态学改变，其原理就是用一种特制的照相机记录检眼镜下所看到的景象。眼底照相能够观察到视网膜、视盘、黄斑区、视网膜血管的形态，以及视网膜上有无出血、渗出、血管瘤、视网膜变性、视网膜裂孔、新生血管、萎缩斑、色素紊乱等病变。如有条件，对于高度近视患者都做双眼眼底照相，并尽可能照到周边部，以便准确、客观、全面地记录眼底改变，且有助于以后随访观察。

随着检查设备的不断更新升级，眼底照相技术得到显著提升，如英国的超广角激光彩照 Daytona 是全球第一款超广角眼底彩照，于 2014 年在国内获证，2015 年正式进入中国市场，实现非接触情况下的200°眼底成像，以红、绿两种激光成像，展示周边部眼底，支持疾病检测、诊断和分层分析，为眼健康管理提供依据；国产的超广角激光彩照设备是国内目前唯一获得二类医疗器械注册证的设备，此前仅有英国的一家，该设备实现了实时动态扫描成像、小瞳孔无须散瞳、曝光弱、可无损变焦、超多模的特点；德国 CLARUS 500 真彩高清超广角眼底相机，采取光学技术原理，而上面提到的两种设备采取更为先进的激光技术原理（图 12-14）。

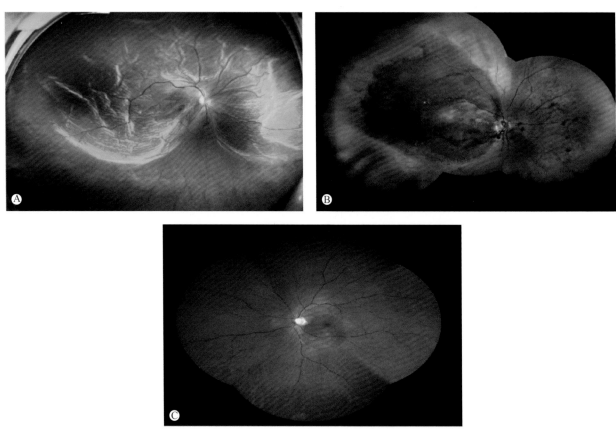

A.英国产设备眼底照相图片；B.国产超广角激光彩照；C.德国 CLARUS 500 真彩高清超广角眼底图像

图 12-14　眼底影像学检查方法

五、OCT 检查

OCT 是一种新的光学诊断技术，可进行活体眼组织显微镜结构的非接触式、非侵入性断层成像，在眼科领域得到广泛应用，既可观察眼前节，又能显示眼后节的形态结构，尤其是在黄斑区疾病的诊断、随访观察及治疗效果评价等方面具有良好的应用前景，为眼底疾病患者带来了福音。利用 OCT 能够更好地观察到高度近视引起的黄斑裂孔、视网膜劈裂、视网膜浅脱离和 MHRD 等结构改变（图 12-15）。应用广角大景深全域扫频 OCT 可以全面显示病变范围（图 12-16、图 12-17）。

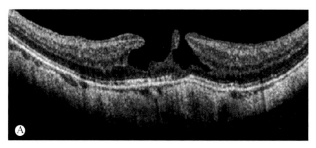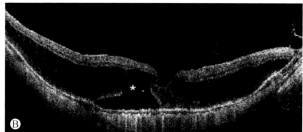

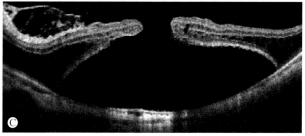

A. 黄斑裂孔；B. 视网膜劈裂；C. 黄斑裂孔视网膜脱离

图 12-15　高度近视引起的不同黄斑区结构改变 OCT 图像

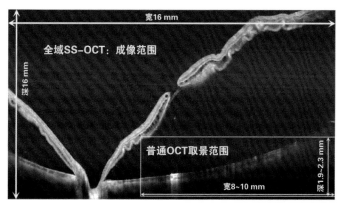

图 12-16　全域扫频 OCT 显示黄斑裂孔视网膜全脱离（成像范围：宽 16 mm、深 6 mm）

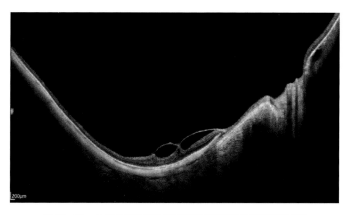

图 12-17　全域扫频 OCT 显示后葡萄肿伴玻璃体黄斑牵引

第五节 治疗及预后

对不伴有视网膜脱离的黄斑病变，近年来开展了新手术，手术目的是改善黄斑区病理改变，以期控制其继续恶化，争取提高患者视力。对于这方面的研究，学术界还很不成熟，手术指征、手术技巧与疗效、手术并发症的控制等都有待研究，且这类疾病是否应该手术治疗尚有争议。但一旦出现 MHRD，则必须进行手术治疗。

在运用玻璃体切除术之前，对 MHRD 的治疗经历了经巩膜冷冻疗法、透热疗法、冷光凝、视网膜下放液等阶段，这些疗法很难实现首次就提高视网膜复位率和黄斑裂孔闭合率，还会增加术后并发症。1992 年 Gonvers 等首次引入玻璃体切除术治疗 MHRD，随后在 1997—2011 年，涌现了大量经玻璃体腔的手术治疗方式，包括玻璃体切除联合气体填充术、硅油填充术、黄斑裂孔周边激光光凝术和黄斑扣带术等。2011 年以来，玻璃体切除联合视网膜前膜和内界膜剥除术、玻璃体腔重硅油填充术等成为了研究热门。近年来，玻璃体切除联合内界膜填塞术和内界膜覆盖术被引入了 MHRD 的治疗中，大大提高了 MHRD 的治疗效果。

一、巩膜外手术

20 世纪 80 年代前主要采用巩膜外手术治疗高度近视 MHRD，包括电凝、冷冻，以及巩膜扣带、黄斑兜带和巩膜缩短手术等。

巩膜外手术以后巩膜加固手术为主，是针对病理性近视巩膜胶原病理变化而采取的一种安全有效的手术方式；后巩膜缩短术和黄斑扣带术等也是巩膜外的常见治疗方式。

巩膜外手术可以避免内眼手术对视网膜的损伤，如玻璃体视网膜增殖、视网膜损伤和白内障等，但后巩膜加压术操作相对比较复杂，术中加压带定位比较困难，手术无法解决由黄斑区切线方向的牵拉所造成的视网膜脱离，黄斑裂孔无法闭合，术后视网膜脱离复发率高。

二、单纯玻璃体腔气体填充术

1984 年，Miyake 首次提出单纯运用玻璃体腔气体填充术治疗 MHRD。玻璃体腔中扩张的气体可以压迫玻璃体后皮质，减轻黄斑中心凹切线方向的牵引，有助于视网膜复位。据统计，单纯气体填充术的第 1 次手术视网膜复位率在 54%～83%，一些研究结果证明，这种简单的治疗方法可以使视网膜解剖复位率达 77.8%～91.0%。常用的气体有 C3F8（全氟丙烷）、C2F6（卤代烃）及空气等。

玻璃体腔注气的优势是操作简单、创伤小、可多次重复，即使手术失败还可再选用其他手术方式，但气体在玻璃体腔内存在的时间较短，一旦气体被吸收，而视网膜下液尚未消失，那么玻璃体对视网膜的牵引仍然存在，视网膜就不容易复位。此外，气体对后极部的压迫无法与后葡萄肿产生的牵引相抗

316

衡，甚至会加重视网膜和脉络膜巩膜复合体的解剖错位，导致黄斑裂孔无法闭合甚至进一步扩大，目前已不作为近视性 MHRD 首选治疗方案。

三、玻璃体切除术（PPV）

随着玻璃体视网膜手术的不断发展，PPV 治疗近视性 MHRD 的效果已经被较多临床研究结果证实。认为 PPV 可解除玻璃体对视网膜的牵拉进而保护和提高受损黄斑区的功能。Gonvers 和 Machemer 首先采用 PPV、气液交换、手术后俯卧位治疗高度近视 MHRD，更多保留了患者的中心视力。传统的外路手术方法由此开始逐渐被 PPV 所替代。

1. PPV 联合玻璃体腔气体或硅油填充术

Kadonosono 等运用 PPV 联合玻璃体腔气体填充术，使首次手术视网膜复位率达到 90%；Li 等的队列研究发现，该术式的视网膜复位率（74.5%）要显著高于单纯气体填充术（59.8%）。C3F8 是目前运用最广泛的填充气体，存在玻璃体腔的时间长，作用持久，视网膜复位率和黄斑裂孔闭合率都显著高于 SF6。

1999 年，Wolfensberger 等在 11 例 MHRD 患眼上首次运用 PPV 联合玻璃体腔硅油填充术，术后视网膜复位率达到 90%。硅油填充术可有效增加视网膜复位率和黄斑裂孔闭合率，并促进患者视功能恢复。

2. PPV 联合 ILM 剥除术

ILM 剥离术是黄斑部疾病的常见术式（图 12-18），它可松解玻璃体黄斑粘连，彻底解除后界膜对黄斑区的牵引，降低后期黄斑疾病的复发率。

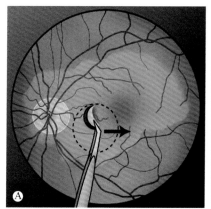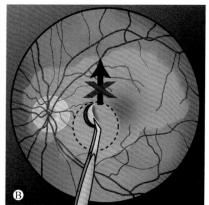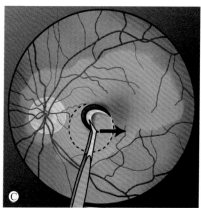

A. 剥膜镊掀起划破的 ILM 瓣。B. 非垂直于视网膜表面进行剥除。C. 平行于视网膜环形撕除 ILM

图 12-18　ILM 剥除示意

目前多项研究发现，ILM 剥除的原理如下：①ILM 附近的玻璃体胶原纤维的牵拉及细胞成分的收缩导致了黄斑裂孔的形成，去除 ILM 可以促进裂孔闭合，防止复发；②剥除僵硬的 ILM 可使视网膜顺应性增加，有利于视网膜复位；③ILM 可以作为成纤维细胞迁移增殖的支架，剥除 ILM 可减少视网膜前膜的形成；④胶质细胞是参与黄斑裂孔修复的重要细胞之一，ILM 剥除可以刺激玻璃体中的巨噬细胞产生生长因子来激活 Müller 细胞，从而诱导胶质细胞的增生。

目前特发性黄斑裂孔治疗时，剥除 ILM 已经成为共识。高度近视眼的 ILM 有其特殊性，结构极薄，而且由于视网膜-脉络膜萎缩，难以辨认，剥除过程易造成医源性损伤。黎晓新等发现，玻璃体切除联合 ILM，剥除组视网膜复位率为 79.2%，而未剥除组视网膜复位率为 70.0%，二者之间具有显著差异。一项 Meta 分析结果证实，PPV 联合 ILM 剥除手术对于患者最佳矫正视力无明显提高，但在解剖愈合方面，PPV 联合 ILM 剥除明显优于未剥除 ILM 者。

3. PPV 联合 ILM 翻转覆盖术

传统 ILM 剥除术的黄斑裂孔闭合率相对较低，因为 MHRD 本身常伴有后葡萄肿、巩膜延长、视网膜和脉络膜萎缩，单纯 ILM 剥除术不能完全消除视网膜牵拉力、弥补视网膜短缩，进而影响视网膜复位和黄斑裂孔闭合，术后未闭合的黄斑裂孔可能导致视网膜再脱离。而 ILM 瓣翻转覆盖术可刺激胶质细胞增殖后填充裂孔，从而促进黄斑裂孔闭合和视网膜复位。在组织病理学上，ILM 为神经胶质细胞提供增生支架，增生的胶质细胞可填充黄斑裂孔，弥补视网膜短缩，从而提高黄斑裂孔的闭合率。虽然许多研究表明，与传统的 ILM 剥除术相比，ILM 瓣翻转覆盖术可以提高 MHRD 的视网膜复位率和黄斑裂孔闭合率，但其在高度近视患者功能恢复中的作用还存在争议。

Kuriyama 等首先在 MHRD 患眼中行 PPV 联合 ILM 覆盖术，74% 的黄斑裂孔闭合，最佳矫正远视力（best corrected visual acuity，BCVA）较术前有显著提高。郑华宾等比较了 PPV 联合 ILM 剥除术与 PPV 联合 ILM 覆盖术治疗高度近视 MHRD 的疗效、两组术前一般临床资料（包括性别比例、年龄、BCVA、屈光度、眼轴长度和黄斑裂孔直径），观察术后 3 个月 BCVA、黄斑裂孔闭合和视网膜复位情况，结果显示两种术式均可改善患者视力，但 PPV 联合 ILM 覆盖术组的黄斑裂孔闭合率更高。Ho 等利用裂孔颞侧 C 形瓣翻转（图 12-19、图 12-20）取得良好效果，一次性手术裂孔闭合率为 100%，视网膜复位率为 95%，仅有 1 例视网膜下液吸收缓慢；LogMAR 视力从 1.7±0.6 提高到 0.720±0.477，并且 77.8% 患者的椭圆体带得以恢复。

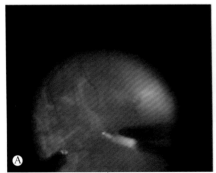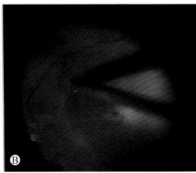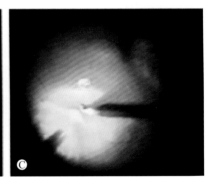

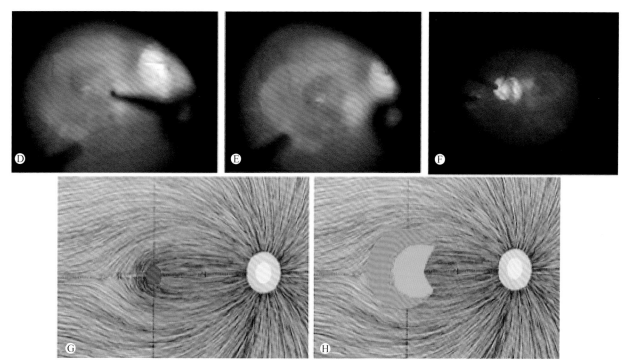

A～F. ILM 翻转步骤；G、H. 手术技巧示意图。G 图中红色代表黄斑裂孔，H 图中橙色 C 形代表 ILM 剥除区、绿色的部分代表 ILM 翻转覆盖区

图 12-19 PPV 联合 ILM 翻转术

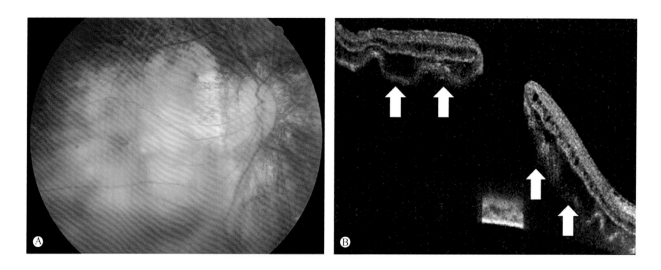

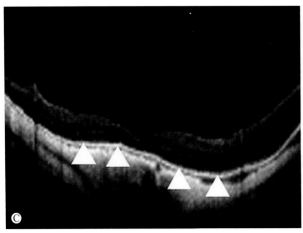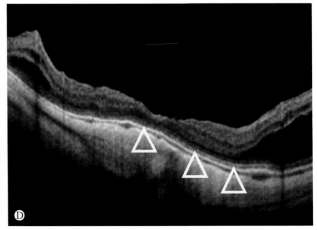

患者 74 岁，女性。右眼高度近视 MHRD，屈光度为 -13.0D。A. 术前眼底照片；B. 术前 OCT 图像，椭圆体带破坏（白色箭头）；C. 术后两个月的 OCT 图像，裂孔闭合，视网膜复位，但椭圆带未恢复（白色箭头），BCVA 为 0.1；D. 术后 7 个月 OCT 图像，鼻侧椭圆带恢复，轮廓平滑，BCVA 提高到 0.5

图 12-20　PPV 联合 ILM 覆盖术治疗高度近视 MHRD

四、其他治疗方法

在利用晶状体囊膜移植治疗 MHRD 方面：Chen 和 Yang 采用晶状体囊膜替代 ILM 治疗了一组高度近视 MHRD，结果显示替代治疗的 10 例患者黄斑完全闭合；采用晶状体后囊膜替代治疗的 10 例患者中，MH 完全闭合 5 例、部分闭合 3 例、未闭合 2 例。曲艺等也曾对黄斑裂孔周围视网膜反复脱离的高度近视 MHRD 患者行晶状体后囊膜移植联合 10% C3F8 填充手术，最终裂孔闭合，视网膜完全复位，视力较术前提高。晶状体后囊膜移植为已经撕除 ILM 的难治性 MH 患者提供了一种新的治疗手段。对 ILM 和晶状体囊膜均无法获取者，Grewal 等在 2016 年有报道利用游离的视网膜组织移植到黄斑裂孔处的案例，取得较好的效果。此外，多种方式的组合治疗方案也逐渐取得较好效果，如黄斑扣带术联合 PPV 手术和亚全氟辛烷注射眼黏弹剂辅助 PPV 联合 ILM 翻转术治疗 MHRD（图 12-21）。

病理性近视黄斑裂孔的手术有以下几个特点。

（1）大部分病理性近视均伴有不同程度的玻璃体后脱离，因此，术中容易形成完全的玻璃体后脱离的假象。

（2）病理性近视可能存在周边变性和多发视网膜裂孔，术中应注意检查一并处理。

（3）严重的后葡萄肿，视网膜组织相对较短，常不能完全伸展贴附于脉络膜上，导致封闭裂孔失败。

（4）病理性近视致视网膜菲薄，同时后极部视网膜色素上皮及脉络膜萎缩，在撕除内界膜时易发生医源性裂孔。

日新月异的手术创新将使近视性黄斑裂孔及视网膜脱离的手术成功率明显提高，相信随着技术、设备的不断改善提升，未来可能结合大数据医疗、人工智能、新型材料及手术机器人等的发展应用，手术将更加个性化和精细化，从而取得更加令人满意的治疗效果。

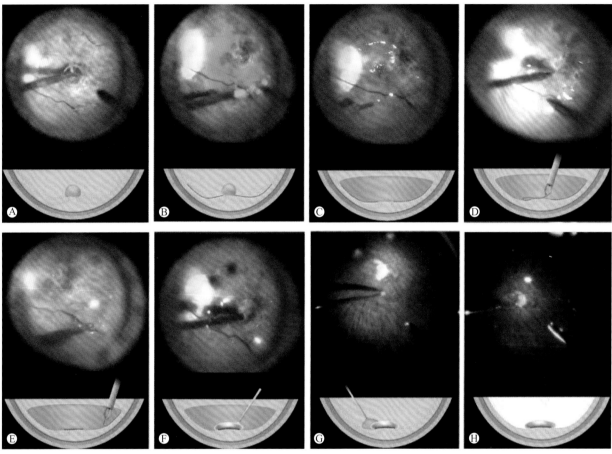

A ~ H. 手术步骤及示意图

图 12-21　亚全氟辛烷注射眼黏弹剂辅助 PPV 联合 ILM 翻转术治疗 MHRD

（朱少进　刘晓冉　方　严）

参考文献

［1］WOLFENSBERGER T J, GONVERS M. Long-term follow-up of retinal detachment due to macular hole in myopic eyes treated by temporary silicone oil tamponade and laser photocoagulation［J］. Ophthalmology, 1999, 106（9）: 1786-1791.

［2］LU L, LI Y, CAI S, et al. Vitreous surgery in highly myopic retinal detachment resulting from a macular hole［J］. Clin Exp Ophthalmol, 2002, 30（4）: 261-265.

［3］吕林，蔡胜诗. 高度近视黄斑裂孔视网膜脱离的玻璃体手术和激光光凝治疗［J］. 中华眼底病杂志, 1998, 14: 199-201.

［4］ 李凤鸣. 眼科全书［M］. 北京：人民卫生出版社，1996.

［5］ 张承芬. 眼底病学［M］. 北京：人民卫生出版社，2010.

［6］ ISHIDA S, YAMAZAKI K, SHINODA K, et al. Macular hole retinal detachment in highly myopic eyes：ultrastructure of surgically removed epiretinal membrane and clinicopathologic correlation［J］. Retina, 2000, 20（2）：176-183.

［7］ MATSUHASHI H, SAKURABA T, SUZUKI Y. Epiretinal membranous tissue in retinal detachment due to macular holes in highly myopic eyes［J］. Nippon Ganka Gakkai Zasshi, 1999, 103（9）：653-657.

［8］ CHEN Y P, CHEN T L, YANG K R, et al. Treatment of retinal detachment resulting from posterior staphyloma-associated macular hole in highly myopic eyes［J］. Retina, 2006, 26（1）：25-31.

［9］ PARK D W, SIPPERLEY J O, SNEED S R, et al. Macular hole surgery with internal-limiting membrane peeling and intravitreous air［J］. Ophthalmology, 1999, 106（7）：1392-1398.

［10］ AKIBA J, KONNO S, YOSHIDA A. Retinal detachment associated with a macular hole in severely myopic eyes［J］. Am J Ophthalmol, 1999, 128（5）：654-655.

［11］ KUHN F. Internal limiting membrane removal for macular detachment in highly myopic eyes［J］. Am J Ophthalmol, 2003, 135：547-549.

［12］ PHILLIPS C I. Retinal detachment at the posterior pole［J］. Br J Ophthalmol, 1958, 42（12）：749-753.

［13］ TAKANO M, KISHI S. Foveal retinoschisis and retinal detachment in severely myopic eyes with posterior staphyloma［J］. Am J Ophthalmol, 1999, 128（4）：472-476.

［14］ BENHAMOU N, MASSIN P, HAOUCHINE B, et al. Macular retinoschisis in highly myopic eyes［J］. Am J Ophthalmol, 2002, 133（6）：794-800.

［15］ IKUNO Y, SAYANAGI K, OHJI M, et al. Vitrectomy and internal limiting membrane peeling for myopic foveoschisis［J］. Am J Ophthalmol, 2004, 137（4）：719-724.

［16］ HIRAKATA A, HIDA T. Vitrectomy for myopic posterior retinoschisis or foveal detachment［J］. Jpn J Ophthalmol, 2006, 50（1）：53-61.

［17］ KOBAYASHI H, KISHI S. Vitreous surgery for highly myopic eyes with foveal detachment and retinoschisis［J］. Ophthalmology, 2003, 110（9）：1702-1707.

［18］ BANDO H, IKUNO Y, CHOI J S, et al. Ultrastructure of internal limiting membrane in myopic foveoschisis［J］. Am J Ophthalmol, 2005, 139（1）：197-199.

［19］ OSHIMA Y, IKUNO Y, MOTOKURA M, et al. Complete epiretinal membrane separation in highly myopic eyes with retinal detachment resulting from a macular hole［J］. Am J Ophthalmol, 1998, 126（5）：669-676.

［20］ UEMOTO R, YAMAMOTO S, TSUKAHARA I, et al. Efficacy of internal limiting membrane removal for retinal detachments resulting from a myopic macular hole［J］. Retina, 2004, 24（4）：560-566.

［21］ IKUNO Y, SAYANAGI K, OSHIMA T, et al. Optical coherence tomographic findings of macular holes and retinal detachment after vitrectomy in highly myopic eyes［J］. Am J Ophthalmol, 2003, 136（3）：477-481.

［22］ YAMAMOTO N, OZAKI N, MURAKAMI K. Triamcinolone acetonide facilitates removal of the epiretinal membrane and separation of the residual vitreous cortex in highly myopic eyes with retinal detachment due to a macular hole［J］. Ophthalmologica, 2004, 218（4）：248-256.

［23］ KADONOSONO K, YAZAMA F, ITOH N, et al. Treatment of retinal detachment resulting from myopic macular hole with internal limiting membrane removal［J］. Am J Ophthalmol, 2001, 131（2）：203-207.

[24] KUSAKA S, HAYASHI N, OHJI M, et al. Indocyanine green facilitates removal of epiretinal and internal limiting membranes in myopic eyes with retinal detachment [J]. Am J Ophthalmol, 2001, 131（3）：388-390.

[25] BRAZITIKOS P D, ANDROUDI S, DIMITRAKOS S A, et al. Removal of the internal limiting membrane under perfluorocarbon liquid to treat macular-hole-associated retinal detachment [J]. Am J Ophthalmol, 2003, 135（6）：894-896.

[26] SEIKE C, KUSAKA S, SAKAGAMI K, et al. Reopening of macular holes in highly myopic eyes with retinal detachments [J]. Retina, 1997, 17（1）：2-6.

[27] RIPANDELLI G, PARISI V, FRIBERG T R, et al. Retinal detachment associated with macular hole in high myopia：using the vitreous anatomy to optimize the surgical approach [J]. Ophthalmology, 2004, 111（4）：726-731.

[28] OIE Y, IKUNO Y, FUJIKADO T, et al. Relation of posterior staphyloma in highly myopic eyes with macular hole and retinal detachment [J]. Jpn J Ophthalmol, 2005, 49（6）：530-532.

[29] SAYANAGI K, IKUNO Y, TANO Y. Macular hole diameter after vitrectomy for macular hole and retinal detachment [J]. Retina, 2005, 25（5）：608-611.

[30] UEMOTO R, SAITO Y, SATO S, et al. Better success of retinal reattachment with long-standing gas tamponade in highly myopic eyes [J]. Graefes Arch Clin Exp Ophthalmol, 2003, 241（10）：792-796.

[31] YUAN J, ZHANG L L, LU Y J, et al. Vitrectomy with internal limiting membrane peeling versus inverted internal limiting membrane flap technique for macular hole-induced retinal detachment：a systematic review of literature and meta-analysis [J]. BMC Ophthalmol, 2017, 17（1）：219.

[32] 美国眼科学会. 眼科临床指南 [M]. 3版. 赵家良, 译. 北京：人民卫生出版社, 2013.

[33] PAROLINI B, PALMIERI M, FINZI A, et al. The new Myopic Traction Maculopathy Staging System [J]. Eur J Ophthalmol, 2021, 31（3）：1299-1312.

[34] MATSUMURA S, SABANAYAGAM C, WONG C W, et al. Characteristics of myopic traction maculopathy in myopic Singaporean adults [J]. Br J Ophthalmol, 2021, 105（4）：531-537.

[35] ELNAHRY A G, KHAFAGY M M, ESMAT S M, et al. Prevalence and associations of posterior segment manifestations in a cohort of egyptian patients with pathological myopia [J]. Curr Eye Res, 2019, 44（9）：955-962.

[36] SHIMADA N, TANAKA Y, TOKORO T, et al. Natural course of myopic traction maculopathy and factors associated with progression or resolution [J]. Am J Ophthalmol, 2013, 156（5）：948-957.

[37] KURIYAMA S, HAYASHI H, JINGAMI Y, et al. Efficacy of inverted internal limiting membrane flap technique for the treatment of macular hole in high myopia [J]. Am J Ophthalmol, 2013, 156（1）：125-131.

[38] HO T C, HO A, CHEN M S. Vitrectomy with a modified temporal inverted limiting membrane flap to reconstruct the foveolar architecture for macular hole retinal detachment in highly myopic eyes [J]. Acta Ophthalmol, 2018, 96（1）：e46-53.

[39] 郑华宾, 韩彦辉, 孟繁超, 等. 玻璃体切割联合内界膜覆盖术治疗高度近视黄斑裂孔视网膜脱离 [J]. 国际眼科杂志, 2022, 22（12）：2087-2090.

[40] CHEN S N, YANG C M. Lens capsular flap transplantation in the management of refractory macular hole form multiple etiologies [J]. Retina, 2016, 36（1）：163-170.

[41] GREWAL D S, MAHMOUD T H. Autologous Neurosensory Retinal Free Flap for Closure of Refractory Myopic Macular Holes [J]. JAMA Ophthalmol, 2016, 134（2）：229-230.

[42] LI X, WANG W, TANG S, et al. Gas injection versus vitrectomy with gas for treating retinal detachment owing to macular hole in high myopes [J]. Ophthalmology, 2009, 116（6）：1182-1187.

［43］MIYAKE Y. A simplified method of treating retinal detachment with macular hole. Long－term follow－up ［J］. Arch Ophthalmol，1986，104（8）：1234－1236.

［44］GONVERS M，MACHEMER R. A new approach to treating retinal detachment with macular hole ［J］. Am J Ophthalmol，1982，94（4）：468－472.

［45］LAI C C，WU A L，CHOU H D，et al. Sub－perfluoro－n－octane injection of ocular viscoelastic device assisted inverted internal limiting membrane flap for macular hole retinal detachment surgery：a novel technique ［J］. BMC Ophthalmol，2020，20（1）：116.

中英文索引

J

L

M

forme fruste "crude or unfinished orm" 48

Förster–Fuchs 172

foveal retinal detachment，FRD 189

foveal avascular zone，FAZ 253

Fuchs spot 10

Fuchs 10

functional myopia 5

fundus fluorescein angiography，FFA 7

G

glaucomatous optic neuropathy，GON 274

glucosaminoglycan 224

H

Heidelberg retinal tomography，HRT 106

high myopia 1

hyaluronan 224

hyaluronidase 245

I

indocyanine green angiography，ICGA 7

intermediate myopia 14

intermediate 15

internal limiting membrane peeling，ILMP 309

internal limiting membrane，ILM 110

International Myopia Institute，IMI 11

IOL Master 7

J

juvenile myopia 5

L

lacquer crack 10

lacquer crack lesion 122

lamina cribrosa，LC 267

late onset myopia 5

lattice degeneration 211

longest diameters，LD 78

low myopia 6

M

macular ganglion cell–inner plexiform layer，mGCIPL 281

macular ganglion cell–inner plexiform layer thickness，
mGCIPLT 298

macular hemorrhage 183

macular hole associated retinal detachment，MHRD 189

macular holes，MH 240

macular pigment optical density，MPOD 178

macular retinoschisis，MRS 189

macular schisis 10

malignant myopia 5

mcular ganglion cell complex，mGCC 284

META–PM 11

microvessel density，MVD 254

mix crescent 82

moderate myopia 6

MRI 60

myopia foveoschisis，MF 305

myopia 1

myopic traction maculopathy，MTM 189

O

open–angle glaucoma，OAG 298

（蒋　现　陈　卓）